神仙養生法

神仙養生法

大宮司朗編・著

序

大宮司朗

本書は、神仙の養生法を網羅したものである。現在、養生法といえば、単に健康を増進する法としか認識されないことが多いが、本来、養生とはその字の如く、生を養うことである。近頃、生命をおろそかにする人が少なくないが、生命というものは、忽然となにもないところから現れたものではない。

『養生訓』で有名な貝原益軒は、その著において「人の身は父母を本とし、天地を初とす。天地父母のめぐみをうけて生れ、また養はれたるわが身なれば、わが私のものにあらず。天地のみたまもの、父母の残せるものなれば、つつしんでよく養ひて、そこなひやぶらず、天年を長く保つべし」と記し、「養生の術を学んで、よくわが身を保つべし。是れ人生の第一の大事なり」と記しているが、まことに然りというべきである。

もっとも、養生の術（法）を学ぶといっても、世間には養生法は色々とあり、本書においては、神仙が伝えたとされる養生法を選んで紹介した。また紹介するものの分量とか内容などからその紹介の仕方は一様ではなく、解題を施し、原文は掲載せず、その現代語訳のみを掲載したもの、重要な原文だけを抄出して、その現代語訳と分かりやすい実行法を記したもの、また著者が自らの体験をもとに諸書を参考にしてその実行法を記したものなどがある。

「第一章　仙家秘訣長生法」は、明治時代の傑人・川合清丸が著した『無病長生法』（明治三十四年）より、清丸が河野至道という仙人から伝授された仙道修練の根本法（素食法、導引法、灌水法、観念法、吐納法）について現代語訳を行い、適宜、注を［　］内に施し、解題を付した。

「第二章　神仙房中法」「第三章　神仙導引気訣」「第四章　仙人食物篇」は、宮地水位翁の編述（いずれも明治年間）になるもので、現代語訳を行い、適宜、注を［　］内に施し、解題を付した。なお、「神仙房中法」は宮地水位翁の著作を編纂した『神仙秘書』（八幡書店）には、人によっては誤解を生じる恐れもありということで未収録であったが、神仙の養生法を述べるにあたっては省くことができないものの一つであるところから、本書においてほぼ省略することなく公開した。

「第五章　白幽仙人長寿法」は、江戸中期の臨済宗の僧である白隠が京都白河山中に住む白幽仙人から伝えられたという「内観の秘法」「軟酥の法」を紹介し、「第六章・神仙秘伝周天法」では、難病克服、健康保持、また永遠の命を得るための基本行であるところの小周天法の理論から実践までを解説した。

それぞれの法は、互いに補うような関係にあるものもあり、また逆に同じ法でありながら、いささかその実際においては違うものもある。ただよくよく精読して頂ければ、どれもそれなりに理があり、各人の年齢、環境、修行の段階によって、自分にあったやり方を選べばよいことが分かるかと思う。

本書の全文を初めから終わりまで読み通すことが大変だと思われる人は、とりあえずは各章の解題や初めの説明の部分をお読みになり、琴線に触れるもの、あるいは自分にとってやりやすそうなものから始められればよいかと思う。

とはいえ、自分が実行しそうもない養生法であっても、他の養生法を実行するにあたっての微妙なヒントが記されていることが本書においては少なからず存するので、もし時間が許すならば、最終的には始めから終わりまで全部を読み通して頂きたい。

なお、特別附録として、伍冲虚著の写本「仙仏合宗」、九十三点になる「周天法関連秘図」を収録した。こうしたものに触れることは、霊的に周天法の上達に裨益するところが必ずやあると思われるので、周天法を行おうとする人は、分かる分からぬは抜きにして、時折、目を通されることをお勧めする。

元来、難解な文章を現代文に訳したため、また拙筆のため、読者の中には、容易に理解しがたいところもあるかとも思うが、再読、三読あるいは霊読して下さることにより、いささかなりとも本書が、読者の肉体的な生命、更には霊的な生命を養うための助けとなることを祈って本書を世に送る次第である。

目次

第一章　仙家秘訣長生法

解題

大宮司朗

ここに紹介する法は、川合清丸が、一週間にわたり、河野至道という仙人から伝習した仙道修練の根本法を通俗的に編述したものである。川合清丸は、神道、儒教、仏教のみならず、諸学に通じた達識の人である。特に禅においては、如意自在霊妙解脱の境涯に至り、卓越した道力を得ていた。諱《いみな》清丸、字《あざな》子徳、山陰道士、無々道人などと号す。嘉永元年十一月二十一日、伯耆国東伯郡の太一垣神社の社掌の家に生誕する。父親の名は正敬《まさたか》、母親は押村氏の出身である。

幼いころから家庭において学問を授けられた川合清丸は、十八歳の時、伯耆国日野郡山根氏の娘かね子十六歳を娶《めと》り、四人の子をなす（長男の名前は一郎、諱は仁丸、三歳にして早世す。次男の名前は次郎、仁里と号し、漢詩をよくしたが、明治三十八年に京都にて客死する。長女の名前は禮子といい、田口孝太郎を迎えて家を継いだ。次女の名前は智子といい、樋口氏に嫁した）。

父君が逝去したあとは、その職を継ぎ、更に大神山神社権宮司をも兼ねる。のち真実の教えが埋没され、異端、邪説の教えのみが盛んになったことを慨嘆して、決然として郷里を離れ、京都、大阪に遊ぶこと数年ののちついに東京に出て、神儒仏三道を以て国教とすることを願い、明治二十一年に大道社を創立する。

これより先、もと長州藩士で、戊辰の役に鳥尾隊を組織して、武勲をたて、累進して陸軍中将、貴族院議員にもなり、滴水に参じた禅居士としても有名な鳥尾小弥太《こやた》子爵（一八四七～一九〇五、得庵と号す）に私淑する。以後経営すること、三十年、月刊「大道叢誌」も号を重ねること三百五十二号にまで至る。その盛んなときにおいては当時としてはかなりの部数とされる一万部を刷っており、その会員三万五千人を数えるほどであったという。また大道学館を設け、青少年の育成に努めた。

晩年、草庵を相模国三浦郡秋谷村に構える。そこは当時三浦半島の逗子から一里ばかり離れた漁村で、風光明媚、霊峰富士を望み、近くは江ノ島、遠くは伊豆大島も一眸の間にあった。加えるに気候は夏は涼しく、冬は温暖であった。この地において痾《あ》を養いながらも、執筆を欠かす事なく（その著述は『川合清丸全集全十巻』として昭和のはじめに刊行されたことがある）、大正六年六月二十四日逝去し、北谷中の塋域《えいいき》に埋葬された。七十歳のときである。

清丸が本書で紹介する「無病長生法」において説いている法は、仙家の秘訣である不老不死の法に由来するものである。翁にこの法を伝えた人物を、河野至道寿人《こうのしどうじゅじん》という。河野至道寿人にこの法を授けた人を山中照道寿真《やまなかしょうどうじゅしん》といい、足利義満の時代から明治九年七月七日まで現世に存在した神仙である。

河野至道寿人は、名は久《ひさし》、通称は虎五郎《とらごろう》といい、後に俊八《しゅんぱち》と改める。豊後国杵築《きづき》の旧藩士で天保七年三月に同国国東郡安岐浦の豪家に生まれ、のち河野家に養子に入る。明治六年に大坂府に戸籍を置き、江戸堀に住した。至道寿人が仙道に志を立てたのは明治七年、泉州貝塚の親戚大岡氏のところに移り住んでからである。

その前年の仲秋頃より、宮地巌夫翁《みやぢいずお》（もと宮中掌典にして、肉身をもって神仙界に出入せられた宮地水位翁の親族にあたる、古神道の大家。その大著『本朝神仙記伝』には、至道寿人を含めた数多くの神仙が紹介されている）が教部省の命を奉じて、浪花《なにわ》において神道の講義をしたことがあった。至道寿人は聴衆の中にあってそれを聞き、神の厳存を確信するに至り、そうしたことが大きな機縁となって霊夢を感じ、泉州犬鳴山に入り、滝に打たれて修行を始めたのである。

その修行中に色々な霊異に遭遇し、ますます道念堅固となり、明治八年八月六日に至って大和国葛城《かつらぎ》山《さん》に登り、頂上を修行の地と定め、山籠りをした。ここにおいて至道寿人は山中照道大寿真に相見え、奇霊なる体験を重ねつつ神仙の秘旨要訣を授けられたのだが、これについては宮地巌夫翁の講演記録「神仙の存在について」（八幡書店復刻版『本朝神仙記伝』所収）などを参照していただきたい。

照道寿真は元大和国某神社の神主山中氏で、応永初年に生誕したのだが、寿真が若い頃は仏教が盛んで、日本古来の神道を尊び、神を敬う気持ちの篤《あつ》い人は少なく、ことに足利義満が剃髪して、堂塔を建立し、専ら仏法に力を入れてからは佞仏《ねいぶつ》の輩がいよいよ勢いを得て、神国の体面を汚すものが少なくなかった。神の道を思うことの切なる寿真は遂に慷慨悲憤《こうがいひふん》に堪えず、俗塵をさけ、齢《よわい》四十有余にして初めて山に入った。

幸いにして富士に幽居を構える神仙に見《まみ》えるを得て、以来修行に励むこと数百年、功満ち行い足りて地仙の籍をのがれて、至道の見守る中、昇天し、天仙の籍に入ったのは明治九年七月七日のことであった。

よって現界においての師弟としての交流は、一年足らずの短い期間ではあったが、教える照道寿真も、教わる至道寿人も並の凡人ではないので、相当のことが伝授せられたものと想像できるのである。

そのことは至道寿人が尸解《しか》したことからも推察できる。尸解というのは仙去することを世間に知らしめずに、普通の人と同じように死んだようにみせ、世間並に葬儀なども行うがその実仙去していて時として世人にも面会することもあるのをいう。すなわち明治二十年に至道寿人は百日間の断食満了の数日前に寓所の主人に暇《いとま》ごいを告げ、忽然として世を去ったのだが、のち偶然の機会から、吉野山仙境に住み、時々熊山の仙境にも往来していることが某神社の禰宜《ねぎ》によって確かめられたのである。

ともあれ至道寿人の生存中その令名が自然と世に知れ渡って、入門して至道寿人より仙道の修行方法を伝授せられた人も何人かあったようで、その門人帳には七十数名の名が列記してあったと伝えられている。入門はしなくともその話を聞く人はもっと多数に渡っていたようで、明治天皇の侍従をもした山岡鉄舟などもその一人であった。この山岡鉄舟の強い勧めで、清丸は明治十九年の四月、春雨のしとやかに降りしめるある日、大阪西区紀伊国橋の西北詰、粕谷《かすや》治助《ちすけ》という家の裏の離れ座敷に至道寿人を初めて訪ねた。当時五十一歳の至道寿人であったが四十歳ばかりに見え、顔色麗しく、その音声のすずやかなことはまことに常人と異なっていた。

清丸は元来神道の家に生まれ、相当和漢の学にも通じていたが、そうした学問や禅の修行が逆に先入観となり、神仙道における「秘事口訣の秘事口訣にせざるべからざる所以」を当時まだ理解していなかった。そのため持ち前の気性と禅機から鋭く質問を浴びせ、ついには仙人をいいおとしめもした。しかし至道寿人はあと一年余で尸解すべきことを悟っていたので、清丸の論旨はともかくとして救世済国の至情と忠胆義魂の精神の発露としての清丸の言動の中に、仙家の秘訣を伝うべきいわゆる仙骨を見いだして、仙家秘訣無病長生法を伝授した。このときに無病長生法ばかりではなく、神仙道の玄秘にわたる秘事口伝を授けられ、照道寿真の遺品をも授けられたのである。この辺りの玄法授受の機微に関しては、神道霊学の大成者、友清歓真もその霊著『古神道秘説』（八幡書店版『友清歓真選集』第二巻所収）において述べているので参照していただきたい。

その中で注目すべきは、川合清丸と京都の堀天竜斎（昭和五年に七十四歳をもって神上がりする）の交流と、清丸から天竜斎になされた法の伝授についてである。天竜斎と清丸の交際は明治二十年頃から始まり、大正六年に清丸が帰天するまで続いていたそうで、その間、伊勢神宮の心《しん》の御柱《みはしら》について、また丹波元伊勢出土の神器について共に研究したこともあるそうである。天竜斎は、伊勢神宮を現在の五十鈴川河上の地に定められた倭姫命《やまとひめのみこと》以来綿々として伝えられてきたという太古神法を友清歓真に伝えた人物であるのみならず、照道寿真の伝法をも伝授せられていたわけである。また友清歓真自体も十四、五歳の頃、清丸の著書『仙家秘訣無病長生法』を熟読したことがあり、そうしたことも神道天行居を設立するに至る過程において深い影響があったのではないかと推測する次第である。

また、河野至道寿人が「無病長生法」を川合清丸に伝えたあと、吹きしきる吹雪の葛城山中で大寒の水行を修めているとき、いずこからともなく照道寿真が来臨し、「お前は仙家の禁戒を守らず、以前に伝えた秘禁の胎息術をみだりに人に漏らしたのはもっての外である。この咎《とが》によって五十日の謹慎を申しつける」と至道寿人の行動の逐一をあたかも見ていたかのように少しも違わず指摘して詰責したので、さすがの至道寿人も恐懼《きょうく》措くところを知らず、弁解する一言もなく、ひたすら涙を流し、頭をたれて謝罪したという事実が伝えられている。

以下に現代語訳して紹介するのは、明治三十四年に刊行された『仙家秘訣無病長生法』に収録された本論の「無病長生法総論」にあたる。ただのありふれた仙法あるいは強健法のごとく考えられる方もおられるかも知れないが、伝法の経緯をよく理解し、容易の観を排して実行することを切望する次第である。

なお、同書はその他、神仙・河野至道について記した「序論」があり、また「付論」として飲食、睡眠、呼吸などについて記した「摂生総論」、「余論」として仙人があるやなしやを論ずる「判決総論」が収録されている。ちなみに、八幡書店で復刻された『仙家秘訣無病長生法』は、昭和九年版を底本としており、付録として「養老百則」「気質錬磨法」「慢性病治癒法」「耳順養生録」「神代の治療法」等も収録されているので、興味ある方は一読をお勧めする。

無病長生法

川合清丸 著
大宮司朗 現代語訳

無病長生の法は、決して怪しいものではない。数を一つ一つ目で確かめながらする計算のような、まっとうな道理である。私は誰にでもよく分かり、誰にでもできるようにこの法を伝えようと思うので、極めて簡易明白に説明しよう。それは一口にいえば、一切の病気の生じる原因を明らかにし、その原因となる箇所において、病根を素早く断ち切る法である。

一切の病根をさっぱりと切断し尽くしたならば、病の生じようがない。病がなければ、生命の逝くべき機会がないから、自然とそれぞれ天から禀《う》けた生命を全うすることは分かりきった道理である。その上、一切の生き物の生命の根本を十分に栄養発達させる方法を修めれば、元気が充実して精神は快活となる。これは要するに、内には元気を養って精神を快活にし、外には病根を切断して命根を堅牢にするのである。このようにするならば、無病長生が望まなくても得られないということはない。では、病根を切断する方法から述べよう。

病は千状万態あって、名付けることもできないほど多いが、病の生じる原因は、突き詰めれば身心の二つしかない。

身から生じるものは、食物の停滞不消化より発するもの、気血の不循環から生じるもの、風寒暑湿の外邪から発するものがある。心から生じるものは、精神の鬱屈煩悩から発するものだけである。この内外二種の病根が、種々様々に関係しあって、ついには千状万態を得て名付けることもできないほどになる。そうなってしまえば、人の生命はあたかも春風が落花を吹くように容易に奪い去られてしまい、耆婆《ぎば》、扁鵲《へんじやく》、華陀《かだ》、景仲《けいちゆう》のような名医を迎えても、これを救うことはできない。

たとえば、初めは指で押し消すことができるような小さな火であっても、これを放っておき、木や風がこれを盛んにすれば、火消しもポンプも近寄ることができなくなり、ついには大きな都も一切合切焦土となるようなものだ。そうなると目も当てられないありさまである。仙人は常にこれを気に掛けて、火がまだ小さいうちに指先で押し消すように、病がまだ原因の時点で、ひとつひとつ法を用いて退治し、一切の病根を切断し尽くして、永く身心を拘束する類のものを断つのである。その大綱は左の如くである。

第一を素食法《そじき》という。この法を修することができれば、腹胃は壮健となり、よく食物を消化し、一切の飲食すべてが全身の滋養となるために、食物から生じる病根をその根本から切断することができる。

第二を導引法《どういん》という。この法を修することができれば、気血は循環し、渋滞することはない。気血から生じる病根をその根本から切断することができる。

第三を灌水法《かんすい》という。この法を修することができれば、毛孔は収縮し、皮膚は堅固となるので、風寒暑湿などの外邪に冒されることはない。外邪から生じる病根をその根本から切断することができる。

第四を観念《かんねん》法という。この法を修することができれば、人の精神を自在に運転遊戯させることができるので、鬱屈煩悩の足かせ手かせがない。精神上から生じる病根をその根本から切断することができる。

第五を吐納《とのう》法という。この法を修することができれば、元気が内に充実し、心は快活となる。一切の病気は逃げていき、伝染病などの気も寄り付かなくなる。これが先に述べた生命の根本を十分に栄養発達させる方法である。第四までの法を修した上でこの法を修したならば、身体と気血と精神の三つが折り合いよく混和妙合して少しもバラバラになることなく、この上なく安心気楽になる。これを真気が真形に帰して五臓六腑の諸神が応和歓楽するという。ここに至って無病長生のなすべき事柄は終わるのである。

では、その細目、つまり実際のやり方について、これからひとつひとつ説明しよう。

第一　素食法

飲食は身を養うものである。しかし、世間の病を見ると、十のうち六から七は飲食が原因となっている。身を養うはずのもので、逆に身を損なっているのである。悲しいことだ。もしも宝玉で雀を打つものがいれば、私も人もその愚かさを笑うだろう。それはなぜだろうか。非常に大切なものを捨てて、非常につまらないものを得ようとしているからだ。世の中で人身より貴重なものはない。口腹の小欲のために貴重な人身を損なうのは、宝玉で雀を打つのと変わりはない。古人は「飲食の人を人は卑しむ。小を養って大を忘れているためである」と言っているが、道理をわきまえた言葉というべきであろう。

人の身は天の気と地の質とを稟けて生じる。天の気は呼吸によって継ぎ、地の質は飲食によって保つ。呼吸は生命の本であり、飲食は生命の養である。飲食は、呼吸と同様、人が生きる上で常に行わなければならない大切なことであって、半日も欠かすことはできない。しかしながら、飲食は人の大欲であり、口腹の好むところであるから、好きに任せて節制しないならば、脾胃を傷ない、諸病を招く。これが素食法の起こる理由である。

穀類や野菜などの淡泊なものを選んで食べることを、素食という。素食は消化が良く、停滞しない。これが養生法に適する理由である。元来、食物はどうして生命を繋げるための一大要具なのかといえば、胃で消化したものを、種々の内臓で分泌し、これから血液を造り出して、全身を循環し、骨肉皮膚を栄養滋育するからである。飲食は身体を造り出す根本であり、つまりは形質の原素であることを理解する必要がある。

消化しやすい食物から漉《こ》し分けて造り出された血液は清鮮で、全身を循環栄養する際に、養分が多く、身体は非常に健康活発となる。これが素食が養生法に適する理由である。

これに反し、濃厚な食物は、消化に時間がかかるため、消化するまでに胃熱によって腐敗し、清鮮でなくなってしまう。清鮮でない食物から漉し分けて造り出された血液は、すでに汚濁の気を帯びているため、全身を循環栄養する際に、養分が少く、身体はか弱く苦しみ疲れやすくなる。

不消化な食物が胃の中で腐敗する証拠は、美食者の大便の悪臭が甚だしいことからも分かる（腐敗の悪気が腸胃に籠もると、腹にガスが溜まって、不快を覚える。このとき、屁やげっぷが出ると多少気分が良くなるのは、屁やげっぷが腐敗した悪気だからである）。肉を食べ、強い酒を飲む人の家の厠に入ると、臭気が鼻を穿《うが》ち目を突く。反対に、戒を守る清浄な僧院の厠に入ると、臭気はほとんどない。これは素食であるために消化が早く、腐敗しないからである。

腐敗した食物から造り出された血液が混濁汚穢である証拠は、胃病を患う人の顔が黄黒色を帯びていることからも分かる。皮膚の色は血の色が皮膚を透かして現れるものであるから、血液の清鮮純粋な人の皮膚は、自然と桜色、桃色、あるいは棗《なつめ》色を呈している。これが仙人の顔色が非常に美《うる》わしい理由である。これに反し、胃に病気を持っている人は、食物を消化する力がなく、常に胃の中で食物が腐敗している。それを分泌して造り出された血液は混濁汚穢しており、清鮮純粋ではない。これが胃病者の顔色が土のような色をしている理由である。

これに基づいていえば、食物には滋養物と不滋養物があるけれども、たとえ滋養物でも不消化のせいで腐敗すれば大不滋養物となり、不滋養物でも消化が良ければ大滋養物となる。富貴の人が大抵は虚弱で、逆に庶民が健康である最大の原因はこれである。

そうはいっても、世間の人に肉や酒を断てというのではない。ただ、ごちそうや、珍味、美味は大概不消化であるから、なるべく量を少なくして、必ず腹七、八分で止めるのがよい。食べているときは多少物足りなく感じても、食後には必ず満腹になるものである。もし食べているときに十分と思うほど食べれば、食後には腹一杯になり、食べ過ぎとなってしまう。淡白な、あまり味の良くないものは食べ過ぎることはないが、珍しいもの、美味《おい》しいものは、つい腹一杯になるまで食べてしまうのが常人の習いであるから、美味しいものを食べる場合には、口腹の欲に欺かれて全身の禍《わざわい》を取ることがないよう、慎み戒めなければならない。

ここに肉食家の警戒すべきことがある。サナダムシである。サナダムシは肉食家に多いことから（京都上京区の豊田療虫病院で明治二十年に治療を受けた患者は三百八十五名であったが、患者の多くは花街遊廓の者であり、十分の七近くを占めていたという）、魚や鳥の肉に含まれるこの虫の卵が、生肉すなわち刺身で食べることによって胃の中で化生するのだろうという説があるが、これは全くの間違いである。実際は、肉食は非常に消化が悪いため、食物が胃の中で腐敗し、その猛烈な悪臭が鬱蒸《うつじょう》することにより、そのような一種陰険な悪虫を化生させてしまうのである。これは深山幽谷の毒気が鬱蒸して大蛇、毒蛇、猛禽、悪獣を化生するるのと、その理は少しも異なるところはない。六尺の体幹を損なうことなく、百年の寿命を保とうとするならば、恐れてもなお恐れ過ぎることはないし、戒めてもなお戒め過ぎるということはない。

よって仙家には避穀などの法があり、一切の食欲を断つ法がある。俗世の人であっても祖先を敬い国家を重んずるほどの人であれば、せめてこの素食法ぐらいは守って、天数の寿命を保つことが願わしい。

この素食法は、無病長生法の第五である吐納法と密接な関係があり、分かちがたいところもあるが、それは吐納法の項にて詳述しよう。

第二　導引法　上

人の身体は気血によって栄養を摂取する。したがって気血の循環が滞らなければ、身体は壮健で精神は快活である。もし渋滞すれば、その部位はだるく、病気っぽくなり、全身は何となく活発でなくなって、気分はふさぎがちとなる。これを治めるのが導引法である。

導引の法は、まず盤坐《ばんざ》して（盤坐の法は、僧家の結跏趺坐《けっかふざ》に似てはいるが、いささか違っている。しかしながら半跏でも、俗にいう胡座《あぐら》でもない、仙家独特の坐法である。とはいうものの、馴れない間はかえって脚を苦しませる恐れがあるから、胡座でもよい［やりかたは八〇頁を参照］）、左右の手のひらを互いに摩擦し、熱が生じるのを待ってこれを開き、まず左の手のひらで左の眼を目頭より目尻まで撫で、次に右の手のひらで右の眼を目頭より目尻まで撫で、次に左、次に右と、左右おのおの三度撫でる。

次に左右の手のひらを揃え、両手の中指で鼻を上より下へ三度撫で下ろす。次に左右の手のひらで顔の全面を上より下へ三度撫で下ろす。次に手を両耳に移して、耳殻を両指で挟んで、三度撫で下ろす。

次に両手で唇の上から歯を五十回ほど叩く（上下の歯より歯茎まで丁寧に叩くこと。これは口の中の熱を冷まし、歯を丈夫にする方法である。他の仙書では、歯を叩くとは、上歯と下歯とを噛み合わせることである、などといっているが、それは甚だしい誤りであると、私は伝えられた）。

次に両手のひらで耳を塞ぎながら両指の先で、緩やかに耳上の頭部を五、六十度叩く（仙書にある「天鼓を打つ」というのはこのことである。耳中に殷々《いんいん》と鼓の音が聞こえるからである）。次に両中指を両耳に入れて探り、しばらく塞いで両方へ開く。次に両手で後頭部より左右前額まで頭のまわりを丁寧に叩く（以上頭部）。

次に右の手のひらで左の乳を撫で回すこと三十度（衣の上から乳を中心として、次第に大きく回す）。次に左の手のひらで右の乳を撫で回すこと三十度。

次に気を丹田（臍下一寸五分のところ）に収め、右の手のひらで臍《へそ》を撫で回すこと三十度、次に左の手のひらで臍を撫で回すこと三十度。

次に左右の手で同時に胸腹の全面を撫で擦ること数十回、次に左右の手で胸上より腹下へ代わる代わる左右それぞれ三度撫で下ろす（以上腹部）。

次に左の手の甲を上にして伸ばし、右手で左の肩先から甲を経て指先まで撫で下ろすこと六回。七回目の時、伸ばした左の手を返して手のひらを上にし、右手で肩先から手のひらを経て指先まで撫で下ろすこと三回。四回目のとき、伸ばした左の手をまた元のように直し、右手で肩先から甲を経て指先まで撫で下ろす。裏表合わせて都合十回で終わる。次に左の手と同様に、右の手を伸ばして左手で肩先から指先まで裏表ともに撫で擦る。

次に右手で左の親指を握り、次に左手で右の親指を握り、次に右手で左の人差し指を握り、次に左手で右の人差し指を握り、次に右手で左の中指を握り、次に左手で右の中指を握り、次に右手で左の薬指を握り、次に左手で右の薬指を握り、次に右手で左の小指を握り、次に左手で右の小指を握り、互いに握りしめて小指に至ったら、また親指に戻って左右互いに握り、左手で右の親指を握りしめたまま、膝の上に手をおいて、気を丹田に収めてしばらくして終わる（以上手部）。

次に盤坐を崩して両脚を向こうへ伸ばし、左右の手で、両脚の本から表の方を股膝を経て足の甲から指先に至るまで、左右同時に撫で下ろすこと六回。七回目から両脚の本から裏の方を股、膝裏、腓《こむら》、足心《あしうら》を経て指先に至るまで、左右同時に撫で下ろすこと三回。次にまた最初のように表を左右同時に撫で下ろすこと一回。表裏合わせて都合十回で終わる。

次に両脚を前に引いて、膝を少し立て、膝の間より両手を伸ばし、まず左の手で左脚の親指を握り、次に右の手で右脚の親指を握り、左右かわるがわる握りしめて小指に至り、再び親指に戻って、左右同時に握りしめたまま、気を丹田に収めてしばらくして終わる（以上脚部）。

次に起立し、左右の親指で腰の下、尻の上のあたりを脊髄を挟んで少し按し摩《お》む《も》。脊髄を挟んでいる左右の大筋を按すとき、その辺りが力の抜けるほどによく応えるのは、疝気《せんき》症［大小腸・生殖器などの下腹部が痛む病気］があるからである。このときは必ず丁寧に按摩をすること。

次に少し背を屈めて両手を背に回し、左右の手のひらで同時に背中へ打ち込み、それから腰、尻および脛《すね》の裏を経て踵《かかと》まで十回撫で下ろすこと。

次に両手を背に回し、左右の手のひらを、左右の肩を越えて、背上を打つこと左右合わせて五十（左の手のひらで右の背を打ち、右の手のひらで左の背を打つ。左右これを代わる代わる五十回行う。このとき両手に少しも力を入れず、しなやかに打つこと。そうしないと背中に届きにくい）。

次に両手で、肩先から指先まで、左右代わる代わる十度撫で下ろす。

次に再び盤坐して口中の津液［唾］を飲み、気を丹田に収めて終わる（以上背部）。

以上を一応の導引法とする。

第二　導引法　下

古人曰く、「人の心は常に静かなるべし、身は常に動かすべし。終日安坐すれば病生じ易し。久立久行よりも久臥久坐は、もっとも人に害あり」と。これは気血の渋滞から病が生じることを言っている。しかし、逆にあまり動き過ぎると、気血の循環が過剰になり、身体の均衡が崩れ、そこから病が生じることになる。であるから、動作は必ず身体の度合に従わなければならない。

以下に示す導引法は、毎朝、寝床を離れる前、寝間着のままで一回行う。これは夜の間、ずっと横になっていたために渋滞した気血を循環させるためである。また毎夜、寝床に就く前、寝間着のままで一回行う。これは昼の間、労働で不平均になった気血を循環させ、平均させるためである。この朝夕の二回は決して怠ってはならない。習慣にして、日常的な行為にすること。朝夕以外のときでも、気血が渋滞していると感じるときは、即座にこれを行うこと。

およそ気血は用いるところに集まるものである。頭や目を使う人は、気血が脳部に集まるために脚部は虚となりやすい。このような人は寝床に入ってから、使用人や子供に命じて、膝下の脛の裏表を手で何回も撫で下ろさせ、足の甲と足の裏を何回も擦らせ、足の十指を引っぱらせる（自分で行うのが最もよい）。また常に湯でしばしば足を洗うこと。寝床に就くときは必ず洗うこと。これらは気血を下ろし巡らす法である。

これに反して頭や目を使わない人、つまり深閨《しんけい》の中に長じた貴族の子弟などは、気血の多くが陰部に集まって、ややもすれば淫猥に陥り、頭部がこのせいで虚となりやすい。このような人は読書や詩歌など、思慮念想を使用することに従事して、気血の均衡を図るようにしなければならない。

髭と髪は、何度も梳《くしけず》るとよい。そのときは歯の粗い櫛を用いること（歯が密なものは髪が抜けやすい）。また手で繰り返し撫でるのもよい。髭髪に光沢が出る。また暇なときには両手を擦って温め、両眼を撫でるとよい。目をハッキリさせ、病気になりにくくする。また、髪の生え際から額を左右横ざまに撫で、顔を上から下に撫で、指で鼻の両脇と耳の両根を撫でると、耳や鼻の通りを良くし、血を運らし、気を下し、顔色を麗しくして、皺をできにくくする。古人が「両手は常に面に在るべし」といったのはこのことである。

また、煉液《れんえき》を服するという方法がある。これは舌で口の中を、上顎、下顎、上下の歯の裏表と攪《か》き回し、津液を練って飲み込むことである。腸や胃の中を和らげ、食物の消化を助けるので、折に触れてこれを行うとよい。特に朝夕の導引の後には必ずこれを行うとよい。

ただし、津液にも清濁の別があるから、濁液は清液と混じらないように吐き捨てること。痰は紙でぬぐい去ること。清液は常に惜しんで服すること。仙書に、玉液、霊液、玉泉、醴泉《れいせん》、玉漿《ぎょくしょう》、神水などというのはこれである。断食や飢渇のときに、津液を服して命を繋いだ人が、昔からいるのである。その貴いことを想い、決して粗忽に考えてはならない。

第三　灌水法　上

人体の表面全体が皮膚で覆われていることは誰もが知っていることだが、この皮膚は柔軟ながらも、一種の弾力を備えて、よく体内の諸々の臓器を保護し、併せて血管、気孔、汗腺、神経、毛髪などを有して、表面を栄養し潤沢する。それればかりではなく、常に新鮮な大気を吸収して、よく全体を養い、併せて体内の老廃無用の汚気を体外に駆逐排出する機能を有している。

医家においてはこの機能を皮膚呼吸という。気管や肺などの呼吸と少しも異なることがないからである。ここにその証をあげれば、今試みに皮膚全面に蝋あるいは漆を塗って密かに内気の蒸発と外気の透入とを遮断すれば、二日間を経ずしてその人は必ず死ぬ。これはいわゆる皮膚呼吸を止めたためである（ちなみに、仙家においてはこの毛穴を八万四千あると言い伝えているが、現在の外国の医者の数えたところによれば、大人の毛穴は実に七百万ばかりあるという。これは仙家においては単に毛穴のみを数え、医者は一面の気孔を総計するためであろう）。

加えて、皮膚は、全面に散布した神経の作用で、身体を栄養するような外気に触れるときには爽快を感じて人をして欣喜させ、身体を傷害するような外気に接するときには不快を感じて人をして警戒させる。つまり、皮膚の人身における役割は、城に囲いがあり、国に兵卒がいるようなものである。国の兵卒が弱く、城の囲いが欠けているならば、必ず外敵に攻め入れられて、内乱もまたこれに乗じる。人の皮膚が虚弱であれば、必ず外邪に侵入されて、内部の諸々の臓器もこのために傷害されるだろう。恐れ慎まなければならない。

皮膚が虚弱であるために、外の邪気が内に犯し入って、表部の機能を失い、あるいは深く空気が出入りする内部に侵入して、その内皮に炎症を発するもの、併せてこれを感冒という。世俗の風邪と称するものはこれである。

さてこの感冒というのは、諸々の疾病の仲立ちとなるもので、大概はこの感冒の仲立ちによって発病するものであるから、感冒は最も人が畏れ避けるべきものであるのに、世俗の癖として、この症状は極めて軽易なものと考えて、気に留めないところから、往々大患に至ることがあるのはまことに悲しいことである。そのため仙家には皮膚を堅固にする法があって、これによって諸々の疾病の起源を防ぐ。これが灌水法の必要な理由である。

第三　灌水法　下

灌水の法は、清水を盥《たらい》もしくは桶《おけ》に入れて、浴室または井戸辺に置き、身は裸体となってこれに対し、手拭いをその水に浸して（手拭いは紋羽《もんぱ》〔地質が粗く、柔らかく毛の立った綿布〕、雲斎《うんさい》〔地を粗く斜文に織った厚地の綿布〕、木綿、毛布の類がよい）、雫《しずく》が滴《したた》らないほどに絞り、それでまず面から首を洗い、次に手拭いの垢《あか》を灌《そそ》ぎ去って、また胸部、腹部を洗い、次にまた手拭いを濯いで、両手、両足を洗い、次にまた手拭いを濯いで、背部、腰部、臀部《でんぶ》と次第に洗い終わり（最初に背部に水を灌げば寒気を感ずることがある。であるから背部は最後にまわすのがよい）、そして残った水を傾けて全身に灌ぐのである。

洗いかたは、相応の力を入れて、細かに擦るようにすること。その度合いは、擦ったあとの皮膚が僅かに赤色を呈する程度が適当である。度数は寒冷の時は、朝、昼、暮の三回、あるいは朝暮の二回をちょうどよい程度とする。右は、いずれも喫飯の後、直ちにこれを行うこと。温暖暑熱のときは、朝暮の二回をちょうどよい程度とする。朝は寝床を出て面を洗うときに、暮は夜、寝床に就くときでよい。あるいは朝一回でも差し支えない。

食後は血気が全身に満ちて、このせいで体温も上がるために、このときに灌水すれば決して感冒に罹《かか》る恐れはない。灌水法をして、普通の感冒に罹る恐れはないのだが、貧血症あるいは虚弱質の人はこれを恐れ危ぶむが、食後に実行するときには決してこの恐れはない。

水の灌ぎ具合と時間は、左に示した度合いで計算するとよい。灌水が終わったならば、乾いた手拭いで、全身を湿気が残らないようによく拭い去り（頭髪は湿気が特に残るところであるから、よく拭い去ること）、直ちに衣服を着て、帯をして座る。このとき全身から温泉に浴したときの温気でもなく、火で暖まったときの温気でもない、また酒に酔い、食に飽きたときの温気でもない、一種微妙な温気が発してきて、その爽快なことは言いようもない。この温気が帯を付け終わると直ちに発するのを以て適度とする。もしその発することが遅い場合は、灌水の度を過ぎたものと考えること。

灌水が終わったならば、楊枝および指頭で、上下の歯および歯茎の内外、上顎下顎を丁寧に掃除し、何度も水を口中に含み入れて、奥の方までよく洗う。次にまた水を手に掬《すく》って、これを鼻孔の奥へ啜《すす》り入れて鼻の中をよく洗う（これを行う初めは、異常の心持を感じるが、それは二、三度のことで、六、七度くらい行えばかえって一段の爽快感を覚え、遂にはやらないではいられないほどになる)。次にまた濡れた手拭いの端を尖らして耳孔に入れ、これを捻り回して、耳の中をよく掃除する。

おしなべて、口は身体のもとである食を通じ、鼻は生命の根である気を通ずる最も大切な役所なのに、世人はこれをなおざりにして、面上の汚れているのは恥じるが、口鼻の汚れたことを恥じることなく、口中には常に臭気を帯び、鼻中にはいつも垢気《こうき》を存することこそ、不注意の至りである。心ある人は、身を灌ぎ、面を洗う時はもとより、一飲一食の度ごとに必ず口鼻の掃除を忽《ゆるがせ》にしてはならない。

鼻は呼吸の正門であるから、鼻毛はその門番として生じ、四方から正門を囲んで塵埃の侵入を防げる。それなのに世の中の人は何気なくこれを剃り去るのはあたかも城門において番兵を徹し去るようなものである。どうして不都合でないということがあろうか。かりにも摂生に志のあるものは、よろしくこれを存して(ただし、毛の長すぎるものは鋏の先で切り去ること)、必ず先に書いた掃除法を行うこと。

この灌水法は頗《すこぶ》る皮膚を強健にして、外邪から生じる病根と諸々の疾病の仲立ちを切断するばかりではなく、よく肺の動力を強めて、呼吸が短いのを長くし(この法で頑固な肺病とか咳などで、皮膚は乾き、機能が既に衰えたものを再生せしめた例が多いのはそのせいである)、心臓の搏《はく》力を助けて、渋滞する鬱血を散じ、胃の消化を進めて、食欲を増加させ、筋肉の弾力を強めて、全身の活発を促すなど、ほとんど医療の及ばないところを救治する効能を持っている。だから疾病があってもこれを行うことに問題はないが、婦人、小児、虚弱質の人においては、次に紹介する拭浴《しよくよく》法を行ってこれに代えてもよい。

拭浴法は畳の上または、柔らかい敷物の上で行ってもよい。その方法は、金盥《かなだらい》などの容器に水を入れて前に置き、それに手拭いを浸して、軽く絞り、下半身には衣を纏《まと》いながら、まず上半身をよく拭い去り（手拭いおよび拭い方は灌水法と同じ）、それが終われば、上半身に衣を纏い、下半身をよく拭い去るのである。ただし手拭いはしばしば振り灌いで絞り、換えること。

咽喉、気管支に病のある人は、特に念を入れて頭部、胸部をよく拭い、肺病のある人、心臓病のある人は特に念入りに肺部の上、心臓の上を拭い洗うこと。必ず医療の及ばないような効能を見ることだろう。婦人は特に念を入れて、下腹および腰の周り、脚の根元の部分をよく拭い洗うこと。毎日毎夜これを怠らずに行えば、一生涯、子宮とか下部の病を患うことはない。

小児は満二歳以上になったならば、この法を実行してやるとよい。無病健全に成長するだけではなく、気力が活発となり、忍耐力も強壮となるから、成長後のことが期待できる。よって、この法を子供にやってあげることは親の義務ともいうべきである。

私がつらつら世間を見渡すところ、中流以上の人は絹布《けんぷ》、毛布を身に纏い、暖房温室に安居しながら、ほとんど感冒とかカタルに罹らないものはいない（カタルとは外辺の邪気が深く空気が出入りする内部に侵入して、その内皮に炎症を起こしたものである）。これに反して下の生活の人は衣裳も粗末で、家も隙間だらけなのに、かえって風邪をひく者は少ない（橋の下に身を寄せる乞食、寒中に水を浴する行者などはことにその甚だしいものである）。

これは他でもない、皮膚の薄弱なことと、強健なことの結果である。だいたい皮膚の性質は大事にすればするほど薄弱になり、慣らせば慣らすほど強健になるものであるから、この灌水法のようなものはもっとも皮膚を強健となし、拭浴法はこれに次ぐものである。願わくば、中流以上の人たちにこの二つの方法を是非実行してもらいたいものである。

近来海水浴の効能をみることが多い。ある人はまた更に実験して塩水浴の法を発明した。その法は食塩五勺《しゃく》［一勺＝〇・〇一八リットル］ばかりを二升ばかりの清水に入れ、よく掻き回して溶解し、これを用いて拭い洗うのである。さてこの塩の功能はよく身体の新陳代謝の機能を助け、随って栄養物の摂取と老廃物の駆逐とを盛んにして皮層の機能を活発にするために、ただの清水よりも一層の良効があるばかりではなく、虚弱体質、慢性皮膚病、筋節のリューマチ、痛風などの諸病を平治する著しい効果があるという。これもまた発明者の実験するところであって、実際にそうであるから、記録して広く世に伝えたい。

ちなみに、近頃、大人小児の別なく、いささか寒冷の季節に向かうと一般にマフラーで首を纏い巡らし、甚だしい人に至っては、春夏秋冬、外出のときにはマスクで鼻口を覆う人もいる。これは頗る弊害がある。なぜならば、マフラーは、寒を防ぐつもりであろうが、皮膚を脆くする。そのためかえって感冒病に罹りやすくなる。マスクは気管、肺を護るつもりであろうが、その気管、肺を弱らせるため、かえって呼吸器病の原因ともなるからである。いわんやこれを活発強壮に成長しなければならない小児に施すとは論外である。このようなものはすべて衛生上の害物として、速やかに廃棄し、これに代えるに、先に述べた灌水、拭浴の二法をもってすべきである。これこそ実に弱を転じて強となす道である。

これに次いで言うべきことは、肌着の洗濯である。肌着は汚れれば皮膚の気孔を覆って、いわゆる皮膚呼吸を閉塞し、体内の老廃無用の汚物を体外に排出することを妨げるために、健康を害すること、あたかも物を以て鼻口を覆うのと同じである。よって、肌着は二日置きないしは三日置きには必ず洗濯する必要がある。かつ昼間着た肌着は夜間はこれを用いてはならない。夜間着た肌着は、昼間これを用いてはならない。殊に小児においては最もこの昼夜の着替えに注意して、毎日もしくは隔日には是非洗い替えたものを着せる必要がある。これもまた夭《よう》を転じて寿《じゅ》となすの法である。

およそ人の身体は、皮肉筋骨の差なく、すべて呼吸の生気と飲食の養味とによって、内部から時々刻々造り出されるものであるから、一役成し終えた老廃無用の部分は、外部の辺に向かって、時々刻々辞し去らざるを得ない。この辞し去るところの汚物が即ち垢である。だから垢というものを説明するならば、この体の古い部分の死んだものであって、取りもなおさず死骸の一部である。温浴場において軽石で踵を擦り洗ってみなさい。臭気が鼻を突くのを覚える。これは垢が厚いせいで、いわゆる死骸の匂いである。他の垢は薄いから、このように甚だしくはないが、多少この臭いを帯びないものはない。これによってこれをいえば、身体衣服に垢をつけて世に居るのは、死骸を抱いて放さないのに等しい。これが垢の最も不浄であり、しかも健康に大害を与える所以である。これこそ灌水法の最も清浄にして、しかも健康に大きな効果を与える所以である。世の不潔者たちよ、この道理を看取して是非この法を修し、長寿を保ちなさい。

第四　観念法

心は身の主人であって、身は心の影であるから、この身を無病長生にしようと欲する人は、心を無事安穏にしなければいけない。およそ一切の病気は心によって発するものも多いので、心を以て治癒することができるものも少なくない。この心の作用によっては、軽症でも重く患うこともあれば、重症でも軽く病むこともあろう。まして平生無事の日において、この心を無事安穏恬淡《てんたん》無為にするならば、どのような隙があって、病気がこれを侵すことができるであろう。これが観念法の大切な所以である。

この法を修行する人は、昼夜時間を問わず、腹が空《から》であるときに静かな部屋に入り、窓を閉じて布団を敷き、二寸五分の高さの枕をその上に置いて、仰向きに臥し、両肩をなだらかに寛げ、両脚を長く踏み伸ばし、目をふさぎ、口を閉じて、体の力みをなくして、妄想を捨てて、全身の元気を気海丹田に充実させ、臍下を鞠《まり》のように張り詰め、鼻孔に鴻毛《こうもう》［鴻の羽毛、極めて軽いものの譬え］を懸けても動かないほどに息を細長く出入し、その出入りの息を数えて、一から十に至り、十から百に至り、百から千に至る。

その間に心は息と一つになって、存するが如く亡びるが如く、目は見るところなく、耳は聞くところなく、この身が人間にあるのか、虚空にあるのか、天上にあるのか、人であるのか、神であるのが、仏であるのか、生きているのか、死んでいるのかを打ち忘れて、この心が鎮まり返り虚空と等しくなる。

久しくこのような状態が続くと、息がおのずから止まり、静かで動かず、出ることなく、また入らないようになり、このとき息は八万四千の毛孔の中より雲のように蒸し、霧のように散り去る。そのとき病のあるものは、どのような病であってもこの息と共に雲蒸霧散し去って、跡形もなく平癒するだろう。

また迷いのあるものは、百八の煩悩、八万の妄想といえども、この息と共に雲蒸霧散し去って跡形もなく消滅するだろう。これを名付けて数息観《すそくかん》という。実に観法中の王である。篤志の行人がいて、この観法を精修して怠らなければ、久しく歳月を積む間に一度はこのような時節があるであろう。最初はこのように修行して、やや自得するところがあったならば、あとは行住坐臥とも自在に修し得ることができるようになる。怠らず努力しなさい。

行ずる者で、もし心が揺れ動きなんとなく気が晴れずに苦しむ人がいたら、神遊観に入って、心神を爽快にするがよい。神遊観とは、かつて行ったことのある名山、長川、瀑布、霊泉、通邑、大都、帝郷、仙域、神地、仏境、荒村、古駅など、すべて清浄閑雅な景勝の地に、心神を到らせ遊ばせる法である。そのやり方は、静かなところに法のごとく盤坐し、手を握って膝の上に置き、心を鎮めて次のように思うのである。

今、この居るところを離れて、どこそこに到り遊ぶと。即ちこの村を出て、かの駅を過ぎ、今は某《なにがし》の山を越え、某の川を渡り、かの岡辺からこの渓谷に下り、左に某の峰を望み、右に某の池を眺めて、何々に到り、ついに某のところに来て遊ぶと。その道中の地理を、一々子細に経過して、初めに予定したところに想い到るのである。

さてそこではあるいは花を見、月を賞し、あるいは雲を踏み、薬を尋ね、あるいは流れに浴《ゆあみ》し、風に沐《かみあら》い、あるいは友を訪ね、僧を問うなど、清浄閑雅な遊びをしおえて、また帰るときにも、来たときのように、一々それぞれの道を経過して、もともと座していたところに帰ってくると観想するのである。

この観想に達するときには、吉野、嵐山の花も、須磨、明石の月も、松島の霞《かすみ》、富士の雪にも、遠い国の人、故郷の友にも、一瞬の間に逍遥遊覧し、交通談笑して、興を添え、快を来し、情を喜ばしめ、性を養うこと限りがないであろう。

行する者がもし五体調和せず、心身疲労することがあったならば、軟酥《なんそ》観に入るがよい。そのやり方は、坐臥どちらでもよく、次のように観想を凝らすのである。色香の非常に清浄な鴨の卵の大きさの軟酥丸という仙薬が天から降り来て自分の頭上に留まり、この薬が次第に融けて流れると。その気持ちの微妙なことなんともたとえようもなく、頭を潤し浸して、次第に潤い下るありさまは、あたかも紙の端を水に浸したようで、額を経て眼に至れば、眼の鮮やかなことを覚え、耳に至れば耳の清らかなことを覚え、鼻に至れば鼻の潔さを覚え、口に至れば口の清らかさを覚え、首筋を過ぎて、一方は両肩から肘に至り、腕に至り、拳に至り、指先に至り、もう一方は首から両乳に至り、胸隔の間を経て、背に回り、肺、肝臓、腸、胃、脊柱、臀骨と、次第に注ぎ浸して下に向う。このとき胸中の様々なしこりが心気の降下に従って降下するその様子は、水が低いところに行くのと同じであり、胸腹の中に雫の垂れるような音を聞くであろう。それから軟酥は残るところなく全身を周流し、両脚を温め潤し、膝を経て、足の甲を過ぎ、足心《あしのうら》に至って止まる。

右のように何回か観想し、次いで次のように観想する。じわじわと潤下した仙薬が、下半身に積もり一杯になって暖め浸す状態が、あたかも世の良医が種々の妙香の薬味を調合し、これを煎じて浴盤の中に一杯にして、自分の臍輪以下を漬け浸しているようであると観想するのである。この想いを凝らすときは、不思議にも心の作用で、鼻はかすかに希有の香気を聞き、身は妙なる軟酥が触れる心地がするだろう。このときの身心の状態は、二、三十歳のときよりも遥かに勝っている。このとき、これまでの身心の凝りは一切消融し、痛んだ腸胃も微妙に調和し、皺はのび、毛髪は黒くなり、肌膚《きふ》は光沢を生じるようになる。

もしもこれを勤めて怠らないならば、どのような病でも治らないことはなく、どのような徳も積むことができ、どのような仙人にもなれないことはないし、どのような道も成就できないことはない。ただし、その効験の遅速は、行ずる人のその修行の綿密か否か、集中の度合いによるのである。以上が観念法の概略である。

第五　吐納法　上

神仙不老不死の法には種々の修行があるが、中でも最も大切なのはこの吐納法であるから、無病長生法においても、またその重要であることを知らなくてはならない。およそ、人がこの世間にいて、僅か数分でも大気を呼吸しなければたちまち死んでしまう。大気が人間の生命の営みに重要なことは、世界万物においてこれの右に出るものはない。このように重要な大気を身内に納めて、生命の営み根本において培《つちか》うからこそ、この法は大切なのである。

ある人がこう言って非難した。「大気が重要であることは言うまでもない。だからこそ、生まれてから死ぬまで、意識することなく呼吸をし、眠っているときや食事の間にも、常に絶え間なく呼吸を続けているのだ。これこそ天然の吐納法ではないか。どうして仙家の人為法を用いる必要があろうか」

私は答えて言った。「呼吸と吐納を混同するのは、東京と西京〔京都〕を同一視するようなものだ。西京には西京の、東京には東京の景勝地があって、山水、市街地、風雅な趣、風景にそれぞれ特色があるように、呼吸には呼吸の効用があり、吐納には吐納の効用がある。その要点を言うと、呼吸は大気を気管から肺に入れて心臓に近付けるものである。吐納は大気を食管から胃に入れて気海丹田に畳み込むものである。それゆえ吐納を食気ともいう。口から身に入る道は一つであると知っているのに、喉頭からその道が二つに分かれることを知らないのは、まるで横浜の停車場から線路が分岐して、右は東京に、左は西京に向かっているのを知らないのと同じことだ。疎漏《そろう》も甚だしい」

吐納とは、胃の中の老廃した汚気を吐き出して、空中の新鮮な六気を食らい納めることである。六気とは、生気、舒《じょ》気、長気、化《け》気、収気、蔵気をいう。これを一日に当てはめれば、子丑両刻（夜半十二時から午前四時まで）の大気を生気とする。万物が発生する気であるからだ。寅卯両刻（午前四時から同八時まで）の大気を舒気とする。万物がのびのびとする気であるからだ。辰巳両刻（午前八時から正午まで）の大気を長気とする。万物が伸び育つ気であるからだ。午未両刻（正午から午後四時まで）の大気を化気とする。万物が変化する気であるからだ。申酉両刻（午後四時から同八時まで）の大気を収気とする。万物が収斂する気であるからだ。戌亥両刻（午後八時から夜半十二時まで）の大気を蔵気とする。万物が退蔵する気であるからだ。これを日の六気という。

またこれを一年に当てはめれば、冬至（旧暦十一月の中）から雨水《うすい》（一月の中）までの気を生気とし、雨水から穀雨《こくう》（三月の中）までの気を舒気とし、穀雨から夏至（五月の中）までの気を長気とし、夏至から処暑（七月の中）までの気を化気とし、処暑から霜降《そうこう》（九月の中）までの気を収気とし、霜降から冬至までの気を蔵気とする。これを年の六気という。

一年というのは地球の公転の一周であるから、まさに長い一日である。一日は地球の自転の一周であるから、まさに短い一年である。であるから、年の六気と日の六気は、少しも異なることはない。ある仙書には、昼夜の気を二分して、夜半から正午までの気を生気と称し、正午から夜半までの気を死気と称して、「生気は食うべし。死気は食うべからす」と記されている。これは私が知っていることと異なるばかりでなく、「六気を吐納す」という故実にかなっていないから、道家の異説であろう。私が至道寿人から直接聞き、自ら試みた方法は次のようなものである。

まず盤坐して、背骨を立て、胸腹を広くし、肩の力を抜き、心を虚にし、両拳を緩く握り、甲を下にして左右の股の上に腹に添えて置き、上下の唇を合わせて、その中央を極めて小さく針のやや通るほどの大きさに開き、顔を少し俯《うつむ》けて、大気をできるだけ細長く綿々と吸い納れるのである。吸い納れるに随って、顔を少しずつ仰向け、今にまさに吸い終わろうとするとき、ぐっと呑み込む。そして呑み込むと同時に唇を閉じて頭を少し頷く。これはのどを閉じて、吸い納れた大気を外へ漏らし出さない法である。

それから臍下へ力を入れて心静かに気を張る。暫くして気が詰まり息苦しくなる前に鼻から息をできるだけ細長く綿々と漏らし出し、漏らし出すに随って少しずつ俯き、漏らし切って終わる。これを一息《そく》という。これを繰り返し、一息ごとに緩く握った右手の指で数を数え、十息になったならば、それを左の指に移して、また右手でもとのように数え、五十息になったならば止めるのである。

ある人が私に質問した。「私は支那の仙書を調べたが、どの書にもすべて、吐納は鼻から呑んで口から吐くと書いてあった。それなのに今あなたの説くところを聞くと、これに反するのは何故なのか」

私は答えた。「私も初めはこれを疑問に思ったが、今はなぜそうであるかを悟るところがある。本来、鼻は呼吸の正門であり、口は飲食の正門である。よって呼吸に口を用いるのは本義ではない。まして飲食に鼻を用いるなどとんでもないことである。しかしながら、この吐納は、先に述べたように、気を食う法であるから、口から吸い入れるのが道理なのである」

「では息を漏らすのに鼻を使うのはどうしてなのか」

「これは呑み納れた気を吐くのではなく、気を張りつめた間に、初め気管から肺に入った大気がその養分を心臓に摂取せられて、今は体内に不用な老廃物となったために、自然の良能で養分を含んだ新鮮な気と新陳交代することを欲するのである。これを息苦しいと感ずるのである。であるから綿々と細長く漏らし出すのはこの役に立たない気を排出するためである。決して呑み納れた気を吐くのではない」

「それでは、吐納の吐とは何を吐くのか」

「先に述べたように、新鮮な大気を呑み納れて丹田へ下し、下してはまた呑み納れ、いやがうえにも畳み籠むときは、胃中の古くて役に立たない気はすべてげっぷとなって、ゲーッという声とともに胃の底から口先へ出て、自然に新陳交代するのである。これが即ち吐納の吐である。このように吐も納も全く食管の支配するところであって、少しも気管に関係しないから、気管の正門である鼻を使わずに、食管の正門である口を用いることは、まさに正当な道理なのである」

「だとすれば、古くから仙書に記されていることは、杜撰《ずさん》で取るに足らないことなのか」

「そうではない。今述べたことは、その理屈を言ったのである。実際には、鼻だの口だのというのは、つまるところ入り口の問題であって、喉頭に至れば、どちらからにしろ、共に食管に納れるのであるから、たいした違いはない。だから、この法に熟練したあとは、口を閉じて鼻から吸い納れることも自由である。ただ、私が伝えられたことは、その理屈に合うようにするためではなく、初心者がやりやすいようにするためなのである。ただし、仙書に記されていることも別に理由がある。それは次に述べよう」

また、ある人が尋ねた。「物は口を開いて食うが、気を食うのに、口を閉じて針ほどの穴から吸い納れるのはどうしてなのか」

「物を食べるときには、必ず咀嚼してからのみ込む。そうすることにより、食物が胃に入るまでに体温と調和して、体を壊さない。気を食うときは、これと違い、じかに胃の中に入るため、急に寒冷の外気を吸い納れると、体温と不平均を生じ、胃を損なうことがある。だから、わずかな隙間から細長く吸い納れ、その道中を経過する間に、体温と調和させるのである。そう考えると、古人が口を閉じて鼻を用いたのは、身外の気が直接入り、身内の温度と均衡を失する害が生じるのを恐れてのことだろう。私が伝えられたやり方は、更にその上を行く発明と言えるのではないか」

「気を吸う前に顔を少し俯けて、吸うに従って少しずつ仰向くのはどうしてか」

「食道を気が滞りなく通って、入りやすくするためである。このやり方は鶴が気を吸う形をまねたものであるという。私が聞いたところでは、至道寿人が深山に籠ったとき、真夜中毎に鶴がねぐらを出て、北天に向かっていわゆる生気を吸うのを毎夜決して怠らないだけではなく、少しも時刻を違えないことは鶏の暁を報ずるよりも正確だったという。仙人はこの声を聞いて、真夜中であることを知るそうだ。また亀が岩の上に甲を晒《さら》して首を打ち仰いでいるのを見ると、必ず小さい口を開いて、非常にゆったりと気長に大気を吸っている。鶴亀が千歳の寿命を保つなどと言われてもてはやされるのは、このような仙術を修しているからだろう。まことに興味深いことだ」

第五　吐納法　中

仙家においては臍のあたりを気海といい、臍下二寸五分のところを丹田という。丹田とは不老不死の仙薬である大還丹《だいげんたん》を作り出す田地、気海とは全身の元気が集まる大海という意味である。気海丹田に元気が充満したならば、下半身は温暖に、上半身は清涼になって、何のしこりもなく爽快である。これに反して元気が気海丹田に不足すると、下半身は寒冷し、上半身は蒸熱して、心が楽しまず病となる。だから気海丹田は一身中において最も大切なところなのである。

気海丹田の大切なわけを説くと、臍は元来臍の緒の落ちたところであるが、臍の緒というのは二筋の縄であって、一端は母の胎中に着き、一端は己の臍に着いている。一方の筋からは母の胎より血を送り、己の体を養い、養い終わるとまた一方の筋から母の胎へ血を送り返すものである。臍は鍋や釜に譬《たと》えるなら溶解した金属を流し込むための鋳型の口に当たり、瓜とか果物に譬えていえばへたに当たるということは、誰でも知っていることだが、単に血を母胎から送り入れるだけでなく、天地の元気をも血とともに送り入れるのであるから、臍は生まれる前から天地の元気を受けている人身の根元であり、元気の本府である（臍が体の中央にあるのは、元気を全身に送るのに便利であるからで、臍という字が肉月に齊と書くのは、四方の延長が齊《ひと》しいからであろう）。これをもって気海丹田が一身中において最も大切なところであることを知らなくてはいけない。

先に述べた吐納法に熟練して、よく胃と腸とを押し開きつつ、大気を丹田に送り入れることを行気《ぎょうき》という。初めのうちは胃と腸とが閉塞して通じないものであるが、この法を勤めて怠らなければ、中間の閉塞も徐々に通って、一吸ごとにグッグッという音をたてて、大気が下に降りるようになる。それからその功が積り重なって元気が丹田に充満し、気海が膨れ固まり、まだ篠打ちしていない鞠のように、手で押してもへこまないほどに張り詰めてきたならば、気海中の元気と空中の大気が常に引き合って、ことさらに呼吸しなくても大気が鼻からどんどん出入りし、呼吸が次第に長くなるのを覚え、ついには閉じて息をしなくても、呼吸が苦しくなくなる。これを胎息という。胎息は吐納法の極致である。

吐納がここに至るのは、実に自然の熟練によるものであるから、修行中に無理な呼吸をしてはいけない。ただ法の如く勤め重ねて、自然とここに至らなくてはならない。未熟な間は、吐納の直後や気力を入れたときには気海が充実して押してもへこまないことはあるが、物に驚いたり、熱い湯に入ったり、寝ているときなどには取り失いやすいものである。これは未熟さがそうさせるのであるから、月を積み、年を重ねて、気長に間断なく修業しなければならない。

第五　吐納法　下

吐納法の完成したものを胎息という。胎息とは、先天の一気（天地開闢以前の元気をいう。今の空中の大気は、地気、日気、水気、火気など種々の気の混合したもので、後天の気である。しかし、この後天の気の中に自ずから先天の一気があるので、胎息の法はその元気を自分のものとする法である）を気海に納めて、体外の先天の一気と感通和合することである。この法を体得した者は、人間にできるはずがないような不思議なふるまいをする。

昔、晋の葛洪《かっこう》の大伯父に仙公という人がいた。仙公は、酒にひどく酔ったときや、暑さが厳しいとき、しばしば淵の底へ入り、一晩を過ごしてから出てきたという。葛洪は「このようなことができるのは、気を閉じて胎息しているからである」と評しているが、私はこれを疑問に思って、鉄舟居士へ物語ると、居士は笑って言った。

「それはまだ下手だ。白隠の弟子の遂翁という僧が、桑名から熱田へ渡る海上で暴風に遭い、船が転覆して沈んだ。船の乗客は、ある者は助かり、ある者は死んだが、この僧は二夜三日ののち、漁師の網にかかって、海底から引き上げられ、両手で顔を撫でながら、平気な様子で再び行脚《あんぎゃ》を続けたという。これは白隠が白幽から伝えられた胎息の術を、この僧が身に付けていたからで、不思議なことではない」

仙家の境地にあっては不思議ではないのだろうが、普通の人間としては非常に奇怪な行動といえるだろう。

このような不思議な胎息を得ることは、誰にでもできることではないが、せめて元気を気海丹田に納め貯《たくわ》えて、常に不足しないくらいにはしたいものだ。それは単に無病長生の術というだけではなくて、およそ一芸一能に名があるほどの人は、その芸能を修行する間に、多少このところを会得して、知らず知らず、その一芸一能を丹田の元気から運び出しているからである。

鉄舟居士は剣術の名匠であるが、人に次のように語っている。「剣術は敵の身構えに心を置いてはならない。敵の太刀に心を置いてはならない。己が身構えにも己が太刀にも心を置いてはならない。ただ心を常に丹田に置いて、斬ろうとも思わず、斬られるとも思わず、思案分別を捨て果てて、敵が太刀を振り上げるのを見るや否や、そのまま直ちに付け入らなければならない」。居士が書いて人に与えられた歌に「剣術の奥義いかにと尋ぬれば墨絵にかきし松風の音」とある。これもまた丹田の元気によってなされることを知らなくてはいけない。

また、書家や画家が筆を揮《ふる》う際、胸から手の間の部分にまるで何もないかのように、ただ臍下の気力を筆先に貫通して、筆が手を忘れ、手が筆を忘れて、運用自在の境に至れば、神を動かすことができ、人を感動させることができるという。古来、人間に流伝して千載光輝ある書画は、すべてこの中から生れ出でたものだということである。

また弓を引いて、よく中《あ》てる術は、肘になく、腕になく、指頭になく、つまるところ肘、腕、指頭には少しも力を入れず、ただ身体の正中である丹田の枢軸から発する一気を貫通して、まだ矢を放たないうちに的を貫くことにある。羿《げい》や養由基《ようゆうき》の技、鎮西八郎、那須与一の術も、まさにこれにほかならないという。

また馬を馭するのに、丹田の気力を十分に充実させ、逆に肢体を虚無にし、手綱とそれを取る手を共に忘れて、ただ臍下の力だけで馬を自在に動かすことができれば、精神は自然に両《りょう》驃《ひょう》四《し》蹄《てい》を透徹して、いわゆる「鞍上人なく、鞍下馬なし」を自得することができ、四技（鞍、轡《くつわ》、鐙《あぶみ》、鞭）三術（合節、知機、処分）も自然とその妙に至るであろうという。

また鼓《つづみ》を打つ場合に、その妙は皮になく、指になく、ただ臍下の一気を肋骨に通らして、指先からその一気を、鼓の後面へ打ち通すことにある。人を感動せしめる妙は、ここにおいてはじめて得られるという。鼓判官《ほうがん》などは自ずからこのところを手に入れたものであろう。一芸一能をもって天下に鳴り、後世に轟《とどろ》くものは誰でも、いうまでもなくその技が神妙に至った者であるが、その神妙に至る術は、四肢五官ではなく、ことごとく丹田の一気にある。なぜかといえば、この一気は、いわゆる天地開闢以前の気を含み、たとえ天地壊滅に遭おうとも、天地と共に壊滅しないほどの神妙の気を含有するためである。体を離れた技芸はなおのことである。まして直ちにこの体を神にし、この神を妙にすることにおいてはいうまでもない。仙術の源をここに取るのももっともではないか。

私は最近、越路太夫の浄瑠璃節を聞いたが、声のひとつひとつが丹田の元気から出ており、臍輪から喉頭に至るまでまったく空洞で、少しも妨げるものがない。これこそ彼が天下に名を轟かせている理由である。伴奏の広助が隣で三絃を弾くのを見ると、彼もまた丹田の元気を撥《ばち》先に貫いている。その弟子の小荘という少年が伴奏するのを見ても、またほとんどこの境に至っている。これこそこの師弟が観客全員の耳を傾けさせ、賛嘆の声を上げさせる理由である。胸腹が閉塞して丹田の元気が少しも通じておらず、声は喉頭から出て、音が撥先から発している若輩者の演奏は、やかましくてうんざりさせられるだけで、味わうべきものがない。これは私が最近、実際に体験したことである。

その他、詩人が名詩を作る、歌人が名歌を詠じる、茶人が茶を点じる、碁客が碁を囲むなど、その妙処に至っては、どれも思案を離れ、分別を忘れて、人も無く我も無い丹田の一気から発していないものはない。医師が病人を診察する際にもこのやり方で行うらしく、甲斐の徳本が著した『極秘方』という書には「病人を診察するには、心に一点の念慮なく、気海丹田へ気を納め、病人もなく我もないという境地から手を下せば自然に見えるものだ」とある。

私は活字にした印刷物を校正するときに、常に誤字脱字の多さに苦労していたが、この丹田の一気をもって校正することができるようになってからは、非常に過誤が少なくなった。さらにこれを執筆に応用したならば、長く後世に残る文章が書けるに違いないと思い付き、現在その試験中である。もし好結果を自得したならば、そのときは世間に披露するつもりだ。私がさらに大発明したことがある。それはこのやり方をさらに進めて、天下国家を平治することである。これは実に人間世界の一大事であるから、在朝在野の人々に伝授したいと思う。

心火は軽《けい》浮《ふ》であり、常に上に昇ろうとし、腎水は沈重であって、常に下に流れようとする。これが普通一般の人間の体の状態である。だから志慮が度に過ぎるときは、官府（眼耳鼻舌）の働きにつれて、心火が逆上しやすく、淫欲が分に越えるときは、淫部の働きにつれて、腎水が下流しやすい。もし人が一度この水火の平均を失えば、上半身は常に暑く、下半身は常に寒くなる。これは万病発生の根本である。なぜならば、この象を易に取れば䷋天地否の卦であって、天気は上騰し、地気は下降して、陰陽交わらず、上下否塞した状態である。これを月に当てはめると七月（旧暦）の卦であって、草枯れ、木落ち、露結び、霜凝り、天地粛殺、万物枯落する初めに当たるからである。

このため生を養う人は常に心火を下降させ、下丹田である気海の下に鎮め、腎水を上行させて、上丹田である頭脳に潜ませるのである。このとき、上半身は常に清涼になり、下半身は常に温暖になる。これが無病長生の根本である。なぜならば、この象を易に取れば䷊地天泰の卦であって、天気は下降し、地気は上騰して、陰陽相交わり、上下和合した状態だからである。これを月に当てはめれば、正月（旧暦）の卦であり、草萌え、木生じ、霞棚引き、日は長閑《のどか》にして、天地発生し、万物繁栄する初めに当たるからである。

私はこの理を修し得て、生を養うことを得ると同時に、天下国家を治める方法を発明した。下丹田の気海は、一身の元気が集まるところで、国家に譬えれば人民である。上丹田の頭脳は、一身の官府（眼耳鼻舌）が所在するところで、国家に譬えれば政府である。

聖主明君の行いを見ると、常に心を下に専《もつぱ》らにしていないものはない（仁徳天皇が竈の煙が少ないのを見て民の調租を免じられたり、延喜聖帝が寒い夜に御衣を斥《しりぞ》けて民の飢えと寒さを思われたことなどは皆、これである）。心を下に専らにするときは、大臣は慎ましく、役人は倹約し、常に万民の困窮を忘れることがなく、自分の栄華栄耀を思う暇などない。そうすれば、農民に食糧の余裕ができ、農婦に衣料の余裕が生じる。民が肥え、国が富み、兵は強くなる。このとき、法を犯す罪人や、令に違う愚かな民はなく、国には兵乱なく、民は武器の名さえ知らないようになる。これは、摂生の士が、常に心気を下して下に充実させ、病が内から生じることなく、邪気が外から入り込むことなく、肢体は健やかに、精神は快く、薬の苦さ、鍼や灸の痛みを一生知らないことに譬えられる。老子が「真人の息は踵を以てす」と言ったのはこれである。

暗君庸主の行いを見ると、常に心を上に恣《ほしいまま》にしていないものはない（夏の桀王の肉山脯林《ほりん》、酒池糟堤《そうてい》の戯れや、殷の紂王の鹿台《ろくだい》の財、鉅橋《きょきょう》の粟《ぞく》、苑台《えんだい》の娯《たのしみ》、長夜の飲など、その目立ったものである）。心を上に恣にするとき、大臣は権力を誇り、役人は寵を得ることに専心し、人民から重税を絞り取って、政府の栄華栄耀に充《あ》てようとするのである。すると、人民は飢え、国には飢餓で死ぬものが出る。賢くて善良な人々は潜み隠れ、人民は怒り怨《うら》み、法を犯す人々が野に充ちて、訴えを起こす民が国に満ちる。このとき、ますます法を過酷にしてこれを防ぎ、租税を多くしてこれを徴収しようとする。その結果、天意は離れ、人心は背き、国を滅ぼすに至る。これは、凡人がむやみに心気を上に恣にして、全身の元気をことごとく頸部に釣り上げ、ついには脳充血となって脳が破裂し、即死するのに譬えられる。老子が「衆人の息は喉を以てす」と言ったのはこれである。生を養う人は、生を養う大道を本当に知ることができれば、これと同時に国を治める大道を知るだろう。国を治める人は、国を治める大道を本当に知ることができれば、同時に生を養う大道を知るだろう。これを無病長生法本論の終わりとする。

第二章　神仙房中法

解題

大宮司朗

ここに収める『神仙房中法』は、明治の世において肉身を以て幽真界に自在に出入されたとされる神人・宮地水位翁が道書の中より撰述したものである。魂魄のみならず、生身の体のままでの最高神界（北極紫微宮、日界、神集岳、萬霊神界）出入という破格の立場を許され、しかも不世出の神法道術の達人であった宮地水位翁が現界に生を受けたのは、アメリカのペリー来航の前年、嘉永五年（一八五二）のことだ。もともと神仙界に地位を得ていたが、ある咎があり、謫仙《たくせん》として生をこの世に受けたのである。水位というのは少名彦那神《すくなひこなのかみ》によって名付けられたいわゆる道号で、水位星という星の名に因んだものである。他にも堅磐《かきわ》、中和《ちゆうわ》、再来《よりき》の名で知られている。

『土佐名家系譜』に「宮地常磐大人《ときわうし》の男なり。嘉永五年十一月八日生る。国典和漢の書に通じ、曽て旧藩校の書を買収し、博覧世に比少なし。特に幽玄の学を信ず。明治三十七年没す。年五十三」と誌《しる》されている。水位翁の生誕の地は土佐国土佐郡潮江《うしおえ》村上町であり、幼名は政衛《まさえ》、諱《いみな》は政昭、母は同村熊沢弥平の二女である。

文久元年（一八六一）十歳の頃から、厳父常磐大人の使として、脱魂法によって手箱山の神境に遣わされるようになる。

この辺の事情を水位翁の著書『異境備忘録』には「手箱山へは父の我が魂を神法を以て脱し使に遣し給ふ事度々にして、終に大山祇の御執持《おんとりもち》によりて少名彦那神に見《まみ》え奉ることを得て終に伴ひ給ひけるぞ諸の幽界に入出する始めぞありける」と誌されている。

もともと手箱山から石槌山へかけての四国の尾根を称せられるところは大幽真界を形成しており、右の備忘録の記事などもその玄霧に隠された幽真界の一片鱗を覗かせているのである。真言密教で有名な空海も、実はその天与の霊感力により、この四国の尾根に所在する一大幽真界を感得していた。そのため、その幽真界を取り囲む形で霊場八十八カ所を設け、艮の方位（つまり徳島県鳴門市の霊山寺）を始運の起点として、幽真界の周りを旋巡しつつ、その気線を受けられるように工夫したのである。

明治十一年（一八七八）以降のことであるが、神集岳方義山大永宮東南の小理宮東寄りの玄台に秘められてあった太上大道君《だじょうだいどうくん》親筆の「五岳真形図」原巻を許されて書写された。これは、水位翁が霊寿真《れいじゅしん》の仙階を得、次で玄台開監令《げんだいかいかんれい》に進位された結果であると思われる。「五岳真形図」は、かの葛洪《かっこう》の言に、「余鄭君《ていくん》の言を聞くに、道書の重きは三皇内文《さんこうないぶん》、五岳真形図に過ぐるはなし。仙宮至人此道を尊秘し仙名ある者に非ざれば授く可からざりし也」とある。神仙道を奉ずる士の必ず求むべく、しかして得る事の難しさが伝えられている重秘の霊図である。私も拝したことがあるが、赤黒で描かれ玄気放散せる神秘の図である。

翁は明治二十五年には神職としては最高の級位一等司業になった。当時の神職の級位は一等司業より八等司業までに分れ、一等司業を有するものは全国で指を屈する程しかいなかった。

おそらくこの頃までには、天線方とも感線術とも名づけられている幻の秘術、風角術を水位翁は会得していたことと思われる。この風角の術というのは風声を聞いて元気を感想し、星を観て司命神の密策を窺う術である。

水位翁は多芸多才多趣味な人物で和歌も作り、刀剣や書画骨董の鑑識にも相当なものがあった。酒も大好きで三度の食事に必ず酒が無くては済まず、一日一升は必ず飲んでいたが、明治三十二年（四十八歳）の大患後は一日一合位しか嗜《たしな》まなくなった。大患後、帰天の三十七年の春まではほとんど病床の人であった。

しかし、やはり水位翁が凡人と違うところは、このような病気の最中においても熱心に神祇に祈り、修法を怠るようなことはなかったことである。病気平癒を依頼してくる人があれば、事情の許す限り祈祷して多くの人々を奇跡的治癒に導いた。その病気の治癒のために用いた秘文に「水火生動秘文《すいかせいどうひぶん》」がある。

これは天地霊動の根元たる水火二元の精気を生動せしめ、真一の玄気を紹いて体魂に止める秘文であり、「天一水を生じ云々」にはじまる極めて奇霊な霊験のある玄秘なる霊文であると伝えられる。

北極紫微宮《ほっきょくしびきゅう》、神集岳《しんしゅうがく》、万霊神界《ばんれいしんかい》などの宇内根元の最高神界の実消息をはじめとして、数々の神仙界の秘事を後学の者のために、禁を犯して自らの責任のもとに現界に洩し、真摯なる求道者を覚醒せしめ、その修道に道しるべを与えた水位翁は、明治三十七年三月二日、肉身生活五十三歳を以て尸を解いた。

翁帰幽に際して、その柩より一大音響とともに閃々たる電光を発し、通夜に集った人々、一時は春雷かと驚きあきれた。その柩を運ぶとき、それが中に何も入ってないかのようにあまりに軽いので奇怪に思ったということも伝えられている。

こうした事から、水位翁は尸解の法を以て瞬時に肉体を跡形もなく消散させ、玄胎に移り仙去したものと斯道の人々は固く信じている。

ここに収録する『神仙房中法』は、宮地水位翁二十六歳のとき（明治十年）の編著であり、かの浩瀚《こうかん》な諸仙書中から房中法の密訣を探り、その要諦を編述したものである。房中とは、閨房、寝所の意味で、房中法とは、閨房で行われる房事（交合）に関する法である。長生を得るにはこの法を心得ることが大切とされる。宇宙は陰陽の二気によって成り立ち、人間もまた陰陽の道を逃れることはできない。玄牝《げんぴん》微妙の理、即ち宇宙生成化育の根本原理に発する男女化生の道とはいえ、上士賢人にあらざればこれをよくせずといわれる房中法を公刊の書物で紹介することはどうかとも思ったが、著名なる道書『抱朴子』にも、「房中法に、十余家あり。或いは以て傷損を補救し、或いは以て衆病を治め、或いは以て陰を採りて陽を益し、或いは以て年を増し、寿を延ばすものなり」とあって、無病延寿に絶大な功があるとされる秘法を省くこともいかがかと思い、漢文で書かれたものを現代文に直して紹介することとした。また、注はあえて房中法を実行にするについて必要な限度にとどめたが、了とせられたい。

神仙房中法

宮地水位 著
大宮司朗 現代語訳

夫房中法度々御女固閉不漏為謹是真要也。或望交接飲鶏卵又与女戯飲華池水。交接終而取玉液調和鶏卵而咽之送入丹田中。此法甚近而諸人莫能行。勤之者長寿延年也。

【大意】房中法は、しばしば女と交わり、固く閉じて精を漏らさず、謹みをなすことが最も大切である。交接に際しては鶏卵を飲み、女と戯れて、華池水を飲むとよい。交接が終ったら玉液を取り、鶏卵と混ぜ合わせてこれを飲み、丹田中に送入する。この法は大変身近なものではあるが、正しく実践している人はいない。この法を実践する者は、寿命を長く保つことができる。

夫房中法

王羽先生『三皇跡真経』「慎守第二」に曰く。

房中とは閨中〔寝室の中〕であり、法とは教えである。房中術は鴻濛穴居の世〔古代〕より始まった、真の保命法である。

宋紙君『房中秘訣』に曰く。

房とは室である。

また曰く。

房中法とは男女交会〔交接〕の術である。

『括真経』「雲間君内伝」に曰く。

交合の道を房中法という。

幻真先生『服内元気訣』「法慎守訣」に曰く。

世の人の多くが欲望によって生を傷つけ命を破ることは、昔も今も同じである。身を防ぐことを先にしないで、後で悔いても間に合わない。人は生の終わりに臨んで初めて身を惜しみ、罪が定まって後に善を思い、病になって薬を求める。天の悪人を捕らえる綱がすでに張り巡らされているのに、どうしてこれを救うことができようか。だから賢哲上士は命の絶える前に命を惜しみ、禍に遭う前に禍を防ぎ、病に罹る前に病を治め、ついに衣を世の中に払い、心を摂して道に帰するのである。道は気であり、気は心の主であり、精は命の根である。精を愛し、気を重んずる結果、身心が保たれるのである。

『黄庭経』に曰く。

長生久視［不老長寿］は、精を愛し、気を保ち、この陰丹内御の道によらなければならない。世の中にこれを得て知る人はいない。気の充実に励んだとしても、情欲を解消しなければ禍を免れない。

『上古天真論』に曰く。

酔って寝室に入り、欲望のままに精を出し尽くし、その真を耗散する。満を持することを知らず、精神を御することを知らず、つとめてその心を快にし、生楽に逆らって、起居に節度がない。だから五十歳で衰えるのである。

『文帝養神篇』に曰く。

酔って寝室に入り、女と交わる者は、皆五十歳になっても子がなく、神気は衰える。

『素問』に曰く。

帝曰く「道者は百歳になっても子をなすことができるのか」。岐伯曰く「道者はよく老いを退け、形を全うし、年はとっても子をなすことができるものである」

『宝蔵経』に曰く。

酔って房事を行うのは、身を破る斧である。

『抱朴子』に曰く。

ある人が問うた。「肉体を傷うものは色欲にあるのではないか」。答えて曰く、「色欲だけではない。しかし、長生の要諦は房中にある。このことを知って、寿命を延ばし、病を除くのが優れた道士で、それに次ぐのが自ら生命を破らない者である。若いうちに陰丹を還すことを知り、脳を補い、玉液

〔腎液〕を長谷〔女陰〕にとる者は、薬を飲まなくても三百歳の生命を保つのである」

『黄帝内経』「本病論」に曰く。

　酔って行い、房に飽きると、汗が脾より出る。

度々御レ女固閉テ不レ漏為レ謹是レ真要也

景林真人『房起法』に曰く。

　房中法には色々なやり方があるが、固く閉じて精を漏らさぬことに尽きる。

孫真人『千金方』「房中補益」に曰く。

　四十歳前にしたいままをしていると、四十歳を過ぎて急に気力が衰えるのを覚える。このときすでに気力は衰退しきっており、多くの病が蜂の群れが一斉に飛び立つように起こり、長い間治療せずに放っておくと、ついに助からない状態になる。

彭祖曰く。

人でもって人を治療するというのは、まことに真実である。だから、年齢が四十歳に至ったならば、房中の術を行うべきである。房中の術は、非常に身近なものではあるが、正しく行う人は少ない。房中術のやり方は、一晩に十人と交わり、固く閉じて精を漏らさないこと、これに尽きる。これに薬餌を併用し、春夏秋冬絶やしてはならない。そうすれば、気力は百倍し、智恵は日々新たになる。

『黄帝秘函』「慎房篇」に曰く。

たびたび女と交わって、固く閉じて漏らさないこと。これが房中の法の真の要術である。

『千金方』に曰く。

黄帝は千二百人の女と交わって仙人となったが、俗人は一人の女を相手にしてさえ命を縮めてしまう。房中法を知ると知らないとでは大違いである。

また曰く。

女と交わることの多い者は、精を採ることができる。精を採る方法は、深く挿入して動かさないことだ。次第に気が上り、顔が熱くなったら、口と口を合わせ、女の気を引き取って呑み、断続的に陽根を進退させるのである。そして、快意が動いて精が出そうになったら、息を緩め、横になり瞑目して、身体を導引する。そしてまた他の女と交わるのである。多くの相手と交われば益は多く、常に一人の女と交わるのは陰気が弱くなるため益が少ない。陽道［男］は火に則り、陰家［女］は水に則る。水は火を制し、陰は陽を消す。久しく用いて止まなければ、陰気は陽を超え、陽は次第に損じて、得たとしてもそれは失うところを補うことができず、かえって害を受けるのである。ただし、よく十二人の女と交わって射精しなければ、人は老いず、美色を保つ。もし九十三人の女と交わって、精を漏らすことがなければ年は万歳となる。一般に、精が少なければ病気になり、精が尽きれば死ぬという。そのことをよく思い慎まなければいけない。数回交わって一度漏らすならば、精気は長じ、人を腎虚せしめることはないが、もし数回も交わらずに精を漏らすようであれば、益を得ることはできない。数回交わって一度漏らすようにしていても、精気は自然に生長する。ただし、数多く交わって漏らさない場合に比べて、生長は遅く微小である。およそ人々が交合を習うときは、常に鼻で多く気を吸い、口からかすかに気を吐けば自然に益することが多い。交会が終わって蒸し暑くなるのは気を得た証拠である。そのときは菖蒲を粉にしたものを三分まぜた白粱粉を擦りつけて乾かすとよい。これは陽根を強壮にし、湿瘡を生じさせない働きがある。精が漏れそうになったならば、口を閉じ、目を見開き、息を止めて、握固〔親指を内にして両手を握りしめる〕し、両手を左右上下に動かし、鼻を縮めて息を吸い、また下部を縮めて腹で息を吸うようにし、それから少し背骨を屈めて、左手の人差し指と中指で屏翳《へいえい》穴《けつ》〔会陰部〕をきつく抑えて〔精液の射出を防ぐとされる〕、長く息を吐き、歯を何回も叩くのである。すると精が上って脳を補い、人をして長生せしめるのである。もし精がみだりに出れば神を損なう。

紫府先生『引導法』に曰く。

閉固して謹をなして漏らさず。

『黄帝経』に曰く。

霊柯《れいか》〔男根〕を耽養すれば二度と衰えることはない。命門〔精道の口〕を閉絶して玉都〔泥丸〕を保つ。

『清霊真人裴君伝』に曰く。

男女が長生するところの道において、その法の要秘は賢い人でなければ伝えてはならない。男女をしてともに生気を取り、精血を蓄え養う。これは外法ではない。もっぱら陰を採って陽を益するのである。もしこれを正しく行えば、雲の如くに気が流れ、精が凝集し、年齢に関係なく、子供のように若返るのである。寝室に入るときには、まず形を忘れ、物を忘れ、そのあと、歯を七回叩きなさい。

『延年訣』に曰く。

呼吸をなし、精を整え、神を安んじ寝室に入れば、寿命を延ばすだろう。

また曰く。

高子曰く、「色欲を戒めるならば、延年の功がある。陰陽が好く合い、接することが重なれば寿命を延ばすであろう。寝室に入る際には方法がある。景に対してよく忘れ、これによって年を延ばすだろう」

『摂生要語』に曰く。

生を養うのに大切なことは、一に神《しん》を嗇《おし》む、二に気を愛《おし》む、三に形を養う、四に導引、五に言語、六に飲食、七に房室、八に反俗［世俗的生きかたをしない］、九に医薬、十に禁忌である。

『大蔵治病薬』に曰く。

色を好み徳を壊すのは、一の病である。

或望二交接一飲ム二鶏卵ヲ一

『三神紀開経』に曰く。

不老長生法は、交合に臨んで鶏卵二つを飲み、固く閉じて慎みをなす。壮年にしてこれを行うのは難しい。

真安君『枕中訣』に曰く。

房慎法は、交合が終わって鶏卵二丸を飲み、これの補とする。とはいえ、その実は固閉して漏らさないことを真要とする。

『太上観心経』に曰く。

常に一人の女を御する場合に、交合に至って津液〔唾〕を飲み、（中略）これを一年続けると、自然に耳目の聡明さを増し老いない。

『泥花清浄経』に曰く。

保命の法はただこの法である。交合の後、鶏卵を取り、津液に混ぜて服しなさい。この法は最も秘密である。

李真人曰く。

これに真砂を加え、蜜でこれを含み、十六度練って服す。太賀仙君は、これを転丹という。

『秘函内経』に曰く。

鶏丸を服する者は、腎を増し、聡を長じ、命を保つ。

『医宗方簡』また『方彙全書』等に曰く。

鶏卵をもって腎薬と為す。

『医真録』に曰く。

交合の際、山薬（薯蕷《しょよ》。俗に山の芋とも自然薯《じねんしょ》ともいう）で鶏卵を練り、これを服する者は百歳を越えても動作が衰えない。

又与レ女戯テ飲二華池水一

『千金方』に曰く。

仙経に曰く、人をして長生不死ならしめようとするならば、まず女と戯れて玉漿を飲む。玉漿とは口中の津である。男女ともに興奮してきたならば、左手で陽根を握り持ち、丹田中に赤気があることを想像する。内は黄色で、外は白であり、変じて日月となり、丹田中を徘徊し、ともに泥垣〔泥丸〕に入り、合して一となることを想像するのである。それから気を閉じて、陽根を女陰に深く入れ、そのままじっとして、出し入れしてはならない。ただ上の鼻からも、下の陽根からも緩やかに気を咽《の》み〔下はそこから女気を吸引していることを想像する〕、情が動いて、出そうになったら、これを急に抜くのである。これは上士有智の人でなければできない。丹田は臍下三寸にあり、泥垣は頭中にあって、両目のすぐ内側、つまり眉間の奥である。ここで日月のイメージを思い描くのである。合径三寸ばかりの日月が、その両半形を現じ、一になるのである。つまり日月が相い打つのである。陽根が出入するときといえども、この日月を思念し続けなければならない。また曰く、男女がともに仙となって長生する道は、陽根を深く入れて、精を動かしてはならない。臍中に赤い鶏卵のようなものがあると想像し、ゆっくりと出し入れし、情が動いたならば、即座に抜くのである。一日一夕に十回ずつ行うことを定めとしなさい。そうすれば、人をして寿命を益さしめるものである。男女ともに雑念を払い、これをひたすらに思念しなさい。女を御する法は、一カ月に二度泄し、一年に二十四回泄したならば、誰でも二百歳の寿命を得て、顔色はよく、病気にならない。加えて薬を用いれば、長生するだろう。二十歳の人は四日に一度泄し、三十歳の人は八日に一度泄し、四十歳の人は十六日に一度泄し、五十歳の人は二十日に一度泄し、六十歳の人は精を閉じて泄してはならない。

『黄帝雑忌法』に曰く。

婦人の月事〔月経〕がまだ終わらないのに交合すれば、病気になる。

『気元経外篇』に曰く。

房中法で補薬あるいは加薬と称するのは、鶏卵の秘名である。

『汞神禄』に曰く。

女と戯れて神液を飲み、長命を保つ者七十五人、皆各々二百余歳。

太上著『白峒経』に曰く。

女と戯れて華池水（口中の津液）を飲み、赤龍（舌）でこれをしばらく練って服すれば、長全を得る。

『白雉論』に曰く。

雉の生血を取り、津液に混ぜてこれを服する者は力を強くする。

また曰く。

女と戯れて華池水を飲む。道家にこれを精神交合といい、これを百日行うと身体軽全となる。

『房禁書』に曰く。

女の津液を飲む者は二百歳の寿命を保つ。これを行う者は男女の津液を和合して精龍と神虎を形成する。これは気海丹田の中に入り、神気は命府を守る。

『道蔵経』に曰く。

女と戯れて華池水を飲む。咽んで丹田に入れる。

『五符経』「慎守訣」に曰く。

女と戯れて津液を飲む際、鶏卵と混ぜて噍み下す。これを多年続ければ死なない。

『道蔵経』「養神経第三訣」に曰く。

男女が津液を飲むのは、不死の術である。

『庚申経』に曰く。

女を御し戯れて、津液を飲む。津液は口中の液である。

『義農教伝』に曰く。

津液は三妙の変化である。これを練って飲み下すこと三年にして不死の道を得る。

また曰く。

女と戯れて津液を飲む。これを龍虎の和という。丹田の中に入り、化して霊妙の液となる。

許遜君『内的経』に曰く。

長生不死となるには、女と戯れて華池水を飲み、女を御し終わったのち、また津液を飲み下し、丹田の中に入れる。

『神火伝』に曰く。

房中で女と戯れて華池液を飲めば、人をして長生せしめる。

また曰く。

液を三十六度練って飲み下せば、人をして不死ならしめる。

『岐伯問偏』に曰く。

およそ交合の法は、一晩に二人の女を御し、謹んで漏らさない。（中略）そして女の津液を飲む。この術は甚だ益が有る。

交接終而取リ二玉液ヲ一調二和鶏卵ニ一而咽レ之送二入丹田中一

張台羅先生『保命録』に曰く。

房中の要術は、（中略）女の華池水を飲む際、これを二十六回口の中で練って咽《の》み下し、歯を三十六回叩く。

蔡瓊先生『得道経』に曰く。

老君口授第三に曰く、車を降りて長寿得道の術を問うと、老君が言った。「あなたは房中の術を好むか。よろしい、教えよう。房中の法は常に一人の女を御し、華池水を飲み、交合が終わった後、烏鶏卵を津液に調和し、日々これを服すとよい」

また曰く。

得道の後はただ華池水を真砂と混ぜて服すだけである。これは真人の行う法である。

王子喬『伊洛遺経房中訣』に曰く。

前略、烏鶏子を調和してこれを飲み、気海丹田の中に送入する。これは真一の霊液となり、十日にして血を易《か》える。

『漢武内伝』に曰く。

宝は精である。ただ精を愛《お》しみ、握固して気を閉じ、液を呑めば、気は血となり、血は精となり、精は神となり、神は液となり、液は骨となる。また行って倦まなければ、神精が充溢する。これを一年行えば気を易え、二年行えば血を易え、三年行えば精を易え、四年行えば脈を易え、五年行えば体を易え、六年行えば骨を易え、七年行えば筋を易え、八年行えば髪を易え、九年行えば形を易える。形易われば則ち変化する。変化すれば則ち道を成す。道が成れば則ち仙人となる。

また曰く。

朝夕、勤め励んで、精液を漏らさず、諸淫を閉じ、汝の神を養え。

『雲房先生仙授篇津液訣』に曰く。

金液還丹は津液・玉液の秘言である。津液は唾で、玉液は腎水［精液］である。これを飲むのに鶏卵をもってする。

『方明禄』に曰く。

金液を飲む際、鶏卵をもってする。これは理上仙人が行う法である。

紫陽君『金丹論』に曰く。

交合が終わって津液を飲み、次に鶏卵を三つ飲む。

黄初平『鎮心訣』、龍眠翁『錬液法訣』等に曰く。

歯を叩いて神水を集め、鶏卵と合わせて飲む。これが不老不死の真法である。

『黄老経』に曰く。

鶏卵を津液に交合し、これを服する者は寿命が長い。とはいえ、房中の大事はゆるがせにしてはならない。

『慕陰禄』に曰く。

交合の後、鶏卵を飲めば、終日房中を行っても動作が衰えない。

『含真経』「三華部第八」に曰く。

腎水［精液］と鶏卵は同じ性質をもつ。交合が終わって鶏卵を飲めば腎を補う。玄家はこれを還命水という。

『仙家類聚』に曰く。

腎液は玉液である。これを服するものは、筋骨は隆盛、肌肉は満壮となり、老いない。

『東高医語』に曰く。

鶏卵は腎液を養う。

『医道積功禄』に曰く。

鶏卵は精を補い、津液は神根を補う。神根は腎液の異名である。鰻鱺《まんれい》［八つ目うなぎ］は精血を補う。

『本道薬選』に曰く。

鶏卵は血を生じ、肉を充たし、体を温め、肌を潤し、血を増す。

『扁鵲治論』に曰く。

鶏卵は腎液を増し、鰻鱺は津液を増し、雀卵は男茎を起こし、地黄は腎虚を補う。

『金匱要略法』に曰く。

地黄は腎薬である。地黄散は気を増し、脾胃を調え、絶を補い、食欲を増進し、熱を除く。粉末にして日に曝して干し、酒で飲むとよい。

『白冥両経』に曰く。

交合が終わって鶏卵を飲み、次に車前子《しやぜんし》を服する。

『本草備要』に曰く。

車前子は肺や肝の風熱を清め、膀胱の湿熱に染みて利尿効果がある。気を走らさず、茯苓と効能を同じくして、陰を強め、精を増し、人をして子を有らしめる。

此法甚近而諸人莫㆓能行㆒。勤㆑之者長寿延年也

『金帝内文』に曰く。

女を御して漏らさない者は齢千歳を得る。この法は非常に身近なものでありながら、手落ちなく行う人はなく、勤める者は少ない。

孫真人『房中補益論』に曰く。

四十歳になったならば房中の術を用いよ。房中の術のやり方は、すこぶる身近であるが、実行する人は少ない。（中略）精が少なければ病み、精が尽きれば死ぬということを、よく考えて、慎まなければならない。

『汞神禄《こうしんろく》』に曰く。

一晩一人の女を御し、固く閉じて漏らさないことが秘要である。この法は至って身近でありながら、ちゃんと行っている者はいない。これを勤める者は長寿であり、老いない。

宛丘先生『得道経』に曰く。

人々が慎むべきは、房中の大事である。

『公文函谷集要』に曰く。

真人は至って房中の大事を慎む。

『霊宝活法経』に曰く。

三夜、一人を御して、精が動いたならば、抜いて固く閉じて漏らさない。房中の秘要はこれである。

『達生禄』に曰く。

房中の術は閉固して漏らさないことに尽きる。よく行う人はいない。

王倪君『益精論』に曰く。

一晩一人を御し、固閉して謹をなす。その道は甚だ近いが、よく行う人はいない。これを勤める者は真人の地に至る。

平原君『三符経』に曰く。

房中の術は、漏らさないことをもって謹となす。これが正しい方法である。これを勤めてよく行う者はいない。これを勤める者は不老長命である。

客成公『霊宝道徳上経』に曰く。

一夕五人を御し、固閉して謹む者はいない。これを勤める者は不老長命である。

『列仙全伝』に曰く。

黄帝の師を自称する容成公は、周の穆王に謁見し、補導［精気を体内に導き入れ、精力を補い充たすこと］について奏上した。それは精を玄牝［左右の腎］に煉ることであり、その際の要点は、神《しん》を養い、死ぬことなく、生を守り、気を養い、かくして白髪は黒髪に戻り、歯が落ちてもまた生える。道は老子と同じだ。

堅磐曰く。

『天仙函経』という仙官が尊秘する不伝の書がある。その「七十二巻の養生下」に曰く、「容成公は神農の時代の真人である。房中の道を慎み、後、崑崙の圃閬苑《ほろうえん》に遊ぶ」と。同書の「十三巻慎守上房中法」に曰く、「その道は甚だ近いが、これを行う者はいない故に若死にする。至人はこれを慎む故に長命である」。その注に曰く「男子一人設けてのち、一夕一女を御し、固閉して漏らさなければ不老不死となる。五夜で一度漏し、玉液を口に含む。これを練って咽み下して房中の術は終わる」

跋

道家の法は、歯を叩き、悪魔を避け、符図を帯びて、神霊に通じ、真気を吸って、丹田を固め、導引して、神液を飲み、精神を養って、妄想煩悩を除滅し、色欲を謹んで、真一を守れば、司命三彭〔三尸〕が天曹〔天上の官署〕へ奏す罪過がなく、罪過がなければ算記が奪われず、算記が奪われなければ寿命長久にして、無病息災である。

宮地堅磐自跋

第三章　神仙導引気訣

解題

大宮司朗

ここに収録する『神仙導引気訣』は、宮地水位翁二十六歳の時の編著に関わるもので、浩瀚な仙道書の中から導引法の密訣を探り、その要諦を編集されたものである。

ここで注目すべきは『神仙導引気訣』は、『導引法　房中法叢註』と題せられた一冊の書物に、『神仙房中法』と一緒に収められていたことである。翁におかれては、導引法と房中法は相関連するものであるとの考えがあったものと推測される。

『導引法　房中法叢註』の跋には、

それ道家の法は、歯を叩き、悪魔をさけ、符図を帯て、神霊に通じ、真気を吸て、丹田にかため、導引して神液を飲み、精神を養ひて、妄想煩悩を除滅し、色欲を慎みて、真一を守らば、司命三彭も天曹へ奏すべき罪過なし。罪過なければ、算記奪はれず。算記奪はれざれば、寿命長久無病息災なり。

とある。つまり、導引法と房中法はともに道家の法に属するものであり、寿命長久無病息災に至る効果を持つものなのである。また翁は『神仙導引気訣』の序文において、「それ導引法を著作せるは、人をして神仙不死の道に至らしめんと欲するを以ての所なり」と記しておられる。つまり神仙不死の道を求める人のなすべき基本的な行法こそが導引法なのである。

人は必ずしも神仙伝えるところのすべての法を行うことはできないが、少なくとも導引法などは、特別な道具も、霊符や呪文も必要とせず、手軽にできる法であるから、不死の肉体を保つとまではいかずとも、以下の文をよく読み、これだけでも毎日行われ、延命長寿を得られることを念じる次第である。

神仙導引気訣

宮地水位 著
大宮司朗 現代語訳

夫導引法。至二赤気一。盤足面二東方一。瞑レ目抱二千会一。叩二鐘磬鼓一紫風。先起引レ気。而以二龍門一微吐気。令二入多出少一。不レ得レ令耳聞。以二赤龍一舐レ歯。集二金漿一。低二明堂一。嚥下送二入関原一。令下龍虎谷谷然有上レ声。如レ此三嚥レ津。錬レ身而止。導引法畢矣。

【大意】導引の法は、赤気《せきき》に、盤足して東に向かい、瞑目して千会を抱き、上下の左歯を相叩き、上下の右歯を相叩き、中央の歯を上下相叩くこと三十六度、鼻孔より気を引いて、口からかすかに気を吐き、入ること多く、出すことを少なくして、耳を聞かしむるを得ず、津液を集め、頭を低くして飲み下して臍下三寸に送入し、津液中の水火の気をして谷々然《こくこくぜん》として声有らしむ。こうして三度津液を飲み、身を錬って止め、導引法は終わる。

夫導引法

『千金方』に曰く。

『彭祖《ほうそ》調気法』『遵生八牋《じゅんせいはっせん》』『抱朴子《ほうぼくし》』等に胎息法といい、『神仙雑記』に引気法といい、『大仙誌』に行気法といい、『寿養訣』に丹田法といい、『雲笈七籤《うんきゅうしちせん》』に引導法といい、『八仙経』に服気法というが、これらはすべて名称が異なるだけであり、小さな違いはあってもすべて導引法を指している。

『霊宝全伝』『道蔵經』等に服日気法とあるが、これはすべて神気を丹田に集める要法である。

『服気雑法秘要口訣』に曰く。

導引服気の時は、服装は常にゆったりとしたものであるのが望ましい。窮屈だと気を損なう。飲食は常に酸っぱいもの、塩辛いもの、脂っこいものなどは避けるようにする。こうしたものを食すると五臓を傷め、五臓が傷むと心が不安定になるからである。豚肉や犬肉、生菓子は決して口にしてはならない。

『抱朴子』別旨に曰く。

精を胎し、神を固める方法は、元気を守る方法と同じである。但し、出入の息づかいが傍らに居る人にわかるようではいけない。常に生気の時に、鼻で気を引き、口に入れて吐き、二分を吐いて一分を余す。歯を叩いて、この気を咽《の》む時に、喉のところで音がするようであれば、元気を呼吸しているとはいえない。それは麤気《そき》［精妙でない気］を服しているのである。麤気は喘《あえ》いで入った気であり、腹中に入っても、元気の如く固定されない。元気ならば、極めて少なくても散じ難い。元気の出入は、麤気の出入する有様とは違う。自分の呼吸する音が聞こえたり、まして咽《の》む音がするように呼吸してはいけない。体内に入る気が麤であれば肺を傷める。肺は五臓の華蓋〔蓮華の形をした天蓋〕であって、気が下った場合にまず肺に至るからである。

至㆓赤気㆒

『霊宝真誥《れいほうしんこく》』に曰く。
黎明《れいめい》を赤気という。
『華陽西華伝』四句部に曰く。
赤気が東に現れ、天地を照徹す。
『玄宋奇事』に曰く。
赤気が谷蔭を照す。
張文安曰く。
赤気というのは（中略）、日の出の時である。

※赤気とは、夜明け方より日の出前後にかけて、東天が赤紅色を呈して天地を照徹する頃をいう。

盤足面㆓東方㆒

『太上真人導引訣』に曰く。

毎夜十一時から五時以後、床に被《ねまき》を擁《まと》い、盤足して、東あるいは南に面し、歯を叩くこと三十六回、握固瞑目し、両手で腰腹の間を支え、息を止め、燃え上がるような光明が降下して丹田に入ると観想をなし、腹が満ち、気が極まったならば、その音が聞こえぬように、おもむろに気を出す。また舌で歯を舐めて、華池水《かちすい》〔唾〕を取り、口に満ちたならば、頭を低くして呑み下して、丹田に送入し、意を用いる。

※盤足は盤坐ともいい、神仙道におけるその坐法は、普通の胡坐のように坐し、左足の拇指を右膝頭の内側の窩部に挟み、次に右足を左足の上に置き、右足の拇指を左膝頭の内側窩部に挟む。但し足は左右どちらが上下となっても構わない。坐禅の結跏趺坐に似ているが左右の足の指を膝頭の内窩部に挟み込むところが異っている。尻下に坐蒲団を厚く敷き、ぐっと腰を反すようにして脊柱を正しく立てることが肝心である。上半身の力を抜いて自然に任せ、心気を下半身に充実させる。しばらくすると両足指に温煖の気を生じ、期せずして頭寒足熱の状態となるものである。

瞑㆑目

『千金方』に曰く。

彭祖曰く、神を和し、気を導き、道を養うには、誰にも煩わされない部屋で戸を閉ざし、床を安んじて席を暖め、枕の高さを二寸半にして、横になり、瞑目して気を胸膈の中に閉ざす。鴻毛《こうもう》を鼻上にかざして、それが動かぬように三百息を数えて、耳に聞くところなく、目に見るところなく、心に思うところがなくなる。このような状態になれば、則ち暑さ寒さで病気になることはなく、虫の毒に侵されることもなく、三百六十歳まで生き、まさに真人に等しくなる。

抱㆓千会㆒

『集仙伝』に曰く。

　千会は崑崙《こんろん》を意味し、腹のことである。

『遵生八牋』『八段錦』に曰く。

　歯を叩くこと三十六回、両手に崑崙を抱く。

『導引口訣』「修錬篇」に曰く。

崑崙を提《さ》げ、気を三度引く。崑崙は腹の異名である。また名づけて千会《せんえ》という。千会は真気の集まる所である。

白明先生『行気経』「調気法之部第三訣」に曰く。

行気の法は閉目して神を思い、歯を叩くこと三十六回、両手に千会を提げ、口から悪気を吐き、鼻より清気を引く。

『奇事本論』に曰く。

左右に天鼓《てんこ》を鳴らすこと三十六回、両手に千会を抱き、静かに神を思い、赤龍を以て神水を集める。

『無量長命記』に曰く。

両手に大海を抱く。大海は神水の集まる所、また名づけて千会という。千会は神液が千度会す故に云々。

『清気全伝調気訣』に曰く。

左手で日気を招き、右手に千会を提げ、日気を服する。

『方寸発千丈経』「太上君秘中秘要第一品」に曰く。

黎明におよび、東方に面して千会を抱き、次に右手を挙げて空に十字を書き、左手でその気を取り、これを服する。これが即ち日気服霊法の要言である。

叩㆓鐘磬鼓㆒

『枕中秘要箋』に曰く。

左歯を相叩くことを鐘《しょう》といい、右歯を相叩くことを磬《けい》といい、上下相叩くことを鼓《こ》という。

『太微君太一造形紫元内二十四神回元経』『酉陽雑俎《ゆうようざっそ》』『諾皐記《だくこうき》』等に曰く。

歯を叩く法は、左と左と相叩くのを名づけて天鐘《てんしょう》を扣《う》つという。右と右と相叩くのを天磬《てんけい》を槌《う》つという。中央上下相対して相叩くのを天鼓《てんこ》を鳴らすという。もし思いがけず凶悪不祥に遇《あ》ったならば、天鐘を扣つこと三十回せよ。凶悪不祥は消除されるであろう。もし山道で邪威の神を避けるには、呪文を唱え天磬を槌つとよい。もし思いを存し、道を念じ、真を致し、霊を招こうとするならば、天鼓を鳴らすがよい。歯を叩くという点では同一であるが、実際にはかくの如く左右中央の区別があるのである。

『神仙得道伝』に曰く。

歯を叩くこと三十六通ならば百邪の気、悪魔の災を辟《さ》ける。

『道蔵経』『雲笈七籤』等に叩歯法《こうしほう》は数えきれないほど記されているが、真に重要なものを挙げて、他はこれを除いた。

紫風

『雲妙霊櫃』に曰く。

紫風というのは玄都中に生じる仙薬である。その葉一枝に三十六葉を付け、形は榎《えのき》に似ている。諸仙経においていうように、歯を三十六回叩くのである。

『海大集』に曰く。

玉京山に寿日草《じゆもくそう》が生じる。その葉は榎のようであり、その味は甘く、一枝に三十六葉を生じる。故に仙官は三十六数を以て寿目草となす。寿目草はまたの名を紫風という。

『僊道伝叩歯訣』に曰く。

紫風草は神仙の良薬である。あるいは名づけて寿目草という。一枝に三十六葉を生じる。

『霊宝仙伝集』「仙艸品第二」に曰く。

紫風草はその葉が榎に似ており、これを食べる者は不老不死となる。一枝に三十六葉、紫蘭《しらん》の風山に生じるため、名づけて紫風草という。

先起

『道蔵経』に曰く。

先起《せんき》とは人の鼻穴である。

『遵生八牋』「四上服内元気訣」に曰く。

鼻を天門《てんもん》とし、口を地戸《ちこ》とする。

『墨子閉気行気法』に曰く。

老子曰く、長生の道は、ただ気を巡らせ、神を養うことにある。古い気を吐き、新しい気を納れ《い》、玄に出し玄に入れ、生門に呼吸し、その身から去らぬようにすれば、人は即ち長生する。玄なるものに上下があって、鼻中と口陰をいうのである。鼻口陰、またこれを生門という。

『集要全経』に曰く。

赤子が母親の腹にいるとき、鼻がまず生じる。そのため鼻を先顕《せんけん》といい、また先起という。


『千金方』「調気法第五」に曰く。

『老子経』に「玄牝《げんぴん》之《の》門《もん》は天地の根である、綿々として存するが若《ごと》く、これを用いて勤《つか》れず」とある。

その意味は、口鼻は天地の間に陰陽死生の気を出納すべきを以てである。

堅磐が所蔵する『老子経』六章に曰く。
谷神《こくしん》は死なない。これを玄牝という。玄牝之門、これを天地の根という。綿々として存するが如く、
　これを用いて勤れず。
堅磐曰く、谷神というのは魂であろうか。『太一経』には、「玄牝は女陰である」とも「玄牝は口鼻である」とも書かれている、

引レ気

『抱朴子』内篇「釈滞の巻」第八に曰く。

胎息を得た者は、鼻や口で呼吸しない。胎児が胎中にいるのと同じように呼吸できれば、即ち道は成就する。初めて気を巡らすことを学ぶ者は、鼻から気を引いてこれを閉じ、心の中で百二十まで数えたら、口から微かに吐く。気を吐き、気を引くにあたって、その出入の音が自分の耳に聞こえないよ

うにしなければならない。常に入る気を多く、出る気を少なくして、鴻毛を鼻口にかざし、気を吐いても鴻毛が動かぬことを目安とするのである。だんだん慣れてきたら、心の中で数える数を増やす。しばらくこれを行えば、千まで数えられるようになる。千になると、老いた人も日に一日若返る。なお、気を引くのは生気の時に行う。死気の時に行ってはならない。「仙人は六気を服す」というのは、このことをいうのである。一日には十二の時があるが、夜半から日中に至るまでの六時が生気であり、午後から夜半に至る六時が死気である。死気の時に気を巡らせても益はない。

『摂生調気篇』に曰く。

枕の高さを二寸ほどにして、横になり、瞑目握固して、両足の間を五寸離し、両肘と体の間もまた五寸離す。まず気を閉じることを修練するのに、鼻から吸い入れ、次第に腹が満ちれば息を止め、しばらくして耐えることができなくなったら口から少しずつ吐き出す。一気に吐き出してはならない。このようにして息を吐き尽くしたならば、また前と同じように始め、十息あるいは二十息と行ううちに、息を止める時間が長くなり、さらに七、八十息以上にもなれば、清気が臓腑、胸膈の間に広く行き渡って、これを護るのである。

『絶穀食気経』に曰く。

道は気である。気を愛《おし》めば道を得る。道を得れば長生する。精は神である。精を宝とすれば神を明らかにする。神を明らかにすれば長久である。行気はまた錬気ともいう。その法は正臥し、ゆっくりと醴泉《れいせん》を漱《すす》いでこれを嚥《の》む。醴泉とは華池《かち》である。鼻を以て微かに気を内にし、静かにこれを引き込む。

あまり極端に気を満たしてはならない。一息ごとに指を折って数え、三百六十息に至ったならば一度終わりとする。これをしばらく行えば、多くの病は自然と除かれる。

『雲真経』に曰く。

気を出すには緩かに嘘の口型で口から吐く。その際に息が荒くなるのは、吹の口型で口から吐くからである。また、六気がある。

『道華録』に曰く。

嘘《きょ》、呬《き》、呵《か》、吹《すい》、呼《こ》がある。嘘は肝に属し、肝は目に連なる。呬は肺に属し、肺は鼻を司る。呵は心に属し、心は舌を司る。吹は腎に属し、腎は耳を司る。呼は脾に属し、脾は中官を司る。

角抱子曰く。

嘘は出気である。呵は出気である。呬は息である。吹は出気である。呼は吐気である。嘻は出気である。これが呼吸の秘言である。

『六気訣』『遵生八牋』に、七秘法というのがある。

『貫星経』に曰く。

叭《はつ》、呼、吸、哱《ふう》、嵂《りつ》、喫、吹《ふ》がこれである。叭は口開である。呼は吐気である。吸は吸気である。哱は吹気である。嵂は飲液である。喫は飲である。吹は咀歯である。

『養生延命録』「服気療病篇」に曰く。

吐気の六つは、吹《すい》、呼《こ》、唏《き》、呵《か》、嘘《きょ》、呬《き》であり、すべて出気をいうのである。

『養精経』『彭祖巌玉経』等に曰く。

数多く歯を叩き、玉漿《ぎょくしょう》〔津液〕を飲み、気を鼻から引いて腹に入れ、一杯になったなら息を止め、余裕があれば更に息を引いてしばらく止め、息が苦しくなったならば口から少しずつ吐き出し、尽きたならば鼻から少しずつ引き入れる。


『素問』「上古天真論」に曰く。

黄帝曰く、余はこのように聞いている。上古に真人なるものがいた。天地を引っ提《さ》げ、陰陽を把握し、精気を呼吸し、独立して神を守り、肌肉は一のようであった。そのため、長寿であり、天地を蔽《おお》って終わる時は無かった。ここにその道を生じた。


『道林養生篇』に曰く。

毎朝、起きたならば、南に向かって、両手を膝上に伸ばし、気が上って頂に入り、また下って湧泉に達するのを心眼に観る。毎朝このようにする。これを気を迎えるという。常に鼻から気を引き、口から気を吐く。できるだけ静かに気を吐き、口を開いてはならない。また気を出すことを少なくし、気を摂取することを多くしなければならない。

而以二龍門一

『太上真経』に曰く。

龍門は苦甘を知る所である。そして口中を龍という。

『玄気経』に曰く。

龍門は赤動の門である。また赤龍の門という。赤動、赤龍は舌である。故に口を龍門という。

『宝蔵参』に曰く。

龍門は霊気の起こる所であり、霊気は津液《しんえき》である。龍門は口である。

『太清的気経』に曰く。

口を称して龍門という。龍門は液波を生じる所である。

『僊経』に曰く。

龍門は口である。赤龍は舌である。龍は液である。虎は息である。

『神仙遺伝』に曰く。

赤龍は龍門の音声の揖《かじ》となり、霊波を起す所である。

『九蕚伝記《きゆうるいでんき》』に曰く。

龍門は呼吸の門である。

『王屋真人劉守依真人口訣』に曰く。

玄は鼻であり、気を入れることを司る。牝は口であり、気を出すことを司る。

微吐レ気。令二入多出少一。不レ得レ令二耳聞一

『道悟伝導引記訣』に曰く。

気を引く法は、まず鼻から清気を引き、口から悪気を吐く。入れることを多く、出すことを少なくし、耳にその呼吸の音が聞こえないようにする必要がある。

『龍虎会交全書』に曰く。

鼻から気を引き込むこと多く、口から気を吐くこと少なく、耳にその音が聞こえるようではいけない。

『墨子玄能記』に曰く。

龍門から悪気を吐くこと三回、鼻から清気を引き、次にまた龍門からかすかに気を吐く。入れることを多く、出すことを少なくし、耳にその息音が聞こえてはならない。目で見えるようではいけない。

里陽真人『行気内経』に曰く。

瞑目し、鴻毛を鼻先に付け、清気を引き、口より吐き出す。入ることを多くし、出すことを少なくし、耳に音を聞く所なく、目に物を見る所なく、心に思う所なく、体は動く事がない。

以二赤龍一

『八段錦』註に曰く。

赤龍は舌である。

舐レ歯

『得仙伝嚥炁訣』に曰く。

歯を舐めるのは、津液が集り、満ち出てくるための基である。

『行気法函』に曰く。

舌で歯を十六回舐めると津液が湧き出てくる。首を低くして、これを飲むこと三度で終わる。

『玄妙伝記』に曰く。

歯を叩き、歯を舐める法は、西華真人の重んずる所である。

『神仙五臣伝』に曰く。

黎明に至って東方に向かい、瞑目して歯を叩き、歯を舐めて華池水を集める。

『六甲真経』に曰く。

歯を舐めて、霊液を集め、あるいはまた天鼓を鳴らす。

『三洞霊密群書』に曰く。

目を閉じ、東南に面し、歯を叩き、歯を舐めて、神液を集める。神液とは津唾《しんすい》である。

『太一玉経』に曰く。

舌で歯を舐め、津水を起こす。

『五元法函記』に曰く。

津水を作るには、まず歯を舐めるべきである。

集㆓金漿㆒

『本草綱目』に曰く。

時珍曰く、人の舌下には四つの穴がある。二つは心気に通じ、もう二つは腎液に通ずる。心気が舌下に流入して神水となり、腎液は舌下に流入して霊液となる。道家ではこれを金漿《きんしょう》玉醴《ぎょくれい》という。溢れては醴泉《れいせん》となり、集まっては華池《かち》となる。註に曰く、華池は口の異名である。散じては津液となり、降っては甘露となる。これは臓腑を灌漑し、肢体を潤沢するためである。よって修養家は、津を嚥《の》み気を納れることを清水を霊根《れいこん》に灌《そそ》ぐという。人が一日中、唾を吐かなければ、精気は常に顔色に留まって潤いがある。もしも長い間唾を吐けば、精気を損じて、肺病となり、皮膚は潤いをなくす。よって遠くに唾を吐くのは近くに唾を吐くのには及ばず、近くに唾を吐くのは唾かないのには及ばない。人に病があれば、心と腎とは交わらず、腎水は上らない。したがって津液が乾いて、真気が損耗する。

『霊宝畢法』に曰く。

津液はこれを龍虎《りゅうこ》という。

『遵生八牋』に曰く。

龍が行き、虎が奔《はし》る。註に曰く、液を龍とし、気を虎となす。道家においては金漿を尊ぶことかくの如くである。

『三才図会』に曰く。

遠くに唾を吐くのは唾を吐かないのに劣る。ただ毎朝、口を漱《すす》ぎ、歯を擦り、津で目を洗う。普段から舌で拇指の爪を舐め、目を拭《ぬぐ》うことを続ければ、眼の翳りを退けることができる。

陸佃《りくでん》曰く。

梅を見れば津を生じ、芥子《からし》を食べれば涙を流す。この場合、五液は外からの原因で生じている。物を欲し、涎《よだれ》が垂れ、恥じて汗が出るのは、五液が内からの原因で生じるのである。怪我をしたり、瘡腫《できもの》が生じたり、毒蟲に刺されたりしたときは、前もって津を塗って痛痒《つうよう》を防ぐのである。夜、出歩くときに、唾で睫《まつげ》を濡らせば、狐狸の災を避けることができると伝えられているのは、また所以があるのだろうか。

『文帝全書』に曰く。

津液で眼を洗えば、死ぬまで眼を病まない。

『寿嚢叢書』に曰く。

歯を叩くこと三回、液を咽《の》むこと三回、このように実行すること三年で、命を保つことができる。

『摂生養生秘要論』に曰く。

津液は、臓気を養って命を延ばす。

『枕中養生経』「胎息部」に曰く。

液を呑んで腎に下せば甘液《かんえき》となり、また上って津液となる。

また曰く。

三度液を咽めば、真霊水となる。仙を学ぶ人は、これを真丹液という。

『枕中五行記』に曰く。

　腎水と津液とを調和して飲む。これを還精術《かんせいじゅつ》という。

『冊府亀鑑』に曰く。

　腎水を飲む。これを還精という。

『神仙絶穀食経』に曰く。

　口の中に常に棗《なつめ》の核を含んでいれば、気を補強し、また津液を生ぜしめる。

『霊宝畢法真訣』に曰く。

　腎中《じんちゅう》に気を生じ、気中に真水がある。心中に液を生じ、液中に真気がある。真水と真気はいわゆる真龍と真虎である。

『東望扶桑未暁後升前咽無休驟馬邀遊宇宙長男到楊州の解』に曰く。

　東に扶桑を望み、未だ暁でないのは、日の出、艮卦《ごんけ》の時である。後升は飛金晶である。前咽は玉《ぎょく》液還丹《えきげんたん》である。驟馬《しゅうま》は起火玉液煉形《ぎょくえきれんけい》である。宇宙に邀遊《ようゆう》するとは四肢に遍満することである。長男というのは震卦《しんけ》のことである。楊州に到るというのは離卦《りけ》のことである。玉液煉形は震卦より始めて離卦に至って終わる。

『直解』に曰く。

　玉液とは腎液のことである。上升して心に到り、二気相合して喉を過ぎれば、津が玉池《ぎょくち》に満ちるのである。これを玉液という。これを咽んで中田《ちゅうでん》から下田《かでん》に入れば還丹《げんたん》といい、これを上昇させて中田から四肢に入れれば煉形《れんけい》という。その実は一つの物である。

『黄庭経』に曰く。

玉池の清水を霊根に灌ぐ。綿密にこれを修めれば長生きするであろう。

また曰く。

霊液を漱嚥《そうえん》すれば、災をうけることはない。

『黄庭経』に曰く。

玉池の清水を霊根に灌ぐ。綿密にこれを修めれば長生きするであろう。これを飲食自然という。自然とは華池のことである。華池は口中の唾である。正しく呼吸してこれを咽めば、飢えることはない。

『老君尹氏内解』に曰く。

唾は漱げば醴泉となり、集まって玉漿となり、流れて華池となり、散じては精汐《せいせき》となり、降っては甘《かん》露《ろ》となる。つまり、華池となれば中に醴泉がある。漱いでこれを咽み、臓に灌いで身を潤し、百脈を利し、化して万神を養う。肢節毛髪は、これを素《もと》として生じるのである。

『千金方』に曰く。

玉泉を服食して歯を叩けば、人は壮健となり、顔色がよく、三蟲《さんちゆう》は去って、歯が堅くなる。玉泉は口中の唾である。朝、起床する前に、津を漱いで口に満たし、これを呑む。そして歯を二十七回叩く。これを名づけて煉精《れんせい》という。

『素門霊蘭秘典』に曰く。

膀胱は州都の官、津液を蔵す。

『元気論道林』に曰く。

この道もまた玉醴金漿の法という。玉醴金漿とはすなわち口中の津液を服錬するのである。人の身体には六液がある。一に精、二に涙、三に唾、四に涕《はなみず》、五に汗、六に溺《ゆばり》である。同一の元気が分かれて、五臓六腑《ごぞうろっぷ》九竅四肢《きゅうけつしし》に配するのである。術を知る者は歳を重ねても元気を泄さない。数多く交わって出さず、独臥の仙人となるのである。

低㆓明堂㆒

明堂《めいどう》は、『三才図会』『千書論』『三陰浩法』などでは「手腹」のことと言い、『雲笈』『道蔵』『遵生』『文帝全書』『呂祖全書』『漢魏叢書』などでは「両目の間」と言っている。「明堂を低くする」とは「頭を低くする」の美言である。諸仙経に、「明堂の内側三寸のところにある。これを神府《しんぷ》という」とあるのは、脳髄である。また脳宮《のうきゅう》、泥丸《でいがん》、上丹田《じょうたんでん》ともいう。

『雲笈七籤』「秘要訣」に曰く。

流珠宮《りゅうじゅきゅう》、泥丸に太一真人《たいいつしんじん》がいる。丹田の後ろ一寸のところを流珠宮という。真神が自ら別れて経《みち》があり、司命《しめい》が働く所である。

また曰く。

両眉の間の奥に一寸入ったところを明堂とし、二寸入ったところを洞房《どうぼう》とし、三寸入ったところを丹田とする。丹田の直上、避けること一寸四方を玄丹脳精泥丸《げんたんのうせいでいがん》という。これは魂の宮である。

また曰く。

明堂は、左に明童真君《めいどうしんくん》、右に明女真君《めいじょしんくん》、中央に明鏡神君《めいきょうしんくん》童真君《どうしんくん》がいる。

また曰く。

丹田宮に上元真一帝君《じょうげんしんいってていくん》がいる。

『金闕帝君三元真一経』に曰く。

両眉の間に退き入ること一寸の場所を明堂といい、二寸の場所を洞房といい、三寸の場所を丹田泥丸宮という。

碧巌先生『中山玉櫃服気経』に曰く。

人体の中には、百関九節があり、合わさって形質をなしている。洞房、玉戸《ぎょくと》、紫宮、泥丸、丹田は、泊《やど》る場所である。

『抱朴子』に曰く。

あなたが長生を望むならば、一を守ることを明らかにしなければならない。一を思って飢えるならば、一はこれに糧を与える。一を思って渇くならば、一はこれに漿［飲みもの］を与える。一には姓、字《あざな》、服の色がある。男は長《たけ》九分、女は長六分、あるいは臍下二寸四分の下丹田中におり、あるいは心臓の下、縫宮《ほうきゅう》の金闕《きんけつ》、中丹田にいる。あるいは人の両眉の間にいる。内に一寸入り込んだところを明堂といい、二寸入り込んだところを洞房といい、三寸入り込んだところを上丹田という。一こそは、道家の重んずる所であって、代々、血を啜《すす》って誓いを立てた上で、口伝えにその姓名を伝えるだけである。

『参同契』に曰く。

正徳は明堂に居する。明堂は泥丸君の神室である。

『大還丹契秘図』第二品紫霞室の箇所に曰く。

その室は普通の室ではない。三清《さんせい》の神室である。経に曰く、「三清は太清《たいせい》、上清《じょうせい》、玉清《ぎょくせい》の宮室である。紫微宮《しびきゅう》、紫霞宮《しかきゅう》、紫晨宮《ししんきゅう》の三宮は、三丹田である、上中下の三品《さんぼん》である」

嚥下

『清信君細要畧』に曰く。

三度続いて津を嚥むまでに至れば、腹内は堅強となる。

『嚢命集三法部』に曰く。

嚥下すること三度を越えず、気を引くこと九度を越えてはならない。

『九化諸皐集』に曰く。

嚥《えん》は飲《いん》であり、咽である。三十七嚥十六息。

『行炁訣』に曰く。

腹が空いたならば、この気を嚥《の》む。一日に十度行えば、自然に三百六十回嚥むことになる。もし長い間、気息を服せば、一息することごとに三百六十回嚥み下すことができるようになる。これを小成《しょうせい》という。一千二百回嚥み下せるようになると、これを大成《たいせい》といい、大胎息《だいたいそく》という。気を閉じ、数えること一千二百息に至ったならば、これもまた大成という。


『大仙法集』に曰く。

嚥み下すことを三度する。これを三度還精するという。日々これを行う者は死ぬことがない。


『微妙大乗註』に曰く。

嚥下《えんか》とは、則ち津液を咽むことである。


『太清奇伝集』に曰く。

嚥下は飲下である。また、咽下である。

送二‐入関原一

『大要法言』に曰く。

関原《かんげん》は臍下《せいか》三寸をいう。また気関《きかん》といい、下丹田《かたんでん》という。


『胎息経』に曰く。

臍下三寸を気海《きかい》といい、下丹田といい、玄牝《げんぴん》という。多くの人が口鼻を玄牝と言っているが、これは間違いである。口鼻は玄牝出入の間道《かんどう》である。

『服薬全能仙伝』に曰く。

上丹田は両眉の間の奥三寸にあり、これを泥丸宮または百会地《ひやくえじ》という。中丹田は火悳田《かとくでん》といい、下丹田は元海《げんかい》という。

『呂祖全書』の還丹を論じているところには、こうある。

鐘祖《しようそ》曰く、丹田には三つある。上田は神舎《しんしや》、中田は気府《きふ》、下田は精区《せいく》である。

令下龍虎

『伝道集』『僊化伝得真経』に曰く。

龍は津液であり、虎は息である。

『金碧古文龍虎上経玄解序』に曰く。

龍虎とは鉛汞《えんこう》であり、鉛汞とは水火である。よって龍を汞龍といい、また火龍という。虎を鉛虎といい、また水虎という。しかも龍虎は別物ではない。

また曰く。

神室《しんしつ》に龍虎の両弦の気を備える。

『白虎首経』に曰く。

道光曰く、白虎の初弦《しょげん》の気が天に在るのを、真一の水という。天に在るのを初弦の気といい、煉って華池に在るのを名づけて神水という。

『還金術』に曰く。

龍は虎を呼び、虎は龍を吸う。両精は互いに飲食し、共に互いを呑み併合する。これを東方、甲乙、木、青龍というのである。

『伝道集』「論水火篇」に曰く。

呂曰く、人が長生するかどうかは金丹《きんたん》を錬ることしだいである。金丹を錬ろうと思うならば、まず黄《こう》芽《が》を採らなければならない。黄芽を得ようと思えば、龍虎を得なければならない。いわゆる真龍は離《り》宮《きゅう》に出で、真虎は坎位《かんい》に生じ、離坎《りかん》の中に水火がある。

また呂曰く、腎は水であり、水中に気を生じる。これを真火という。火中に何者が物となるか。心は火であり、火中に液を生じる。これを真水という。水中に何者が精となるか。火中の物、水中の精、それぞれ形状は無いが、これを求めることができるのである。

「龍虎第八」に曰く。

龍は肝の象徴であり、虎は肺の象徴である。この心火の中に液を生じ、液は真水となる。水中は杳杳冥冥として真龍を隠す。龍は肝におらず、しかも離宮から出てくるのはどうしたわけか。この腎水の中に気を生じ、気は真火となる。火中は恍恍惚惚として真龍を蔵する。肺に存在せず、坎位に生じる。

また曰く。

腎水が気を生じ、気中に真一の水がある。名づけて陰虎という。虎は液に見《まみ》えて互いに合し、心火は液を生じる。液中の正陽の気を名づけて陽龍という。龍虎見えて互いに合し、類を以て集まる。

鐘祖曰く。

龍の肝にあらざるものは、即ち陽龍である。陽龍は出でて、離宮の真水の中にある。虎の肺にあらざるものは、即ち陰虎である。陰虎は出でて、坎位の真火の中に在る。

また曰く。

その交合と生成を論ずれば、まさに元陽《げんよう》の一気が本となって気中に液を生じ、液中に気を生じる。腎は気の根源であり、心は液の源泉である。霊根［腎臓］が堅固であれば、恍恍惚惚として、気中に自ら真水を生じ、心源［心臓］が清潔であれば杳杳冥冥として、液中に自ら真火が起きる。火中に真龍を発見してそれを取り、水中に真虎を認めてそれを取り、龍と虎が相交り変じて黄芽となり、黄芽が結合して大薬《たいやく》となる。これが即ち金丹である。金丹が出来上がったならば、その人を神仙という。

また曰く。

龍と虎の一盤《ばん》一遶《じょう》は、即ち一呼一吸のことであり、三八の数である。

『白仙経』に曰く。

龍は玉液である。金漿である。虎は気である。息である。

『金漿論』に曰く。

龍虎は津液である。

『霊宝畢法』「交媾龍虎第三」に曰く。

真訣に曰く、腎中に気を生じ、気中に真水がある。心中に液を生じ、液中に真気がある。真水と真気は即ち真龍と真虎である。陽が天に到って升り難く、太極は陰を生じる。陰が地に到って入り難く、太極は陽を生じる。これが天地の理である。人が天地に匹敵することができないのは、六慾七情があって、物に感じて、志を失い、元陽を耗散し、真気を走失するからである。腎気が心に到り、神識《しんしき》が内に定まり、鼻より息を少し入れ、ゆっくりと出し、綿綿として絶えることなく、そして津が口に満ちて咽み下せば、自然に腎気と心気とが互いに合して太極は液を生じる。坎卦に及んで、心液が腎に到り、腎水に接着すれば、自然に心液と腎気とが互いに合して太極は気を生じる。真気は液を恋い慕い、真水は気海を恋い慕い、真水と真気は自ら相い合する。故に液中に真気があり、気中に真水がある、互いに交合し、相い恋いて下る。これを名づけて交媾龍虎という。

谷谷然有トレ声如レ此三嚥レ津

『集要経』に曰く。

津液で丹田を治める。意を用い、津液と気とを谷々然《こくこくぜん》と音をたてさせ、喉を通らせて丹田に至らしめて終わる。再び同じことをする。九回口を閉じ、三回津を嚥んで終わる。そのあと両手で両方の脚裏を熱くなるほど摩擦し、腰から背中、両脇にかけて、すべて熱くなるほどに摩擦する。次に両手で眼、顔、耳、項《うなじ》を摩擦し、すべて熱を感ずるほどに摩擦する。次いで鼻梁の左右を下方に向かって摩擦すること七回、髪を櫛で梳くこと百余回、横になって熟睡し、夜明けに至る。

『服内元気訣』に曰く。

口を閉じて、喉を鳴らしてこれを噍み、盛んに音を出す。滞りなく通ったあと、男は左、女は右から下丹田に納れれば、一年間の水が滴るようにはっきりとこれを聞く。

また曰く。

はっきりと音がして、水の流れるように下り、ただちに気海に入る。

錬レ身而止。導引法畢矣

『太一真経』に曰く。

錬身と錬形の二つは修錬の法である。

『霊妙隠書修錬訣』に曰く。

左右の手で天柱（頭）を揺り動かし、次に両手を左右に振ること十六回、次にまた両手を上下に振ること十六回、次に腰の後で腕を組むこと六回、次に腹の下で腕を組むこと六回、次に胸を押し揉むこと六回、両手を首に掛け、これを引くこと六回、次に両手を鉤《かぎ》のようにして両足を引き寄せること六回で、修錬法は終わる。

『八段錦坐功図畧』に曰く。

第一に歯を叩いて神《しん》を集める。第二に天柱《てんちゅう》を揺らす。第三に舌をかきまわして唾を咽む。第四に腎堂《じんどう》を摩擦する。第五に片方の肩を轆轤《ろくろ》を回すように回し、第六に左右の肩を轆轤を回すように回す。第七に左右に項《うなじ》を押し揉む。第八に両手を鉤のようにして両足をつかみ、引き寄せる。

『雲笈七籤』『中天師服気要訣』『王真人気訣』『大威儀先生玄真人要用気訣』などは、すべて導引修錬の法である。修錬や行気、叩歯の論は、『雲笈七籤』や『道蔵経』「行気篇」にすべて出ている。その大略は

『八段錦』に曰く。

目を閉じて座り、握固〔親指を四指の中に入れて拳をこしらえること〕し、神《しん》を思い、歯を叩くこと三十六回。両手で崑崙《こんろん》〔腹〕を抱き、しばらくしてから両手を頭に移し、左右に天鼓《てんこ》〔頭の後を人差し指と中指で叩くこと〕を鳴らすこと二十四度。かすかに天柱〔首〕を揺り動かし、赤龍〔舌〕で津水をかきまわし、津を漱《すす》ぐこと三十六回、神水が口に満ちてきたら、これを三口に分けて嚥む。すると龍が行き、虎が自ら奔《はし》って気を閉じる。手を擦り揉んで熱くし、背中の後精門《ごせいもん》〔腰の腎臓がある部分〕を摩擦する。ここで大きく息を吸いこんで止め、火が臍輪《せいりん》を焼くことを観想し、轆轤を回すように左右に体を回し、両脚をゆったりと伸ばし、また両手を天に向かって挙げ、頭を下げて足をよじるように足首のあたりまで両手を伸ばし、再び漱ぎ、再び津を呑む。三度このようにして終わる。

『太清導引養生経』に曰く。

赤松子《せきしょうし》は神農《しんのう》の時代の雨師《うし》である。風に乗って空中に浮かぶことができた。高辛氏《こうしん》の時代になってもまだ生きていた。導引の術についていうには、導引は百病を除き、年を延ばし、寿を益す。朝、起きたなら、薦を敷き、東に向かってこれをなす。毎日これを行えば、その効果が現れる。

第四章　仙人食物篇

解題

大宮司朗

ここに収める『仙人食物篇』は、宮地水位翁の編述である。この書の末尾に、「明治三十年十一月十五日に筆を採りて、同月二十五日の夕に至りて書き竟はりぬ」と記されているので、翁四十六歳のときに十日ほどで著されたものと思われる。

翁はこの書物中において「仙人とならむとせば、飲食を節にするを以て要路とし、漸々に穀物を減少して、仙人の食物を以てこれを食し、元気を総身に充満せしむべし」と記しておられる。飲食を節にせよということは、かの相法の名人・水野南北も、寿命を延ばし運命を好転させる秘訣として説くところではあるが、翁においては、「人間の食ふべき常の食物を捨て、人事を去りて、山に遷り、道を修行する徒の食ふべき物品」、つまり仙人の食物を摂取することを要諦としている。

本章の内容はいずれも参考になるが、特に重要と思われるのは、金丹に関する箇所と章末の【附録・延年薬】のところであるから、そこだけでもよくよく読まれるとよい。

金丹に関する箇所では、周防国多々良浜に着岸した百済聖明王第三子・琳聖太子が、筑前の神宮寺に残したという秘書『金丹食生秘籙』を説明し、「作りたる金銀は極々悪し……服するには世の金銀ぞ遥かに勝れり」とし、【附録・延年薬】においては、十六種の延年薬を提示して、その薬効を記している。この中から入手しやすく、自分に合ったものを選んで、日々摂取されるとよいだろう。必ずや延年長寿に益することと思う。

なお、一六六頁以降の「薬物の同服禁忌」に関しては、本文中によく引用している『本草綱目』の記述とは異なる部分もいくつか見受けられた。明らかな誤字と思われるものは訂正したが、引用文献によっては相違する記述があるかもしれないことを考慮し、基本的には翁の書かれた原文に従った。同服禁忌の相違については、『国訳本草綱目』等を参考とされたい。

老婆心ながらつけ加えておくが、本章においては、『抱朴子』で仙薬として紹介されている丹砂や雄黄についても言及されているが、仙薬であるからといって、何も考えずにそのまま服用することのないよう留意されたい。賢明な読者ならそのようなことはないと思うが、その毒性を知悉することなく服用することは大変危険なことである。他の薬物に関しても薬学の専門家に聞くなどして得心がいったもののみ参考にする程度にとどめたほうがよかろうと思う。

残念ながら編者は薬物の専門家ではなく、本章は先哲の文献としてとりあげたものであるので、一切の責任を負えないことはここに明記しておく。

仙人食物篇

宮地水位 著
大宮司朗 現代語訳

この書を「仙人食物篇」と名付けたのは、人間が食べる普通の食物を捨て、人事を去り、山に遷《うつ》り、道を修行する仙人が食べるべきものという意味で名付けたのである。正しくは仙人服餌《ふくじ》編というべきだが、分かりやすさを配慮してこのようにした。

そもそも食物は、世の中のあらゆる生物の生命を繋ぐものであり、一日たりとも欠かすことができないことは、三尺の童子でも知っている。上は仙人が霊芝草木薬石を食し、下は人間が五穀を食するのも、すべて生命を長久に繋ぐためである。

よって、仙人と俗人で食物は異なるといっても、食物は一日たりともなくてはならないものである。ただし、佳《よ》い物だといって満腹するまで食べれば、生命を破ることがある。仙人はもちろん、至人〔道を究めた人〕に至っては、節度を立て、空腹と満腹の中間に食事を取っている。

『古今医統《ここんいとう》』に「飲食は一日も廃してはならない。飲食は益をなすことも多く、患をなすことも多い」とあるのは、節度をもって食べれば益となり、飽きるまで食べれば害となるという意味で、飢えず飽きず、間を取って節度としなさいということである。

このため、宛丘《えんきゅう》の『張朱明道雑志《ちょうしゅめいどうざつし》』では、「食は気を補うために取る。空腹でなくなれば、食べるのを止める。飽きるほど食べれば多くの病が生じる。薬を用いて消化するほどになれば、身体の調和を損なう」と戒めている。また『延命録』でも「飲は陽を養い、食は陰を養う。食は常に少ないのが良く、また空腹であってはならない。腹が減っていないのに無理に食べれば脾を疲れさせ、喉が渇いていないのに無理に飲めば胃が張る。冬は朝に空腹であってはならず、夏は昼に満腹であってはならない」として、その節度を示している（『千金方《せんきんほう》』にも「飢えきっているのに食べようとせず、渇ききっているのに飲もうとしない。飢えが過ぎれば積聚《しゃくじゅ》〔腫れや痛みを伴う腹部の異常〕を結ぶ。渇きが過ぎると痰癖〔痰が脇腹に流れこみ脇痛を引きおこす病〕をなす」とある。このほか、『達生録《たっせいろく》』にも「大飢に大食をせず、大渇に大飲をしないというのは、恐らくは血気が普通ではなく、突然の病を免れない」とあるのをはじめ、丹渓の『飲食箴《いんしょくしん》』や『福寿全書《ふくじゅぜんしょ》』『素問内経《そもんだいけい》』『居家必用《きょかひつよう》』『本草綱目《ほんぞうこうもく》』等の書に飲食の節度が示されている）。

仙人になろうとするならば、飲食を節度をもって控え目にすることが重要で、少しずつ穀物を減らして、仙人の食物を食し、元気〔先天の精気、後天の穀気、大気の清気によって生成される気〕を身体中に充満させなければならない。穀物を食べると身が重くなり、仙旨〔仙人になるという目的〕を果たすことができないから、仙を学ぶものは、古《いにしえ》から飲食の節度を量り、元気が穀気〔飲食によって体内にとりこまれた気〕に勝つのを基本として（楊泉の『物理論』には「穀気が元気に勝っている人は肥り、長生きできない。元気が穀気に勝っている人は痩せて、長寿となる。性を養う方法は、常に穀気を少なくすることだ。そうすれば病を生じない」とも書かれている）、加えて房中の節度をきちんと守り、次第次第に仙人の食物に移り、身体が軽く素早くなり、ひとまず仙人の体となれば、元気が一身に満ち溢れるのである。このような境地に至ったならば、節度を保ちながら再び穀物を食べても、その穀気が元気を損なうことはない（俗に一度穀を絶った者が再び穀物を食べると、日ならずして死ぬといい、また書籍にもそう書いてあるが、これらは真の仙人となっていない中途の人がそうなるのである。また、黒大豆と大麻子を食べて飢渇を凌いだ人がいるが、これは真の辟穀ではないから、これらを食べても仙人になることはできない。その法は晋の恵帝の永寧二年、黄門侍郎劉景先の表奏に「私は大白山の隠氏に会い、済饑辟穀《さいきへきこく》の仙法を伝えられた。私の家の大人と子供を合わせた七十余人は、これ以外の物を食べなかった。これが事実と異なるなら、私の一家は甘んじて死刑を受けよう。その方法は黒大豆五斗を研いで三度蒸し、皮を除いて、搗いて粉末にする。大麻子一斗を一晩漬け、三度蒸して口を開かせる。中身を取り、搗いて粉末とし、混ぜて拳の大きさの団子にする。戌の刻より子の刻の間、甑《こしき》の中に入れて蒸し、寅の刻に瓶より出す。午の刻に、晒《さら》し乾かして粉末にし、乾かしてこれを食べる。飽きるまで食べるのを限度とし、他の一切の物を食べてはならない。一度食べれば七日飢えない。二度食べれば四十九日飢えなくなり、三度食べれば三百日飢えず、四度食べれば二千四百日飢えない。更に必ずしも食べなくても、永久に飢えないということだ。老少を問わず、この方法で食べることにより、その人は強壮となる。容貌は血色が良くなり、永く憔悴しない。口が渇いたときは大麻子を擂《す》って湯で飲めば、臓腑を潤す。もし重ねて飲食に用いようと思えば、葵子三合を擂って粉末とし、湯で煎じ、冷まして飲む。金色をした下薬を用いる。諸々のものを喫することは自由で、損ずるところはない」とある。この方法は有名であるために諸書に出ている。この外に二千二百三十五法の辟穀法があるが、薬品の中に、烏頭《うず》、黄蝋《おうろう》、硃砂《しゅしゃ》、雄黄《ゆうおう》等を調合したものが多くあり、かえって害を招くことがあるので、みだりに飲んではならない。真の辟穀薬は、直接これだとは書かないが、この書の中に出ているので、気をつけて見るとよい。また、辟穀法において「茯苓《ぶくりょう》の入ったものを用いた場合には、酢の物を食べてはならない。黄連《おうれん》が入ったものを用いた場合には、豚肉を食べてはならない。食べると害がある」と『本草』に書かれている）。

真に仙人の地位に至った後に、術を得れば変化自在であり、穀物を食べ、あるいは大酒を飲んでも、身体の元気を損なうことはない。諸々の仙書にも、穀を断ち、元気を服して仙人となった者が、再び穀物を服して、害のないことを示した記述を載せている（『中山玉櫃経《ちゅうさんぎょくききょう》』、『服食問答《ふくしょくもんどう》』、『葛氏内丹法《かつしないたんほう》』、『達生録』「副註」、『天仙降洞秘籙《てんせんこうどうひろく》』等の書にも見られる）。

また『千金方』に「酒を飲み過ぎてはいけない。飲み過ぎた場合には、すみやかにこれを吐くのがよい。酔うまで飲んではいけない。一生涯、百病を除くことができない。酒をずっと飲んでいると内臓を腐爛させ、髄を漬け、筋を蒸し、神《しん》〔人体の生命活動の生理と精神状態を司るもの〕を傷付け、寿命を損ねる（酒は薬であるが、節度を過ごせばこうなる。また張本斯《ちょうほんし》の『五湖漫聞《ごこまんぶん》』に「私はかつて都大僕の坐上において、張翁《ちょうおう》と会った。百十三歳であった。普福寺《しんぷくじ》において王瀛洲《おういしゅう》と会った。百三十歳であった。毛間翁《もうかんおう》は百三歳、楊南峰《ようなんぽう》は八十九歳、沈石田《ちんせきでん》は八十四歳、呉白楼《ごはくろう》は八十五歳、毛礪菴《もうれいあん》は八十二歳であった。これらの人々は年をとっても精敏で衰えない。升降儀のようにこの人たちにその理由を問うと、全員酒を飲まないということであった」と書かれている。これは、張本斯が酒嫌いであるために、下戸の人ばかりを集めて書いたのである。酒は節度を過ごさなければ寿命に関係しない）とあるのは、酒の飲み過ぎを戒めているのである（また、酒好きの人は、『博物志』に「王粛《おうしゅく》、張衡《ちょうこう》、馬均《ばきん》の三人が霧の中を行けるだけ行く。一人は酒を飲み、一人は飽食し、一人は空腹である。空腹の者は死に、食に飽く者は病気になったが、酒を飲む者は健康であった。酒の力は悪を避け、食事を取る効より優れている」とあるのを証拠として酒が優れていると主張するが、これは時機によることであって、正しいとは言い難い）。

『本草綱目』に、「時珍曰く、酒は天の美禄である。麹酒を少し飲めば、血を和ませ、気を行《めぐ》らせ、神を壮健にし、寒を防ぎ、愁いを消し、興を遣る［心の思いを晴らす］。あまりに飲むと、神を傷つけ、血を減らし、胃を壊し、精を失い、痰を生じ、火を動かす。邵《しょう》尭《ぎょう》夫《ふ》の詩に『美酒を飲んで微酔《ほろよい》になって後』とある。これは酒を飲むことの妙を得たもので、いわゆる酔中の趣、壺中の天なるものである。もし酒色に溺れ、限度なく酔って、それが普通である者は、軽ければ病気になり、行が敗れ、甚だしければ国を失い、家をなくして体と命を損なう。その害は言われている以上である。これが大禹《たいう》［中国古代王朝・夏《か》の始祖］の儀狄《ぎてき》［初めて酒を造ったとされる伝説上の人物］を疎んじた理由である。周公はそのために『酒誥《しゅこう》』を著し、世の範戒としたのである」とある（また、『薛氏医按《せっしいあん》』に、「およそ酒の働きは、適度に飲めば、経脈を通して気を壮んにし、大変体に良い。多飲すれば、火を助け、痰を生じ、大いに健康を損なう」とある）のは、真の道理であり、酒だけでなく食物も、度を過ごさないことを人間経世長久の基としなければならない。

ただ、真に道を得て、人間と身体が異なる仙に至ってはその限りでない（仙の位置に至るまでは、節度を慎しむことが第一である）。道を得た後には、酒を飲んでも害はない。その例を挙げれば、太陽子は酒を好み、常に酔っていた。劉京《りゅうきょう》は一斛《こく》［十斗］の酒を飲んでも酔わず、二百歳の寿を得ている。董奉《くんぽう》は酒を好んで一日に三度飲んだ。季順《きじゅん》は常に酒を飲んでいた。孫思邈《そんしばく》は穀を辟け、気を服し、ただ酒を飲んだ。張果《ちょうか》は酒を好んで一斗近くを飲んだ。貞孟《ていもう》は酒を服し、丹を餌にして、四百歳にして顔色は少女のようであった。李太白《りたいはく》は酒中八仙の名があり、張志和《ちょうしわ》は酒を三斗飲んでも酔わず、軒轅集《けんえんしゅう》は酒を飲むとき、袖の内より二升が入るほどの酒壺を出したが、満座の人が百升を呑んでも尽きず、不可思議を極めた。汪《おう》台符《たいふ》は性、酒を嗜んだが、尸解仙《しかせん》となった。賀蘭《がらん》は酒を恣《ほしいまま》にしてよく肉を食べ、范子珉《はんしびん》は酒を飲みながらも尸解仙となった。許碏《きょしゃく》は酒楼で酔って歌い、雲に昇って飛び去った。また師通微《しつうび》も市楼に登り、酔飲して飛び去った。莫月鼎《ばくげってい》は性、酒を愛して一日として酔わない日はなく、酔えば白眼にして天を望んだ。周顚仙《しゅうてんせん》は焼酎を飲んでも酔わなかった。林遇賢《りんぐうけん》は酒肉を恣にした。

以上はすべて仙伝に記されているものである。道を得た後は、酒を過しても障りなどはない（これは最近では『列仙全伝』を読んでも同じである）。しかしながら道を得るまでは、道を得た人のように度を過した時は、酒はもちろん、どのような物でも体に害を生じるのである。だからその節度を守り、道を得て節度を必要としない地位に至ろうとするには、仙人の食す物を食して、徐々に穀気を減少し、長命を得ることである。その仙人の服餌する事物をこれよりいささか述べる。

「昔、黄帝が天老に問うた。この世の中で、それを食べれば人が死なないようになるものはあるかと。天老が言うには、黄精《おうせい》という太陽の草を食べれば長生きするだろう。鉤吻《いぬぐつ》という太陰の草を食べてはならない。口に入れれば、たちどころに死ぬ。鉤吻が人を殺すことを信じて、黄精が寿を益すことを信じない。これは過ちではないか」（『博物志』）

右の本文は晋板の『博物志』に見られる。これは黄精を目的にして掲げている。黄精は、その異名を黄《おう》芝《し》、戊己芝《ぼうきし》、菟竹《とちく》、救窮草《きゅうきゅうそう》、垂珠《すいしゅ》、野生薑《やしょうきょう》、米餔《べいほ》、重楼《じゅうろう》（蚩体草《したいそう》の異名も重楼という）、龍術《りゅうじゅつ》、仙人《せんにん》余糧《よりょう》ともいう。

『本草綱目』をみると、「黄精（鶏格《けいかく》、鹿竹《ろくちく》ともいう）は、山野に生えている。種もまた植えることができる。その葉は竹に似ているが尖っていない。二、三枚の葉、もしくは四、五枚ずつの葉が節に相対して生えている。茎は柔らかくもろく、本は黄色く、末は赤い。四月に青白い花を開き、形は小豆《あずき》の花のようである。実を結ぶと白くて黍の粒のようだが、実の無いものもある。根は若い生姜のようだが、黄色である。またその根は萎蕤《いずい》（この萎蕤というものも、『漢武内伝』の西王母の天厨を設けた条に、「豊珍上果《ほうちんじょうか》、芳華百味《ほうかひゃくみ》、紫芝《し》、萎蕤《いずい》、芬芳《ふんほう》として樏《るい》を填《うず》む」とあるので、神仙の食物と思われる）のように横行する。俗にその苗を採り、燗熟し、苦味を泡にして取り、食べる。これを筆管菜《ひつかんさい》と名づける。二、八月に根を採り、九回蒸し、九回晒して、果を作る。黄黒色で大変美味である（梅実を忌む）。味は甘く、中を補い［胃腸を丈夫にし］、気を益し、風湿［風と湿によって起こる病証、もしくはリウマチ］を除き、五臓を安じ、長期間服すれば身を転じ、寿命を延ばして、飢えない。五労七傷［五臓の病と七種の労傷の病因］を補う」とある。

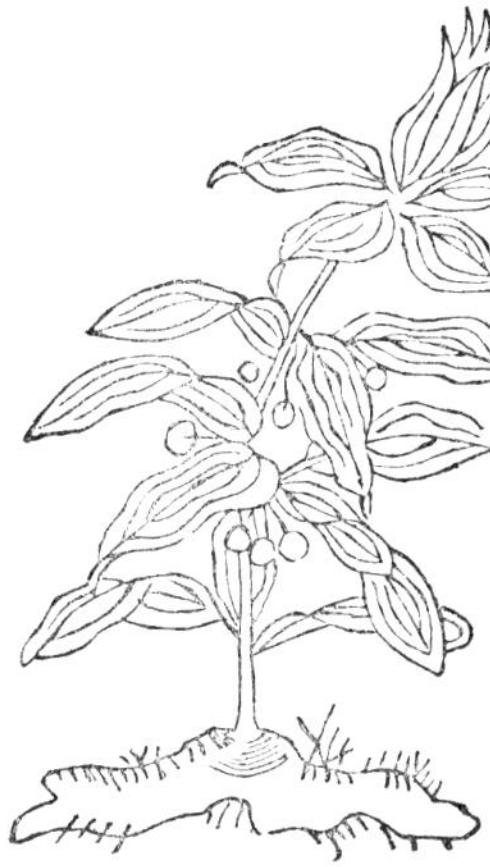

黄　精

『和漢三才図会』に、「思うに、黄精（和名は於保恵美《おほえみ》。また、夜末恵美《やまえみ》とも）は形状と華は和桐に似ている。しかし日本のものは味が苦みを帯びている。河州の金剛山のものが良く、江州の高島郡のものが次に良く、武州の前沢のものがこれに次ぐ。今流通しているものの多くは萎蕤である。薬店は肥えたものを黄精とし、痩せたものを萎蕤とする。黄色で節の高いものは黄精、白色で節の低い者は萎蕤である」とも、また東垣《とうえん》の『食物本草』に、「黄精は味は甘く、性質はほどよい状態で毒はない。中を補い、気を益し、風湿を除き、肺を潤す。九回蒸し、九回晒して、これを食する」「これを食べると長生きするだろう」ともある（萎蕤はその異名を葳蕤《いずい》、萎移《いい》、女萎《じょい》、萎香《いこう》、委萎《いい》、熒《けい》、玉竹《ぎょくちく》、地節《じせつ》ともいい、和名を恵美久佐《えみぐさ》とも、阿末奈《あまな》ともいう。『和漢三才図会』には「萎蕤は山中に生育する。茎幹は強直で、竹の箭幹《せんかん》［矢柄］のような節があり、葉の形も似ている。葉の表面は白く、裏は青である。三月に青い花を開き、丸い実をつける。その根は横行し、黄精に似る。違いはほとんどなく、黄白色で、柔らかく、髭が多くて、非常に乾燥しにくい。若葉と根は煮て食べるとよい。味は甘く性質はほどよい状態で、よく上昇しよく下降する。陽中の陰である。中を補い、気を益し、消渇［しきりに喉が渇き、多飲、多尿の症状を示す病証］を止め、心肺を潤し、五労七傷を補う。虚損、腰脚の疼痛、目痛によって爛れ涙が出る症状を治す。黄精と萎蕤の効用はほとんど同じだが、萎蕤のほうがより優れている。この二つの効用は同様だが、その点を考慮したほうがよい。萎蕤は河州の金剛山産のものがよいようだ。その茎は紫色を帯び、葉は竹に似て厚く、狭まり、対生せずに上に向かう。花は風鈴のような形で白く、本末は青色を帯び、実を結ぶ」とある。この萎蕤は黄精の一種なので、このように示した）。

また『医学入門』に、「黄精は毒がなく、味は甘く、性質はほどよい状態で、大いに労傷を補い、心肺を潤し、風湿を除き、脾胃の気を益す。十年間これを服せば長生するだろう（太陽の精を得るのである。五労七傷を補い、心肺を潤し、風湿を除き、脾胃を益し、中を補い、気を益し、五臓を安じ、寒暑に耐える。服すること十年で、寿命が延び、飢えることはないであろう。その花はその実より優れた効用があるが、手に入りにくい。二月に正精〔葉が対生した黄精〕を採り、陰干しして薬に入れる。生で用いてもし単にこれを服するには、まず滾水《こんすい》〔熱湯〕で綽《ゆる》やかにし、苦汁を除き、九回蒸し九回晒す。黄精は鉤吻《こうふん》と似ており、誤って用いると死に至る。鉤吻は一名野葛《やかつ》ともいい、蔓を生じ、葉先のとがったところに二つの毛鉤子《もうこうし》がある。黄精は竹葉のように相対する。根は生姜のように黄色である。また、偏精〔葉が互生した黄精〕は用いない）」とあり、延年の薬であるために、仙人はこれを服する事が多く、『列仙全伝《れっせんぜんでん》』に、「吉志通《きしつう》は郃陽《こうよう》の人である。武当山《ぶとうざん》に住んで十年の間火食せず、黄精と蒼朮《そうじゅつ》のみを食べた（蒼朮は『医学入門』に、「『神農経』によれば、もし長生を欲するならば、山精を服すとよいとある。そのわけは、朮は陰陽の精を結ぶ。蒼朮と白朮《びゃくじゅつ》は分けられていなかったが、陶隠居が分用してから後、白は貴ばれ、蒼は賤しまれた。善いことである。東垣は言う。蒼は中を補し、温を除く点では白に及ばないが、中を寛《くつろ》げ、発汗させる点では白より優れている」とある。ここで白というのは白朮のことである。蒼朮は一名を赤木《せきぼく》、仙木《せんぼく》、山薊《さんけい》、山精《さんせい》ともいう。『本草綱目』に、「昔、人はただ朮と称し、蒼と白を分けなかった。宋時代に始めてこれを分けた。山中のいたるところに自生する。茅山《ぼうざん》と嵩山《すうざん》のものが上等である。苗の高さ二、三尺。その葉は茎を抱くようにして生じる。梢の間の葉は棠梨《とうり》の葉に似ている。その脚下の葉は、三叉、五叉をなす。すべて鋸歯状の小棘がある。若葉を食べるとよい。夏に花が開く。淡紫碧色で、紫蘇《しそ》の花に似ている。また黄白色のものもある。入伏〔夏の土用の入り〕後に実を結ぶ。秋に入ると枯れ、根は老薑《ろうしょう》のような形で、全体に細い根がある。蒼黒色で、肉は黄白色、油膏《ゆこう》がある」とある。太山老父が朮を服して童子となったことを始めとして、王子登《おうしとう》は白朮を服して身を軽くしているなど、これには詳しい説があるがここでは述べない）」とも、「精神澄徹して行歩は飛ぶようである」とも、「韋節は京兆杜陵の人である。黄精を餌して『三洞儀序』、『老子』、『易論』を撰した」とも、また「修羊公《しゆうようこう》は魏の人である。華山石室の中に懸けられた石榻《せきとう》がある。公がその上で休んでいたとき、石が尽《ことごと》く穿陥したものの、ほとんど動かずに、黄精を取って食べた」とも、「許宣平《きよせんへい》は新安歙県《きゆうけん》の人である云々。両畝の黄精を食したが余りがあった」とも、「宋倫、字は玄徳、洛陽の人である。心を専らにして道を好み、黄精を服すること二十余年、周の厲《れい》王の時、老君が『通真経』を授けた」とも、「皇太姥は閩《びん》の人である。相伝えられたことによれば、婺《ぼく》星［二十八宿のうちの女宿］の精となる母子二人が武夷にいた。黄精を採って食べた。風を呼び、雨を迎え、雲に乗ることができた。秦の人は聖母と呼びなした」とも、「瞿武《くぶ》は後漢の人である。七年間、粒を絶って、黄精と紫芝《しし》を服し（黄精は萎蕤の一種である。右に引用した『漢武内伝』で、萎蕤と紫芝を対にしてあげているのは理由のあることである。紫芝には石芝《せきし》、肉芝《にくし》、木芝《もくし》、菌芝《きんし》があって、その種類は百四十余種ある。その中に六芝といって青黄赤白黒紫がある。六月に生じ、春は青く、夏は紫、秋は白く、冬は黒いと『本草』にある。紫芝はその形が万物の生類の形で、肉芝に似てその味は甘く性質は温であり、神を保ち、精気を益し、筋骨を堅くし、顔色を悦ばすという。入手は大変難しい。また霊芝の紫色で人の形をしたものはあるが、中の黄色いものは薬にはならない）、峨眉山に入る」とも、「朱孺子《しゆじゆし》は三国の時の人である。幼くして道士王玄真《おうげんしん》を師とし、大若岩に住んで、深く仙道を慕った。時に黄精を採り、服餌して十余年を経た。かつて渓畔において二つの花犬を見つけ、これを追いかけると、枸杞《くこ》の草むらの下に入った。玄真と共にそこを掘って、一個の枸杞《くこ》の根を得た（枸杞は別名も多く、地骨《じこつ》、枸棘《くきよく》、苦杞《くし》、天精《てんせい》、甜菜《てんさい》、地仙《ちせん》、枸檵《くけい》、西王母杖《せいおうぼじよう》、仙人杖《せんにんじよう》、羊乳《ようにゆう》、却老《きやくろう》等の名がある。和名を沼《ぬ》美久須里《みくすり》といい、俗に久古《くこ》という。多くは葉を用いて要とする。その実も用いて腎薬とすることもある。その根を地骨という。物の形に似たものを上物とすると『本草』に書かれている）。形は花犬のようであり、石のように堅かった。これを煮ること三昼夜、孺子《じゅし》が試しに汁を飲むと、たちまち身が軽くなり、飛ぶことができた」とも書かれている。

また、『抱朴子』「仙薬の巻」に、「黄精は、一名を菟竹《とちく》、または救窮、垂珠という。その花を服するのはその実に勝り、その実を服することはその根に勝る。ただし、花を多く得ることは難しく、その生花十斛《こく》を乾かして、やっと五、六斗が得られる程度である。これを日に三合服す必要がある。多数を使役することのできる人でなければ、できないことである。黄精を十年も服すれば、大いにその益を得るだろう。朮《おけら》ともども穀を断つのに用いられるが、穀断ちについては朮に及ばない。朮を餌せば、人は肥えて健康となる。重いものを背負い、険しい場所を越えることもできる。ただし黄精の甘く食べやすいものには及ばない。黄精は、凶作の年に老人、小児に与えて食糧の代用にすることができる。人は穀物とこれを区別することはできないで、米脯《べいほ》〔穀物の中の干し肉〕ということさえある」とも、また同書の「雑応の巻」には、「朮を服し、黄精および禹余糧を服する。日に二度服し続ければ、気力を充実させる」ともある。また同書「微旨《びし》の巻」に、「黄精を採って服せば、天を飛べるようになる。これが二山である」とある黄精は、精液のことである。

貝原篤信《かいばらあつのぶ》翁は、黄精をナルコユリ、またササユリと訓み、萎蕤をカラスユリと訓じた（ナルコユリ、ササユリ、カラスユリ、それぞれに種類がある）。

この黄精、萎蕤を、山に入る道士は餅にして食物とする。また『千金方《せんきんほう》』の八十二巻「服食法」に、

「俗人は見識が浅いため、鉤吻に毒があることを知って、黄精が長寿に効果があることを信じようとしない。五穀が飢えを療すことを知って、百薬が命を救うことを知らない」といっているのは、全くその通りである。飲み方には順序があり、同文中に、「草薬を服せば薬力を得る。次に木薬を服せば力を得る。最後に石薬を服する。この順序で飲むことによって、薬性を達成することができ、万事安穏に寿命を延ばすことができる」とある。

『捜神記《そうじんき》』に、「昔、臨川《りんせん》のある士人の下女が罪を犯し、深山に逃れた。婢は野草枝葉の好ましいものを探し、その根を抜いて食べると、長い間腹が減ることがなかった。夜、大樹の下で寝ていると、草の中に動くものがあった。虎だと思い、恐れて樹に上って避けた。明け方になって地面に下りると、忽然として鳥のように空を飛んだ。こうして数年が経ち、薪を採りに来た家人がこれを見て捕らえようとしたが、捕らえられなかった。そこで酒と食物を往来の路上に置くと、婢がやってきてそれを食べた。食い終わると遂に動くことができずに、一緒に帰った。食した草を指し示すのでこれを見ると黄精であった」とある（この類のことは我が土佐国にも既にあったようで、『長岡郡奇事録』に、「仁助《にすけ》仙人という者がいた。長岡郡の豊永郷《とよながごう》の山中で、折に触れ、何やら奇しき物を、杣人《そまびと》たちが見たことがあると寄合話に誰彼となく語り、人でもなく猿でもない、よく見て確認しようとするが、非常に身が軽く、飛ぶ鳥のように走った。あるとき剛強な樵夫《きこり》が山に入った時に、その物が出たのを見付け、追い回し追い付き、遂には捕えた。その姿は非常に細小で、少しも肉らしい所がなく、骨に皺の皮が付いているような、梅干のような有り様だった。持ち上げると、その身は言い様もなく軽かった。「お前は一体何なのだ」と問うと、「我は人である。怪しい者ではない」という。名は何というかと問うと、仁助と答える。また、どこの者だと問うと、片山の者であると答える。なぜここに住んでいるのかと問うと、いささか咎があって追放に遭い、それからこの山中に住んでいると答える。何を食べているかと問うと、木の実や草の根を食べていると答える。衣服はどうしたかと問うと、追放に遭った時に着たものをそのままに着ていたので今はその形もない。木葉や草茅で多少身を隠していると答える。いつ頃からだと問うと、まるっきり分からないと答える。歳は何歳だと問うと、それもまるっきり覚えていないと答える。何れの御代からかと問うと、それも覚えていない。長宗我部殿を聞いたことがあるかと問うと、これもまた知らないと答える。追放に遭った時のことで少しでも覚えていることはないかと問うと、外《ほか》は覚えていないが、細川殿ということを覚えていると答えた。さては細川管領が守護代の時分の者であろうと、古老の者は始めてわかった。その捕えた時代は竹巌院《ちくごんいん》様の御代であった。さてその捕えた仁助をそこの役所に報告すると、連れて参れということであった。その時、仁助が木の皮に包んだ物を腰のあたりから取り出して喰おうとする。それは何というものだと問うと、草の根であると答える。人間界に出たからには、そんなものを食うのはよくないと、少し粥を食べさせると、暫くして、その粥に酔ったのであろうか、それが病根となって終に死んだということである。およそ二、三百歳の齢であろう。その死んだのが尸解の時節だったのだろうか。仁助が腰から取り出した草の根は、彼の住んでいた山に生じる黄精と山薬の二品であったという」とある。以上そのまま引用した。この山薬とは、俗に山の芋とも自然生《じねんじょう》ともいう。本名は薯蕷《しょよ》であるのを、宗の英宗の諱《いみな》を避けて山薬と名づけたのである。世に火食を離れ、生物を食う者は長生するというのは、この仁助の類をいうのだろう。さてひとまず穀を絶った者は、再びその穀食に還るには、「葵子、猪膏を服すれば、美食はどれも咽を下って壊れず、もとのままである」と、『抱朴子』「雑応巻《ざつおうのまき》」にある。さて本文に出た鉤吻《こうふん》というのは、その異名を野葛《やかつ》、断腸草《だんちょうそう》、毒根、胡蔓草《こまんそう》、黄藤、火把花《かはか》などと呼び、俗に鍋割《なべわり》とも鍋破《なべやぶり》とも称する。『本草』によれば、「鉤吻は蔓を生じ、茎は大きくて箭《や》のようで方形、その葉は柿のようで円く、表面に光沢がある。春夏に若葉となる。苗は非常に毒がある。秋冬に枯れる。梢は緩やかで、五、六月に欅《けやき》、柳の花に似た花が開く。色は紅だが、黄色のものもあり、数十の穂をなす。採ったばかりの根は、皮が白く、骨は黄色で、宿根は地骨に似ている。白い花は藤と似ており、人はまたこれに迷う。新しいものは折っても塵気がないが、年を経たものは骨の細孔の中から塵が出ることがある。狗杞《くこ》の根を折っても同様であるため、人が誤ってその葉を食べると、半日で黒く爛れて死ぬ。生き返ることはない。少し口に入れれば人の喉吻に鉤《かか》る。羊がその苗を食べるとよく肥える。物にはこのように相伏することがある。昔、岐伯が黄帝に答えて『黄精は寿を益し、鉤吻は人を殺す。鉤吻の葉を食べて冷水を飲めば、たちまち死ぬ。冷水がその毒を発する』と言っている」とある。『神農経』に「強い毒がある。口鼻耳目に入れてはならない。入れば人を殺す。鉤吻ともいう」、『盧氏註』に「陰地の黄精、根苗が連なっておらず、単独で生じるものがこれである」とある。この毒に当った場合は、蕹菜《ようさい》を服して、その毒を解くということである。この鉤吻は毒薬であって必要ではないため、説明しなくてもいいのだが、本文に出たので仕方なく略注を加えた)。

『列仙全伝』にいう、「偓佺《あくせん》は薬を採る爺である。好んで松子《まつのみ》を食う。体毛は数寸、空を飛ぶことができ、走馬を逐《お》う。堯《ぎょう》に松子を与えたが、堯はこれを受けなかった。たまに受けて食う者は皆三百歳である」

この話は『捜神記』にも既に出ており、「偓佺は槐山《かいざん》の採薬父である。好んで松の実を食う。形体は毛を生じ、長さは七寸、加えて両目は方形である。空を飛ぶことができ、走馬を逐う。堯に松子を与えたが、堯はこれを食べる時間がなかった。松は簡松である。たまに受けて食べる者は、皆三百歳」と、右の伝と比較して少しだけ詳しく記している。

ここにいう松子とは、通常の松の実ではない。『和漢三才図会』に、「海松子《かいしょうし》（甘、温）は不足を補い、皮膚を潤し、五臓を肥し、長期間服するならば、身を軽くし老いない。昔、仙人たちが好んで松子を食べたというのは、即ちこれである」とあるのが即ちこれである（この海松子は、俗に朝鮮松子とも新羅松子ともいう。朝鮮の松子は大きさが栢子くらいで、日本の青森県にもあるが、松子の大きさは朝鮮の産に劣っている。この樹は五葉松の一種と考えられる。また食用に松脂、松葉を用いたのは、すべてこの朝鮮の海松である）。

この松子は『本草綱目』に、「二、三月に蕤《はなくき》（蕊のこと）が抽《ぬ》き出て花となる。長さ四、五寸、その花蕊を採る。松黄《しょうこう》（翠なり）となり実を結ぶ。その形は猪の心臓に似ており、鱗状の石畳のようになっている。秋が深まると種が大きくなり鱗が裂ける。種の大きさは柏子《はくし》くらいである。遼海（朝鮮）や雲南産のものの種の大きさは巴豆《はず》ほどで、食べることができる。これを海松子という」ともあって、これは普通の松子ではない。日本では唐松という松の実のことである。この実は、殻を除けば、生でも煎っても煮ても食べられる。東垣の『食物本草』に、「松子は味が甘い。諸風［傷風、暑風、中風、驚風などの各種の風病］を去り、邪気を逐い、肌膚を滑らかにし、腸胃を満たす。常に食べれば寿命を延ばす」とある。

またこの松脂は一名を松膏《しょうこう》、松肪《しょうぼう》、松膠《しょうこう》、瀝青《れきせい》、松香《しょうこう》ともいって、昔の仙人は食べていた（『列仙全伝』に、「孔元はどのような人か分からない。かつて松脂、松実、茯苓を服する。容貌はなお少壮のごとくであるが、年はすでに百七十余歳」とも、「聶師道《しょうしどう》は歙《きゅう》県の人で、若いときから道を学び、松脂を服す法を得て、績渓《せきけい》の百丈《ひゃくじょう》山《さん》に登り、芝を採る」とも、「古丈夫《こじょうぶ》は初め栢子を餌して後に、松脂を食べ、歳を経て虚空を飛行する。崔自然は巣県の人である。若いときから道を好み、松脂を服す法を得て、城南の洞中に隠れ、穀を辟けて修煉した」とも書かれている。さてまた松脂、松葉の効験の事を、『抱朴子』「僊薬巻」に、「上党《じょうとう》に趙瞿《ちょうく》という者がいた。癩を病んで年を経て、いろいろな人が治病を試みたが癒えず、いまにも死にそうであった。ある人は『もはやどうしようもない、子孫に病が転相しないように、生きたまま棄てるしかない』と言った。家人は食糧を持たせて、山穴の中に送り出した。瞿は、穴の中で自らの不幸を怨み、昼夜悲歎し、泣いて日を送っていた。ある日、とある仙人が、道すがら穴を通りかかり、瞿を見て哀れみ、詳しく訳を尋ねた。瞿は相手がただ者ではないことを知って、叩頭して自ら述べ哀れみを乞うた。そこで仙人は一袋の薬を瞿に与え、その服用法を教えた。これを服して百日ばかりで瘡《かさ》がすべて癒え、顔色は豊悦となり、肌膚は玉のような光沢が出てきた。仙人が再び来て瞿の様子を見た。仙人が瞿に告げて言うには、これはただの松脂である。この山中にはいくらでもある。汝はこれを錬って服用すれば、長生不死となれると。それから瞿は家に帰った。家人は初め、瞿を幽霊と思い、大変驚愕した。瞿は引き続き長く松脂を服して、身体はますます軽く、気力は百倍し、終日、危ういところに登り、険しいところを越えても疲れることはなくなった。百七十歳になっても歯が落ちず、髪も白くならない。夜、寝ると、たちまち居間に大きさが鏡ほどの光が現れた。近くにいた人に問うたが、誰も見えないという。そのうち光はだんだん大きくなり、部屋全体が明るくなって昼のようである。また夜、自分の顔の上に綵女《さいじょ》［女官］が二人いるのを見た。身長は二、三寸で、顔も体もみな備わっている。ただ小さいだけである。これが自分の口と鼻の間で遊戯している。このようなことが一年にもなろうというとき、この女はしだいに成長して大きくなり、瞿の顔から出て、側にいるようになった。また瞿は常に琴瑟《きんしつ》の音を聞いて、欣然として独り笑って過ごしたという。人間界に在ること三百年ばかり、顔色は小童のようであった。それから抱犢《ほうとく》山に入って姿を消した。きっと地仙となったのであろう。

その当時、瞿が松脂を服して、こうなったことを聞きつけた人々が、競い合ってこれを服した。使役できる人数の多い者は、車で運び、驢馬に背負わせ、これを積んで部屋を一杯にした。しかし、これを服したのは、長い人でも一ヶ月に過ぎなくて、たいした効果があるとは思えないとして止めた。志のある者が得難いのは、まさにこの通りである。また、漢の成帝の時、猟者が終南山において、衣服を着用せず、身に黒い毛を生やした者を見た。追って捕らえようとしたが、その者は穴や谷を飛騰のごとく飛び越してしまうので、近寄ることさえできない。そこで密かにその住処を探りあて、包囲してこれを捕らえると、意外にも婦人であった。これに問うと答えていうには、私はもと秦の宮人です。関東の賊が来たと聞き、秦王が降服し宮室が焼け、驚いて山に逃げ入りました。飢えても食べるものがなく、飢死しかけていたところを、一人の老翁が、私に松葉・松の実を食べることを教えてくれました。初めは苦く渋かったのですが、だんだんこれに慣れて、ついに飢えず渇かず、冬も寒さを覚えず、夏も暑さを覚えなくなりました、という。この女は恐らく秦王、子嬰《しえい》の宮人であろう。子嬰の時代から成帝の世に至るまで二百年ばかり経っていた。連れ帰って穀物を食べさせると、初めは穀物の臭いを嗅いで嘔吐したが、日が経つうちに落ち着いた。二年ほどするうち、身毛は脱落し、急に年老いて死んでしまった。もし人に捕らえられなかったならば、やがて仙人となっていただろう」とある)。

またこの松脂は『本草』を調べると、「松脂は松樹の津液《しんえき》の精華である。土に在って朽ちず、味は苦く甘い。性質は温である。癰疽《ようそ》〔化膿性腫瘍〕、悪瘡を治し、五臓を安んじ、熱を除き、歯を擦《す》り、牙を固め、虫歯をなくす」とある（『医学入門』に、「松脂は滋補薬に混ぜて服用して、陽を壮にし、陰茎を実し、人に子をあらしめる。長く服するならば身を軽くし、年を延ばす」とある。昔の道士のこの松脂を食べる方法は、鉄鍋で松脂を煎じて布袋に入れ、冷水の中に絞り込み、取り上げたものをまた煎じて、先と同様に水に投じること二十回、次にまた煎じて清酒に投じること三回で、色が白くなったら服したという。委細は『赤松子経』別旨にあるが、大要は以上のようなものである。『千金方』に、「松子を食する法は七月七日松子を採る。時が過ぎて落ちたものは治すことはできない。方寸匕《ほうすんび》を日に三度か四度服する。一度に三合を服するとする説もある。百日にして身が軽くなり、二百日にして五百里を歩く。穀を絶って服するならば仙人となる。渇して水を飲む場合には、また脂と混ぜてこれを服用するとよい」、また、「松脂を服す法は、百錬の松脂を篩《ふるい》にかけ、蜜と混ぜて筩《とう》中に入れ、風や日に当てないようにする。服する場合には、摶棊子の大きさのもの一枚（摶棊は長さ二寸、方一寸）を日に三度、次第に月ごとに一斤を服するならば、飢えずに寿命を延ばす。また醇酒《じゅんしゅ》、白蜜と混ぜて糖のようにし、日に一、二両服して、半斤までにする。総じて松子を取る場合には、老松皮で自然と聚脂のあるものを最第一とする。その根下に傷折のところがあって、日月が当たらないものを陰脂といい、それが得られればさらに良い。ちなみに衡山《こうざん》から東行すること五百里の場所に大松がある。どれも両手で三、四十囲みするほどで、脂が多い」と。「別の法は、五月に大松の陽面を下に向け、二十四株刻んで、半斤を得ることができる。またその老節根のところに脂があるのを煮て用いることができる」と。「仙経にいう、常に三月に衡山の陰に入り、日月の当たらない松脂を取り、錬ってこれを食する。これを服すること百日で寒暑に耐え、二百日にして五臓を補益する。五年服すれば西王母に謁見する」と。「仙経にまたいう、諸石が生じるところは三百六十五山で、食べられるものは、満谷陰にある松脂だけである。その谷は衡山の嶺から東に真っ直ぐ四百八十里、横にあたって捷正し、横嶺の東北にある。行き過ぎてその南谷に入ること五十里、窮穴に石城白鶴がある。その東方に四十余丈の大石がある。形状は白松のようである。松下に二丈の小穴がある。東から山に入れば丹砂がある。食べるとよい。その南方の陰中に、三十余囲ほどの大松が三十余株ある。日月を見ず、すべて取ってこれを服用しなさい」とある。また、松脂を採る法、松脂を錬る法があるが、詳しくないので収録しなかった。また桑灰汁、あるいは栢灰汁、あるいは梅灰汁で松脂を煮てはいけない。なお、西洋の薬法では松脂は膏薬に用いるだけである）。

また松葉を食べることがあって（『列仙全伝』に、「毛女は華陰山中にいた。山に住む人や、猟師が代々これを見た。体から毛を生じていた。本人が言うには、始皇の宮人であったという。秦が亡びて山に入り、松葉を食べて、飢えたり寒く感じたりすることはなくなり、身は軽く、飛ぶようだった」とも、「朱有は涇《けい》州の人である。宋の元豊の初め、濾賊が塞を犯した。詔して秦の兵を起こしてこれを征圧した。軍が資中郡に宿った。突然二羽の鳥が飛んで、鳴いて食べ物を争い、地に墜ちた。松脂のようなものがあった。思い切ってこれを食べると、たちまち腹が脹れ、また喉が渇いた。池を探して水を飲んでいると、一人の道士に会った。道士は松を指して、この葉を食えば渇きを癒すことができるというと、忽ち姿が見えなくなった。その言葉どおりにすると、渇きが止み、心神が爽快になった」とも、「また徐則は東海の剡《えん》の人である。天台山に庵《いおり》を結び、粒を絶ち、蓄えていた松木のみを食していた」とも、「王延は字は子元、扶風の人である。曠真人《こうしんじん》を師として、三洞秘訣を授かった。ただ松を食べ水を飲む」とある。この松は普通の松ではなくて、前出の海松の葉のことである）、『本草』を調べると、「松葉は苦くて性質は温、細かく擦って、毎日、食前に酒で調えて二銭ばかりを飲む。最初は少々飲みにくいが、人を老いないようにし、身を軽くし、気を益す。長く服するならば、穀を絶っても飢えず、渇しない」とある（松葉を食する法は、私が知っているだけでも三十八法ある。その法を試みると、どれも味は苦く、舌を刺して食べにくい。いろいろと試した結果、一つだけ良い法があった。その法は五葉の松の非常に柔らかい緑の葉を取って、塩水で煎じ、二時間ほど水に漬けて取り出し、また塩水で二時間煎じ、水に晒して油を抜く。これを八回繰り返し、氷砂糖を加えて煮れば食べられるようになる。しかしながら、緑の茎を共にしないのはよくない。また通常の松の翠もこのようにすれば食べられるが、逆上するので多くは食してはならない。『錦繍万花谷《きんしゅうばんかこく》』の「董一勲答問」に、「歳の初め、祝して松の枝を折る。男は七本、女は二本、これを薬として飲む」と書いてあるが、どういう理由があるのか理解できない）。

さて、松子は長く服するならば（『遵生八牋《じゅんせいはっせん》』に、「松子を服する法に、多少を擦って膏とし、空腹時に温酒で調えて、一匙を一日に三服すれば、饑渇しない。長く服用すれば、日に五百里を歩くことができる。身は軽く体は健やかである」とある）、穀を絶っても飢えないことは確かだが、松脂と松葉だけでは穀を絶ち難いであろう（仙人はいざ知らず、凡人が松脂と松葉で穀を絶つのは難しいというのは、実際に試みた上で言っているのである。さてまた万年松というものがある。『五雑俎《ござつそ》』に「楚中に万年松というものがある。長さが二寸ばかりで、葉は栢《かしわ》に似ている。篋笥《きょうし》〔長持〕の中に保存するか、冊子の間に挟めば、年を経ても枯れない。土の中に入れて水を注げば、すぐにまた生き返る。出所は分からない。老苔が変成したものであろうという説もあるが、苔は茎が無く、根が無い。万年松は茎もまた松柏のようであり、根鬚が何本もあって、いまだにはっきりしたことは分からない」とあるのは、松の類ではなく、深山の苔である。これは万年草と称して、人の生死を占うのに用いる草である。杣人は、大きなものを親元樹、小さいものを子元樹と言っている。この草で人の生死を占うのは、この草を陰乾しにすると黄色になり、水に浸すと蘇って青色となるためである。旅をして長い間帰らない人の生死を占う場合、北辰に向かってこれを水に浸し、その人の姓名を呼ぶと、その人が生きていればその色が青々として、生き物のように水の中で何度も動く。またその人が間違いなく死んでいるときには、色は乾したときの黄色のまま変化せず、動くこともない。不可思議なものであるため、ここに記しておく。さて始めに引用した『五雑俎』という書は、神仙のことのほかにもいろいろな事が書いてある書で、十のうち九は利用できないものだが、中に一つくらいは取るべきものもある。取るべきものはこの後も引用する）。

「韓衆の雲母《うんも》を服す方にいう、雲母の粉一升と、大麦の屑二升とを合わせて煮て熟させ、滓を取り、その汁を服するならば、身は光沢を帯び、長生する。またよく世を渡る」

右に挙げたのは、『雲笈七籤《うんきゅうしちせん》』巻の七十五に、雲母を服する法を多く載せている中の、簡要なものを出して題に上げたものである。雲母は種類があって、青いものを雲英《うんえい》といい、五色が具わって赤色の多いものを雲珠《うんしゅ》といい、五色が具わって白色の多いものを雲液《うんえき》といい、五色が具わって黒色の多いものを雲母といい、青黄の二色が混じったものを雲砂《うんしゃ》という。またきらきらと光る純白のものを磷石《りんせき》といった。また黄金色のものもあるが、その名は『本草』には載っていない。

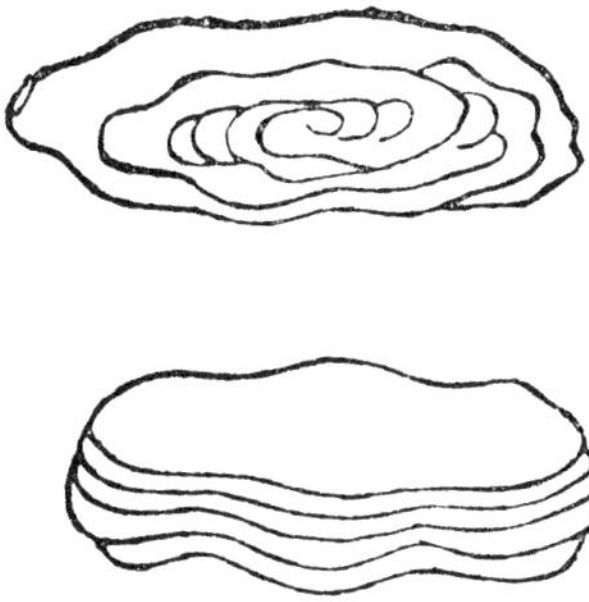

雲母

『本草』を調べると、「雲母は山石の間に生じる。その地の人間が雲の出るところをたずね歩き、その下を掘れば、大量に採取できる。長いものは五、六尺、屏風にすることができるようなものもある。ただし、掘るときに音を立ててはならない。これによれば、この石は雲の根である。故に雲母という。雲母の根は陽起石《ようきせき》である。およそ五種類ある」とある。

また、「他の物は埋めれば朽ち、火をつければ焦げる。しかし、この五雲母は猛火の中にしばらく入れても焦げず、埋めても腐らず、水に入れても濡れず、棘を踏み抜いても傷つかない。このため雲母で死体を詰めて埋葬すれば死体は朽ちない。雲母は味は甘く、性質はほどよいもので小毒がある。邪気を除き、五臓を安んじ、目を明らかにし、しばらく服用すれば、身を軽くし、寿命を延ばす（沢瀉《たくしゃ》が使となる）。古に服錬の法があったが、今では服用する人は大変少ない。雲母は一切の悪瘡および金瘡による出血を治す（これをつければ妙験がある）。難産で日を経た者、生まれない者、あるいは横逆の者には万に一も失敗することはない（雲母粉半両を温めた酒で調服して口に入れればすぐに産まれる）」ともいっている。

また『神僊錬服雲母秘訣』に、「青雲母を春に服用すれば寿命が四千年増す。赤雲母を夏に服用すれば寿命が三千年増す。黄雲母を夏に服用すれば寿命が二千年増す。白雲母を秋に服用すれば寿命が一千年増す。黒雲母を冬に服用すれば寿命が五千年増す」という。中山の叔卿の『柏桂下玉匱素書雲母方』には、四百五十日で仙を得るという雲母法が載っている。

また『神仙服雲母方』という書にも、四百日にして神仙となる法が出ている。これらは雲母を珍重していっているので、信用しがたい説である。また、いろいろな雲母服用法を見ると、雲母は単独では用いず、沢瀉《たくしゃ》、礬石《ばんせき》、塩、葱、桂、黍、稲、稷、松脂、酒、昔勝、蝦蟇脂、天門冬、茯苓《ぶくりょう》などと調和して用いている。その中でも桂と葱と共に用いることが多い。

『抱朴子』「僊薬巻」に、「五雲母之法は、あるいは桂《けい》、葱《そう》、水玉《すいぎょく》を加え化合して液状にする。あるいは露とともに鉄器の中において、玄水〔水銀、もしくは酢〕を加えて加熱して液状にする。あるいは硝石を加えて筒中で合わせ、埋めて液状にする。あるいは蜜で溲《こ》ねて酪《らく》とする。あるいは秋露に百日の間漬け、なめし革の袋に入れて叩いて粉末とする。あるいは無顚草《むてんそう》〔薇銜《びがん》〕、樗血《ちょけつ》と混ぜてこれを食し、一年服用すれば、百病が癒え、三年服用すれば老翁も若返って童子となる」などというのも信用しがたい（『列仙全伝』に、「何仙姑《かせんこ》は広州増城県何泰の娘である。生まれながらにして項《うなじ》に六本の細い毛があった。唐の武后の時、雲母渓に住んだ。十四、五才の頃、夢で神人を見た。神人は、雲母粉を食べれば、身は軽くなり死なないと言った。夢はとても明瞭であったので、雲母粉を食べた。終生、決して嫁がず、常に山谷を往来するのに、その行くこと飛ぶようであった」とも、「衛叔卿《えいしゆくきよう》は中山の人である。雲母を服して仙人になった」、また「彭祖籛鏗《ほうそせんこう》は、帝顓頊《せんぎよく》の玄孫である云々。補導之術の心得があり、水晶、雲母、麋角《びかく》を服した云々」ともあるのを思えば、この道士たちはみな雲母一味を服用したように聞こえる。この文にある水晶雲母は、形が真の水晶のように美しいもので、これに限っては一味で服用するようである。その他の雲母は、精錬を尽くさなければ服用してはならない。また、色が黒くて鉄錆の出たものは雲胆《うんたん》といい、服用すると痲瘡《まそう》を発する原因となる。また黒色で、厚く強く黄赤色を帯びたものは地碌ともいい、過って服用すれば人命を絶つ。また『神仙秘法服雲母訣』に、「水晶雲母を服用しても、生鯉を食べれば良薬が変じて毒となる」という説も見られる。水晶雲母を服用する場合は、雲母を桂粉に調和し、上等な酒で服用するのを真の服法としている。これは試みに服用した法であるから書いておく。また葱《ねぎ》の涕《しる》を混ぜるのもよい。『雲笈』巻の七十五、「方薬部」に、服雲母法が多く出ている中に、「越女元明服雲母方九方」というものがあって、その内の一、二を引用すると、「葱涕五升と桂屑二斤と雲母屑五斤とを合わせて搗《つ》き揑《こ》ね、生竹の筒中に入れ、日陰の地下三尺に埋める。百二十日間土に入れておくと、変化して液状となる。日に三回これを服用すれば長生する」と、また、「葱涕五升と桂屑半斤とを合わせ和して、銅器でこれを蒸し、また雲母一斤を入れ、地中に埋め、地と平らに密閉して三日すると、全部が液状となる。日に三回一勺を服すれば、長生して老いない」とある。また「老君餌雲母方六方」というものがあり、その一つを挙げると、「雲母粉一斤と、硝石の白いもの一斤とを搗いてふるいにかけ、白蜜三升と合わせ混ぜて粥のようにし、生竹の筒中に入れて漆で口を固め、北墻の下に埋める。三十日したらこれを出して、銅器の中に盛ると、液状で酒のようになっている。二十日服用すると、身に光沢を生じる。三十日服用すると、露も身に着かなくなり、五十日服用すれば、山に入っても、虎狼も寄りつかず、水火も害することはできない。百日服用すれば竊《ひそか》に出て冥に入ることができる。自由自在に反覆すれば仙人となる」とある。しかし、この通りにはやりにくいであろう）。

「稚川が言う、僊薬の最上のものは丹砂《たんしゃ》、その次は黄金《おうごん》、次は白銀《はくぎん》、次は諸芝《しょし》、次は五玉《ごぎょく》、次は雲母《うんも》、次は明珠《めいしゅ》、次は雄黄《ゆうおう》、次は太乙禹余糧《たいいつうよりょう》、次は石中黄子《せきちゅうおうし》、次は石桂《せきけい》、次は石英《せきえい》、次は石脳《せきのう》、次は石硫黄《せきいおう》、次は石粭《せきい》、次は曾青《そうせい》、次は松栢脂《しょうはくし》、茯苓《ぶくりょう》、地黄《じおう》、麦門冬《ばくもんどう》、木巨勝《もくきょしょう》、重楼《じゅうろう》、黄連《おうれん》、石韋《せきい》、楮実《ちょじつ》、象柴《しょうし》、すなわち純盧《じゅんろ》といわれるものである」

右に掲げた文は『抱朴子』「僊薬巻」から引用した。「稚川が言う」は、私が新たに補った（抱朴子は姓を葛、名を洪、字は稚川なので用いた）。

丹砂《たんしゃ》は、辰州の地から出るので別名を辰砂ともいう。馬の歯のように光がある物を上品となし、白く光って雲母のような物を中品とし、石の角が青光りする物を下品とする。その良質な物を箭鏃砂《せんそくしゃ》といい、結んで実のならない物を肺砂《はいしゃ》、細かな物を朱砂《しゅしゃ》、色が紫で紙に染みない物を旧坑砂《きゅうこうしゃ》といい、これを上品とする。また色が鮮明で紙に染みる物を新坑砂《しんこうしゃ》という。上品の次である。

辰砂は甘く、性質は微寒であって毒はない。『本草』を調べると、「辰砂は火に入れれば熱して毒が生じ、人を殺す。従って大いに火を忌む。また慈石《じしやく》、鹹水《かんすい》を畏れる。五臓の百病を治し、精神を養い、魂魄を安んじ、気を益し、目を明らかにし、鬼魅を殺し、邪瘧《じやぎやく》を駆り、驚癇［小児のひきつけや癲癇］、胎毒［母親からの遺伝による毒］、痘毒を治す」と見える。

また離魂病といって、もう一人の自分自身を見たり、あるいはにわかに二人となって並んで歩き、また並んで寝るなど、本物と偽物とが分からなくなったものは、人参、茯苓を濃く煎じた湯に辰砂を入れて服用すれば、本物は気が爽やかとなり、偽物は変化するという。また小児が生まれて六日目に、辰砂を蜜で錬り服用させれば、胎毒を解毒するともいう。また胎児が腹中で死んだ時は、辰砂一両を水で煮沸して細末とし、酒で服用させれば、たちまち児が産まれるという(漢医が口中薬に辰砂を加えるのは根拠があってのことである)。

また『列仙全伝』に「沈文泰《ちんぶんたい》は九疑の人である。紅泉、丹砂、去土符、延年益命の法を得て、これを服して効験があった」とも、また「黄安は代郡の人である。年齢は一万歳以上で容貌は童子のようである。常に硃砂を服用する。全身が赤い」ともある。

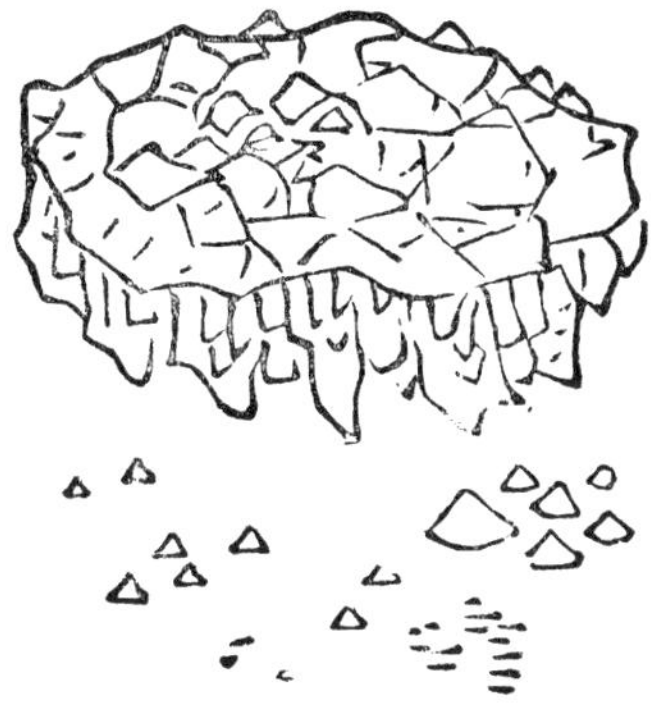

丹　砂

しかし、丹砂は、その服餌法を知らなければ絶対に服してはならない。『五雑俎』にも、「金石の丹はすべて大毒がある。鍾乳や硃砂を長い間服用すると死に至る」といい、唐の時に皇帝の憲宗、文宗、敬宗、懿宗が丹を服用して誤り、宋の時に張聖眠《ちょうせいみん》、林彦振《りんげんしん》などが丹を服用して脳を潰し、張江陵《ちょうこうりょう》が丹を服用して死んだ例があるから、みだりに服してはならない。また丹砂は火気を大いに忌むため、火に入れ、湯で煎じたものは、きわめて毒性が強い。

黄金《おうごん》はまたの名を黄牙《おうが》、太真《たいしん》といい、美しいものを鏐《りゅう》という。梵語では黄金を蘇伐羅《ソバラ》という。また黄金は錫《すず》と水銀を悪む。薬に用いるには金薄を用いる（金薄とは金箔の事で、金鉑とも書く）。

白銀《はくぎん》はまたの名を白金、沃金ともいい、その美しいものを鐐《りょう》といい、梵語では阿路巴《アロハ》という。また銀は黄連、甘草、慈石、錫を嫌い、また薄荷葉、キノコの灰は銀を粉にし、羊脂、紫蘇の子《み》、油はすべて銀を柔らかくするという。また水銀、草砂、曾青、石絲、雄黄、雌黄、硫黄、胆礬《たんばん》、丹陽の銅・鉄・白錫などの薬を変化させて銀とする術は道書に数多く出ている。しかし、通常の薬には銀箔を用いる（『抱朴子』「黄白《こうはく》巻」に「抱朴子がいった。『神仙経』「黄白之方」二十五巻に千箇条あまりある。黄とは金である、白とは銀である。古人はその道を秘重してあからさまにいうことを憚った。だからこれを隠す云々。真人が金を作るのは、自らこれを食べて神仙になるためであって、富を得るためではない。だから経には、金は作るべきである、世は度るべきであるというのである。銀もまた食べられる。ただ効果が金に及ばないだけである。私は非難して言った。どうして世間の金銀を食べずに金銀を化作するのか。これを作るのは真ではなく、詐偽であると。鄭先生が答えて言った。世間の金銀はすべて善いが、道士はみな貧しい。それで諺にも、肥えた仙人と富んだ道士はいないというのである。弟子が五人や十人いれば、どうやって金銀を得てこれに供することができようか。また遠くまで行って採取することも叶わない。だから作らなければならないのである。また、化作した金は諸薬の精華であって、自然のものより優れている」とある。この文の後に、黄金白銀を作る法があるが、長文でしかも容易でない方法なので、記載しない）。

『抱朴子』「金丹巻」に、「そもそも五穀は人を活性化する力がある。人がこれを得れば生き、これを絶てば死ぬ。まして上品の神薬においてはいうまでもない。それが人に有益であることは五穀に万倍するのである。そもそも金丹はこれを長く焼けば焼くほどいよいよ霊妙な変化をする（ここで金丹と言うのは、薬物を使って作った黄金である）。黄金（これは世間にある黄金をいう）は、火に入れて百錬しても消えず、これを埋めても天が終わるまで朽ちない。この薬を服用して人の身体を錬るから、人は老いることなく死ぬこともなくすることができる。これはまさしく仮に外にある物を求めて、自らを堅固にするものであって、脂によって火を養っても、いつまでも火が消えないようなものである。また銅青《どうせい》を脚に塗って水に入ると腐らないが、これは銅の強さを借りてその肉を守るのである。金丹（これは作った黄金と通常の黄金の両方をいう）が身中に入って遍く身体を巡り、栄養となって命を守るその働きは、単に銅青を外に塗った程度ではない」とあるのは、黄金の効能を示したものである。

また、琳聖太子が筑前の神宮寺に遺したとして、日本の道学士の秘した『金丹食生秘籙』という書（これは日本の道士が秘しながらも、注解を施したことがないという）の「食金第八昆吾章」というくだりに、「（前文略）湯王がいった。吾は昔、金という子があった。その子は長生して、年齢が一万歳でありながら童子のようである。その子を食べれば長生久視する。吾を慕うものがいたら、吾が子をその人に食べさせる。その子は□□難い。金を慮《おもんぱか》って服用しなさい云々」とある。堅磐は長い間、この文が心にかかっていたが、今よくよく熟慮してみると、湯王という王は玉の字であり、並べて瑬と書けば、黄金の別名になる。また「吾は昔、金という子があった」とあるのは、黄金の別名である昆吾の吾と、鑢《やすり》の別名である錯子の字から起こった文であって、ここまでの文はただ黄金といっているだけのことである。このあとの服用法をいう中に「金を慮って」とあるのは鑢のことで、黄金を食べるには、鑢で粉末にして服用せよということを示したものに他ならない。

これは『金丹食生秘籙』を解釈できなかった人を驚かせるために書いた。また、右の文は昔から二字が欠字して見えないと伝えられるが、私の考えでは「猥《みだ》りに得難《えがた》い」とすれば意味が一通り通る。また子の字を多く用いたのを、また心に巡らし熟考してみると、鑢の別名である錯子の子を含めたとも思われる（堅磐曰く、作った金銀は粗悪である。私は何度も金丹の製造を試みた。黄金や白銀のようなものは作ることができるが、その性質はとても堅く、打つと割れる。この製薬の内の一品の物が基本で、製造中に気の洩れたのは白銀のように、気の洩れなかったものは黄金のようであるけれども、その実は真の金銀ではなく、白銅と真鍮のようなものであって、服用するには世間の金銀がはるかに優れている。これには深い説があるけれど、それを今ここに書くのは道士の古伝を破るようなものなので、書くことはできない）。

諸芝《しょし》とは石芝《せきし》、木芝《もくし》、草芝《そうし》、肉芝《にくし》、菌芝《きんし》の五芝のことで、その形状が種々に違うものがそれぞれ百数種あるということである。張華の『博物志』に、「名山は、神芝、不死之草を生じる。上芝は車馬の形をし、中芝は人の形をし、下芝は六畜の形をしている」とある（石象芝《せきぞうし》、玉脂芝《ぎょくしし》、九光芝、石蜜芝、石脳芝、石硫黄芝、木威喜芝、日節芝、参成芝《しんせいし》、木渠芝《もくきょし》、黄盧子芝《おうろしし》、尋木華芝《じんもくかし》、玄液華芝《げんえきかし》、黄蘗檀桓芝《おうばくだんかんし》、独揺《どくよう》芝、牛角芝、珠芝、麻母芝、白符芝、五徳芝、龍衘芝《りゅうかんし》などがあって、その効能は『抱朴子』に見られる。芝というものは自然に、人類、舎殿、楼閣、禽獣、虫魚の形になる。肉芝、菌芝の二種類は時折見かけることがあり、私が見たのは肉芝三種類、菌芝は二十六種類である。石芝は非常に少なく、私が見たのは二種で、生じてすぐに石に化したように見受けられた。また芝と名が付くものも多く、芋を土芝といったり、瓜にも霊芝というものが多い。茸にも霊芝と呼ぶものが多くあるが、石耳はもっとも薬になると見えて、『食物本草』に「石耳は石崖《せきがい》の上に生じるもので、天台山、盧山などで採取されるものを霊苑という。方士の間では霊芝と呼んでいる。味は甘く性質はほどよいもので無害であり、長い間食べれば、寿命を延ばして、顔色をよくし、年をとっても変わらない。人を飢えないようにし、大小便もまた少なくなる」などとあって、用法が最も多い。これは俗にいう岩茸である）。

この五芝の中で、石芝の効能は分からない。その他の四芝は珍しい形はしているが、『抱朴子』に書いてあるような確かな効験はない（石芝には毒がないので服用してよい。肉芝、菌芝、草芝には毒のあるものもあるから、みだりに服してはならない。というのは、近年、肉芝と菌芝の二つを得て服用し、異病を発して死んだものが二人いるので、みだりに用いて生命を失うことを恐れるのである）。

五玉《ごぎょく》とは水精《すいしょう》（水晶、水玉、石英ともいう。また玻瓈《はり》も水玉というが、別のものである）、玻瓈《はり》（別名を頗黎《はり》という）、宝石（別名を采石という）、琅玕《ろうかん》（別名を青珠、石珠、石闌干、郎干という）、珊瑚（別名を珊玕という）、これを五玉といい、また、五色の玉ともいう（『書経《しょきょう》』の「舜典《しゅんてん》」にも五玉という語が見える）。

仙人の五玉というのは五石英で、どれも六面六方を削ったような形状で光沢がある。長さ五、六寸のものを佳品とする。その黄端白稜であるものを黄石英といい、赤端白稜であるものを赤石英という（『列仙全伝』の霊寿光の伝に、「朱英丸を得る」とある朱英は、この赤石英である。また劉京の伝にも、「雲母、朱英を受餌してこれを服用する」とある）。青端赤稜の物を青石英といい、黒い艶光があるのを黒石英といい、白くて透明なものを白石英という。その質がそれぞれ自性であるものはすべて白石英という（英の字は瑛と書く場合もある。『列仙全伝』に黄初平が「白石を見た」といい、曹仙媼が「白石を取って煮てこれを食べた」といい、白石生が「白石を煮て食糧とした」、また焦先が「年齢は百七十で常に白石を食べる」といい、陵陽子が「五石脂を採り、これを服用する」とあるのは、この白石英のことである。さてまた、『雲笈七籤』の巻の七十四、「太上巨勝腴の五石英を煮る法」の中に、「白素飛竜というのは白石英である」と、石英の異名が出ている。また白灰に焼く石も白石というが、過ってこの石を食せば大いに害がある）。

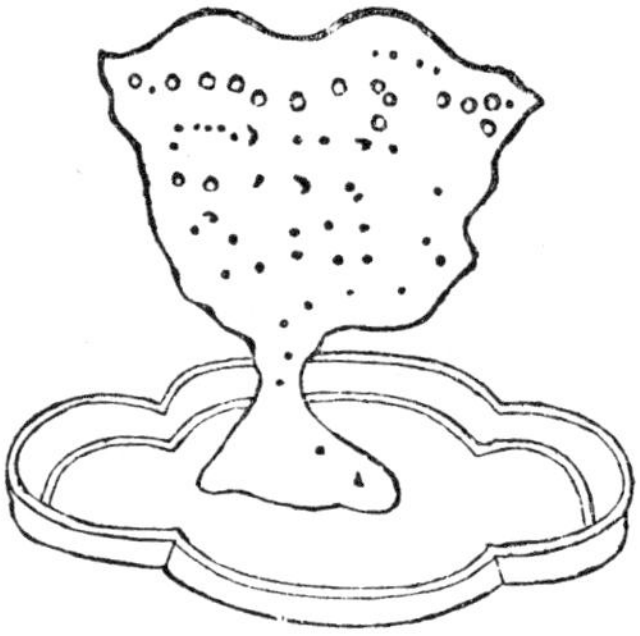

玻瓈

この五石英はどれもその効能は同じで、味は甘く、性質は微温で、消渇、陰痿〔陰茎が勃起しない病証〕、不足、欬逆《がいぎゃく》〔咳やしゃっくり〕、肺痿《はいい》〔肺結核〕、肺癰《はいよう》〔肺に癰瘍ができる病証〕を治す。しかし長く服用すれば害があるといわれている（『医学入門』に、「白石英は味は甘く、性質は辛温で、咳を止め、胸を暖め、渇煩を止め、肺痿癰〔肺結核と肺壊疽〕を治療する。諸痺を除き、水を利し、陰を強め、魄魂を定める。石色は白で英華がある。無毒で胸膈を暖める者は胸膈が久しく寒くなり、風寒湿痺を治し、小便を利し、五臓を補う。大きさは指くらいで、長さは二、三寸、六面が削ったようである。白徹光亮の物は上に五色が見られる。白と紫の二石を薬に入れ、火で煆《や》き、七度醋《さく》に淬《ひた》し、水で飛《ちら》して用いる」とある）。

さて、精液は五臓の英華であるという説がある。また精液を玉液ということもあり、精液を五玉また五石英とも呼んでいる道書もあるので、注意して読むように。

雲母《うんも》は既に前条に解釈した。

明珠《めいしゆ》とは真珠（珍珠《ちんしゆ》、蚌珠《ぼうしゆ》、蠙珠《ひんしゆ》ともいう）で、石決明《あわび》や蚌蛤《はまぐり》から出る珠で、世間に多い。『本草』を見ると、「真珠は味は鹹にして甘で、性質は寒。厥陰肝経《けついんかんけい》〔十二経脈のひとつ〕に入り、故によく魂を安んじ、魄を定め、目を明かにし、聾《ろう》を治す」とも、『医学入門』には、「珍珠は性質は寒で、煩渇を除き、心を鎮め、痰を墜《おと》す」とある（伊勢から出る真珠は蝛蛖《あこやがい》の珠である。尾張から出るのは浅蜊《あさり》貝の珠で、鰒《あわび》の真珠ではないため、最上とはいい難い。また焼いて粉として用いる人がいるが、その真性を失うため、よくない。服用するには削って細かい粉にし、金箔と共に餌服するとよい。その効能は大いにある）。

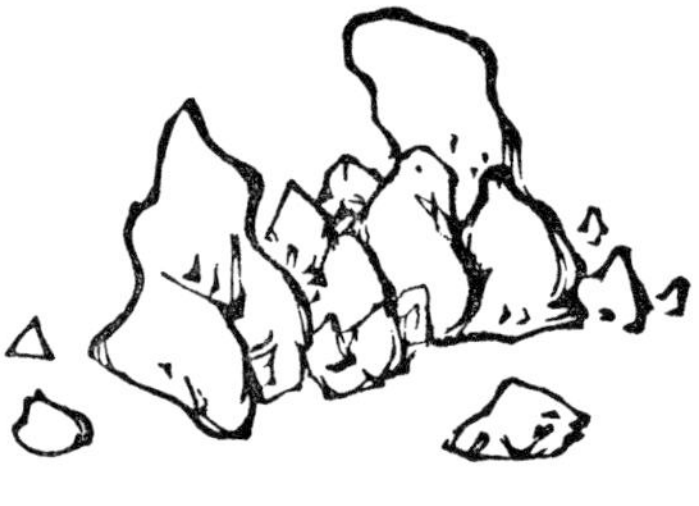

雄黄

雄黄《ゆうおう》は（石黄《せきおう》、熏黄《くんおう》、黄金石《おうごんせき》、黄金種、生金ともいう）、味は苦く性質は寒で毒がある。

『三才図会』に、「雄黄は、鼠瘻《そろう》、悪瘡および痔を治し、精物、悪鬼、邪気、百虫の毒を殺す。百毒を殺し、百邪を辟《さ》ける。人がこれを帯びれば、鬼神は敢えて近づかない。山林に入れば虎狼は伏し、川河を渡れば毒に冒されることはない。また、既にその毒にあたった者にこれを塗ってもよい。銅につけると金となり、銀を金に変える（ただし、銀や銅に雄黄をつけると、色が変じて金のようになる）」とあり、雄黄は服薬に用いることは少ない。これを仙薬に入れたのは金丹を作る材料としてであろう（この雄黄を足に塗れば、山野で蝮蛇の害に遭うことはなく、また癬瘡《せんそう》〔たむしの一種〕に塗っても時に効能があるが、小児に用いるのを禁じているのは、内に引くためであろう。さてまた『列仙全伝』に出た陶弘景の伝に、「神符秘訣を得るに及んで、神丹が成るといってよい。もしも薬物がなければ、常に黄金、朱砂、曾青、雄黄などの物を給う。そして飛丹を合成する。その色は霜雪のようである。これを服用すると体が軽い。常に服用してまた効験がある」とある。さて、この薬品は、そのまま調和して服用しても、延年の薬にはならないようで、『抱朴子』「雑応巻」に「雌丸《しがん》は雌黄、曾青、礬《ばん》石、磁石を用い、雄丸《ゆうがん》は雄黄、丹砂、石胆を用いる。しかし、これは延年には益がない」とある）。

太乙禹余糧《たいいつうよりよう》（『本草』を見ると「禹余粮は会稽山の中に多く見られる。彼の人がいう、昔、禹王が、ここに会稽人を集めて功績を評定し、その余った食を江中に棄てて薬とした。よって禹余粮という。蒒草《しそう》もまた禹余粮というが、これは草の実であって同名異薬である。真の禹余糧は池や沢、また山や島に生じ、石の中の細粉は麺のように黄色で蒲黄《ほおう》のようである。堅く凝結して石のようなものは石中黄という。まだ凝結してない黄濁水は石中黄水という。この三つは同じものである。太一余粮はまた石脳《せきのう》、禹哀《うあい》といい、太山《たいさん》の山谷に生じる。その石の形状は、薄い層が重なっていて、深紫色の中に黄土色が入っている。性質は熱く、冬に余粮のあるところは雪が最初に消える。この物が禹王の食の余りとするのは根拠のない噂である」とある）は、大禹が山に行って食糧が乏しくなったとき、この珍石が服餌できることを知り、採って食糧に充てて、その余りを棄てたという故事から俗に禹余粮と名づけたということである。

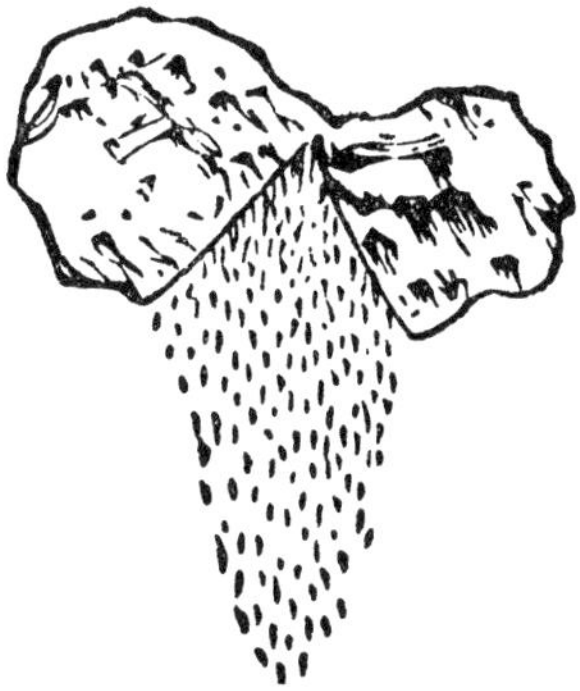

太乙禹余糧

この物には三種類あって、中に鉄砂が混じったものを下等（これはみだりに食してはならない）、黄粉の入ったものを中等（これは常の薬に用いた）、黄粉に五色の透明な砂の混じったものを上等とする（『三才図会』に「禽余糧は味が甘く性質は寒で、手足の陽明血分の重剤である。澀《しぶ》る性質を持ち、下焦［三焦のひとつ。臍から陰部あたりまで］前後の諸病を治す。長く服用すれば寒暑に耐え、身を軽くし、寿命を延ばして老いない。太一余糧、石中黄水ともに効能は同じである」とある。石中黄水とは、禹余糧がまだ堅くなっていない時に含まれる酸味のある水で、これを石中の黄水という。『列仙全伝』に「黄子陽は後魏の人である。長生の秘訣を知る。博落山の下に住むこと九十余年、ただ桃皮を食し、石中の黄水を飲む」とある)。

『抱朴子』「雑応巻」に「朮《おけら》を服用し、黄精、また禹余糧を日に二度食べれば、人の気力を増し、重い荷物を持って遠くまで行くことができ、身が軽くなって疲れない」とある（「黄精、また禹余糧」とあるのは、二つを別々に服用するかのように見えるが、そうではない。黄精に禹余糧の黄粉を厚く塗って、青竹に入れて猛火の中で焼き、その竹が破れたら取り出して、水で灌いで橙の油に漬け服用する、と介象《かいしょう》の服用法にあるから、別々に二つを服用するのではない)。

石中黄子《せきちゅうおうし》とは禹余糧の一種であり、黄粉の禹余糧よりも黄色である。これは石中あるいは黄土の山から出る。その出たばかりの時は柔らかいが、二時ばかり日の光に当てると堅くなるため、柔らかいうちに服用するのを最上とする。

『抱朴子』「僊薬巻」に、「石中黄子はいろいろなところにあるが、泌水山に最も多いとされている。大石の中にあると、その石は常に湿潤で乾かない。その石を数十回叩いて採取する。大石の中にあるものは、赤黄色く、卵の殻の中味のようにとろりとしている。これは即座に飲まなくてはならない。すぐに飲まないと、たちまち堅く凝結して服用できなくなるので、堅くならないうちに飲む。すでに凝結してしまった場合、粉末にして服用する。一つの石を打ち破ると、多いものは一升ほど採取できる。少いものでも数合はある。頓服すること。一度に多くを得ることができなくとも、相継いでこれを服用し、その前に服用した分量と合わせて三升になれば、千歳の寿命を得る。ただし、多く服用しようとしても、なかなか得難いのが悩みである」と記されている。

また『五雑俎』に「泰山に太乙余糧がある。これを見れば石である。石の上に甲がある。甲の中に白がある。白の中に黄がある。相伝えるところによれば、太乙は禹の師である。かつてこれを服用してその余ったものを棄てたため、このような名が付いたという。また石中黄子とは、余糧のまだ凝結していないもので、水に溶けているので生卵のようである。また会稽に石がある。重畳として裹を包み、中に粉の麺のようなものがあり、禹余糧という。皆、欬逆を治し、癥瘕《ちょうか》〔積聚と同じ。主に下焦の病気〕を破り、恐れる。おそらくこれは同じ物であろう。その黄白二色と、産する所の地が異なるので、これを分別しているだけである」とある（さて、土佐国高知市内字山田町にある県社八幡宮の内陣に納められている石中墨子という宝石がある。大きさは鴨卵ほどで、二つに割れている。その中は梅の核のようなへこみがあり、その色は石決明《あわび》のように光っている。その中に黒い膏薬に似たものがある。これは仙人の上薬で、日本ではこの一品があるだけである。これは中新町に住む柳原氏の奉納したものである）。

石桂《せきけい》とは（別名を石桂芝という）石芝の一種類であって、石穴の中に生じ、枝がある。桂樹に似ているが、石である。高さは五、六寸から一尺にも及ぶ。実に光沢があり、味は非常に辛い。これが日本で産出されたという話は聞かない。

『抱朴子』「僊薬巻」にも「石桂芝は名山の石穴の中に生じ、桂樹に似ているが実は石である。高さは一

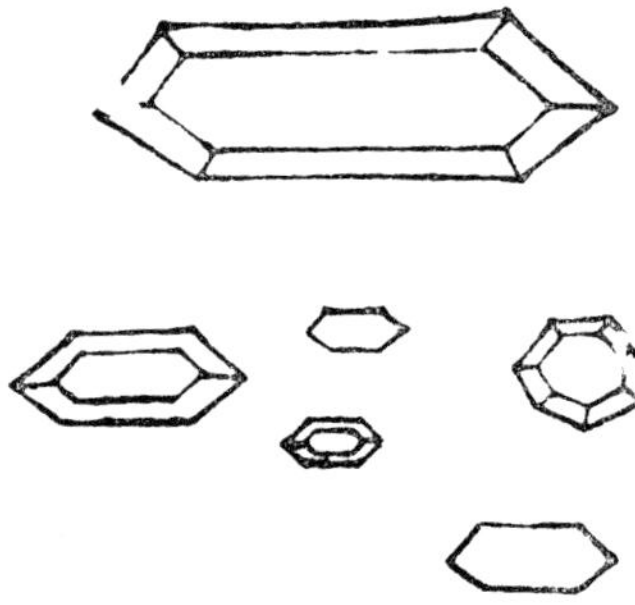

紫石英

尺ばかり、大きさは直径一尺、光っていて味は辛い。枝のような筋があるがこれを搗いて一斤服用すれば千歳の寿命を得る」とある。

また『捜神記』に「彭祖は殷の時代の大夫である。姓は銭《せん》、名は鏗《こう》云々。商末〔殷の末年〕に至り七百歳と号した。常に桂芝を食した」「彭鏗は常に桂芝を食し、八百歳」とある。

石英《せきえい》とは紫石英《しせきえい》のことであり、その色は淡い紫である。透明で、五稜がある。両頭は矢尻のようであり、水で煮ると色はますます紫となる。その透明な様子は水精のようであり、味は甘く性質は温で、心腹、欬逆、邪気を治し、上は心を鎮めて怯えをなくし、下は肝を益して枯を去る。血海〔子宮〕が虚寒で不妊症の女性がこれを服用すると子ができるという（紫石英は稜《かど》のないものは効能が薄い）。

石脳《せきのう》（石飴餅《せきいべい》とも、化公石《かこうせき》、石脳神随芝《せきのうしんずいし》とも、石髄《せきずい》ともいう。『列仙全伝』に王烈、字《あざな》長久が「石髄を得たが、飴のようだった」とか、厳青に神人が石髄の服用法を教えた、などとある石髄とは、この石脳のことである。また同書の渉正の伝に「石脳小丹を服する」とある。『抱朴子』に「石脳芝は滑石《かっせき》の中に、石中黄子のような状態で生じる。ただし、すべての滑石の中にあるわけではない。大滑石を千個ばかり打ち破って、ようやく一枚が得られるくらいである。

破った石の中から始めて出たときには五色の光明があって、独りでに動く。一升を服用すれば千歳の寿命を得る」とある）とは、石芝の一種であって滑石の中に生じる。形状は石中黄子と似ており、一升を服用すれば長生を得るという。気味は甘く性質は温で、風寒［風と寒が結合した病邪］、虚損、脚疼を治し、五臓を安んじ、気を益すに用いる薬である。方面の数が多いのを上品とする。

石硫黄《せきいおう》（黄牙《おうげ》、黄硇砂《おうどうさ》、陽侯《ようこう》、将軍《しょうぐん》ともいう）は、『本草』を見ると、「硫黄は千石の下に伏生する。陽気の溶液が凝結してできる。その性は大熱で、硫黄の産するところには必ず温泉があって、硫黄の気を作す。自然に黄色で中まで瑩浄《えいじょう》なもの、物命に似たものは貴い。硫黄は七十二石の将であるため、将軍という。ただし硫黄には二種類あって、石硫黄は琉球の山中に生じ、土硫黄は広南に生じる。これを嚼んだ場合に音がしないものを佳とする」とある（これは烽火《のろし》において黄煙を作り、また焼木に塗るものであって、日本のいわゆる由王である。その気味は酸っぱく性質は温で毒がある。婦人の陰蝕［婦女子の陰部に掻痒、疼痛のある病証］を治し、病虫を殺し、生で用いれば疥癬を治すと『本草』に出ている）。

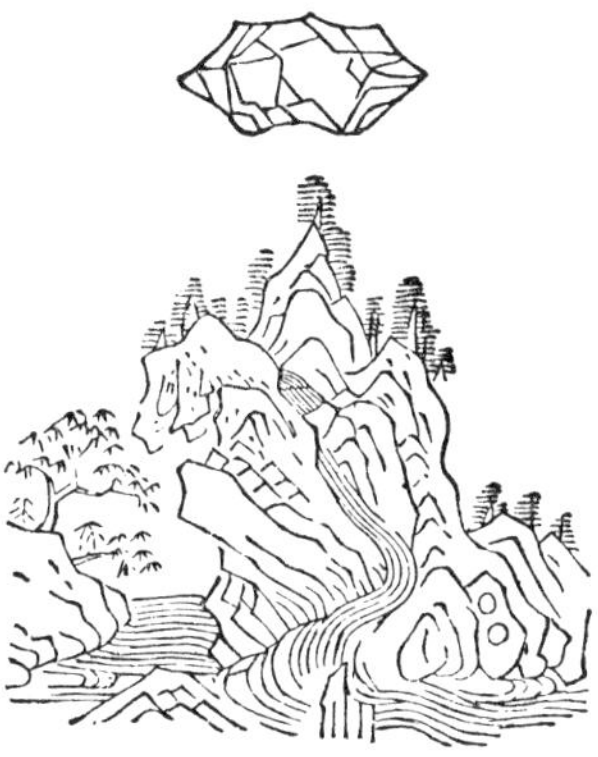

石　硫　黄

　この石硫黄にも二種類あり、ひとつは石硫青《せきりゆうせい》といって瘡を治すのに用いる。もうひとつは石硫赤《せきりゆうせき》（石亭脂《せきていし》、石硫丹《せきりゆうたん》、石硫芝《せきりゆうし》ともいう）といい、硫黄の多くが赤いものである。仙人の用いる物はこの石流芝で、これは消石と合わせて黄金を作る補薬に用いる物である。

『抱朴子』に、「石硫黄芝は五岳すべてにあるけれど、箕山《きざん》が多いとされる。その地方の言い伝えによれば、許由は箕山に来てこれを服用して長生した。故に富貴を望むこともなく、堯から天下を譲ると言われても受けなかった。硫丹というのは石の赤精であって、恐らくは石硫黄の類である」とある。

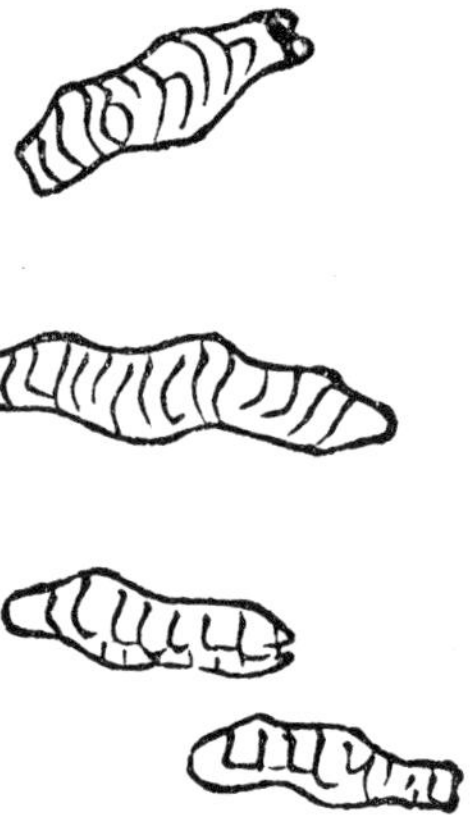

曾青

石粭《せきい》は石粭の書き誤りである。粭の字は辞書にないので、粭の間違いである。粭は飴と字義が同じである。つまり、石飴《せきい》である。石飴は本名を石脳といい、既に説明した。こういう類のことは『抱朴子』には多い。

曾青《そうせい》は『本草』に、「銅を産出するところで、年月を経ると生じる。形は黄連のようでそれがつらなっている。また蚯蚓《みみず》の糞のようで稜《かど》がある。色が深く波斯《ペルシア》の青黛《せいたい》のようで、層をなして生じる。これを打つとき、金属のような音がするものは本物である。これは銅礦中に生ずる。石緑《いわろくしょう》の道を得たものであり、東方の正色（青）を得たものである。曾青は鉄に塗ると色が銅のようになる。曾青（味は酸、性質は小寒）は目を治す。その言葉の意味は空青《ぐんじょう》（金青）と同じである」とある。

松栢《しょうはく》（松について既に説明しているのでここでは触れない。周の制に松を公とし、柏を伯とし、これを伐るものを杍《し》とした。杍は木工であるという説はあるが、杍の説は信じがたい。漢武帝は柏を将軍に封じ、唐武后は栢を五品太夫に封じ、秦の始皇も松を封じたことがある。さて本文に、「次は則ち松栢脂茯苓」とあることに基づいて、松脂と茯苓とに効験のあることを説明すると、『雲笈』巻七十七、方薬の条に、「太清飛仙法」と題して、「方にいう、松脂、茯苓をそれぞれ十二斤用意し、まず茯苓を水に漬けること十七日、朝ごとに水を換え、満日曝し乾かし、また上等の酒二斗で茯苓を漬けること七日間、出して曝して乾燥させる。これを一ヶ月に一斤食べる。また、松脂を取り、錬って苦臭汁を取り去り、火でこれを温め、茯苓の中に入れて治めれば合和する。白蜜を加えて混ぜ、これを服用すること月に各々一斤であれば、百日で身が軽くなり、二百日で寒熱が去り、三百日で風頭眴目《けんもく》が去り、六百日で顔色は衰えず、七百日で面黒が去り、八百日で黒髪が生じ、九百日で灸瘢が滅し、千日で両目がよく見えるようになり、二千日で顔色が易《か》わり、三千日で行に跡が無く、四千日で諸痕が滅じ、五千日で夜でも物を視ることができ、六千日で肌肉が易わり、七千日で皮脈が蔵《かく》れ、八千日で精神が彊《つよ》くなり、九千日で童子が薄く、万日で形が自ら康《やすら》かである、二万日で神明に通じ、三万日で白日に影が無くなり、四万日で坐すれば在り、立てば姿を消す。日々服食して忘れてはならない。但し万日を過ぎれば、自在に名を変じ、姓を易え、天に昇るばかりである」とある。これは松脂と茯苓を尊んで、その功験を千倍にして言っていることであって、右の能書の通りには行かないことは必定である。私の父の友人三人がこの法に従って製造し、三年間怠ることなく服用していたが、三人共に茅《つばな》の根に食い合って、三人同時に中風を発し、貴重な命を失ったことが実際にあった。私が実見したことであるから書いておく。よって松脂、茯苓を服用する間には、茅の根を服用してはならない。茅の根が茯苓に食い合うか、松脂に食い合うかは分からないが、いずれにしろ食い合うことは確かであるから大いに忌まなければならない。また茯苓に茅の根が食い合って水気〔水腫〕の病を発し、松脂が茅の根に食い合って腸満〔腹膜炎や腹水の起きる症状〕の病を発して死んだ人も実際にいるから、おそらくはどちらとも食い合うのではないだろうか。これは書物には見えないが、実地において分かったことである。茅の根を三人が服用したわけは、『本草』に「茅の根は味は甘く性質は寒で、服食して穀を断つと大変よい。伏熱〔一定期間を過ぎて発熱する病〕除き小便を利する。であるから諸血、噦逆《えつぎやく》〔しゃっくりと嘔吐〕、喘急、消渇を止め、黄疸、水腫を治す、良物である」とあるのを信じ、辟穀のために服用したようだ。生兵法は大疵の基であるというのも、あながち誣言《ぶげん》ではない）。

『本草』に、「松柏は百木の長とされる。木はどれも太陽に向かって伸びるが、栢は陰木で、あたかも磁石の針が北を指すように、西を指す。よって字は白に従う。白とはすなわち西方である。俗に栢と書く。この木は非常に堅く、霜雪を畏れず、寿命の長い木である。その葉は側向して生えるため、側柏《そくはく》ともいう。栢子仁は甘辛く性質はほどよいものであって、肝経〔十二経脈のひとつ〕気分の薬である。また腎を潤す。その気は清香で心腎に透《とお》り、脾胃を盛んにする。まさに仙家の上品薬である（倭人は、栢に対して榧《かや》の訓を当てている。恐らくは、柏と栢とが同字であることを知らないのである）」とある。

また、『抱朴子』「対俗巻《たいぞく》」に、「ある人が私を非難して言う、人間の中に老子・彭祖がいるのは、あたかも木の中に松・栢があるようなものです。長命は生まれつきで、どうして学んで得られるでしょうか。抱朴子が言う、造化を陶冶《とうや》することにおいて人より優れたものはいない。だからその浅い段階の者でも万物をうまく利用し、その深い段階に至った者は長生久視するのである。上薬が寿命を延ばすことを知っているので、その薬を服用して仙人になろうとし、亀鶴の長寿することを知っているので、その導引に倣って長生きしようとする。松栢の枝葉は他の木とは違い、亀や鶴の形は他の生き物と違っているが、老彭は他の人と変わらない。異類ではないのにこれだけ寿命が長いのは、道を得たからであって、生まれつきではないのである。木は松栢に倣うことはできないし、生き物は亀鶴から学ぶことはできない。だから短命だというだけである。人が賢明に老彭の道を修めれば、老彭と同じく長生きできるはずである」ともある（また同巻に、「千歳の松栢は、四方に枝が広がり、上の梢が長くなく、遠くから見て笠を伏せたようなものがあれば、その中に生き物がいる。あるいは青牛のようであり、あるいは青羊のようであり、あるいは青犬のようであって、あるいは青人のようであって、すべて千歳である」。また、「僊薬巻」に、「木芝についてであるが、松脂が地中に浸み入って千年すると茯苓となり、茯苓が一万年経つとその上に蓮の花に似た小木を生ずる。これを木威喜芝《もくいきし》という」とあるが、松脂が茯苓になる説は信じ難い。また同巻に、「三千年を経た松樹の枝で、樹皮の中に聚脂があり、龍のような形をしたものを日飛節芝という。大きなものは重さ十斤、粉末にして服用し、十斤を飲み尽くすと五百歳の寿命を得る」、また、「樹齢千年の栢木の下根は、坐った人のような形をしている。長さ七寸で、切ると血が出る。その血を足の裏に塗れば、水の上を歩いても沈まない。これを鼻に塗って水に入ると、水はこれを避けるので、淵底に留まることができる。体に塗れば姿を隠すことができ、再び姿を現そうとするときは、この血を拭えばよい」などとある。さてまた『列仙全伝』に、「牟羅漢《むらかん》は眉の人で、名は安という。岷山に行き、上清坂を登っているとき、髭を生やした男に遇った。男は安を見て笑って言った。お前は飢えているのに、どうして栢子を食べないのだ。男はそう言うと、栢子を摘み、口に放り込んだ。すると、再び姿が見えなくなった。それから安は火食しなくなった」とも、また「李長《りちょう》は滄州から盂県に来た。日にただ十の棗と栢葉の小餅を食べるだけであった」ともある。堅磐が言う、この書の前後に注記されている草木の根の中でも、人の形をした物は、効能が大きい。諸々の事物を記した『五雑組』の中にも、「易にいう、莧陸《けんりく》なり。夬《きめ》るべきを夬る。陸は商陸《やまごぼう》である。下に死人があれば上に商陸がある。よってその根の多くは人の形をしている。俗に樟柳根《しょうりゅうこん》というものがそれである。これを取る方法は、静かな夜の人のいないとき、油で梟《ふくろう》の肉を炙《あぶ》って、これを祀り、火が群がり集まるのを待つ。その後にその根を取って家に帰り、符を用いて七日煉ると、言葉を喋るようになる。またの名を鬼神の意味を取って、夜呼《やこ》という。この草には赤白の二種がある。白いものは薬となり、赤いものは鬼を使う。もし誤ってこれを服用すれば、必ず死ぬ」という。これも食物の一端であるから書いて置く）。

また『三才図会』に、「側柏葉《そくはくよう》は味は苦く性質は微温で、吐血、衄血《じくけつ》［鼻血］、痢血、および赤・白崩血［ながち・こしけ］を治す。常服すれば五臓の虫を殺す。人に益がある。その葉を採って月建［北斗七星の杓子形の柄が指す方向］の方角に随い、多く取れば月令の気［生まれ月の精気］を得る。これは補陰［陰虚証を治療する方法］の要薬である。長くこれを服用すれば、大いに脾土［脾臓は五行の土にあたる］を益し、肺を滋する。元旦にこれを酒に浸せば、邪を辟ける」とも、また、『千金方』巻の八十二、「栢実ヲ餌ム方」に、「二升の栢子仁を搗き、粉にする。これを酒四升に漬け、混ぜて泥のようにする。白蜜二升と棗膏三升とを入れ、搗いて丸くする。そこに乾地黄の粉末と白朮の粉末各々一升を混ぜて、梧子の大きさに丸める。これを二十日間、三十丸を一日二回服用すれば、どんな病気も癒える」という。ここで一升というのは、日本の一合三勺三撮強に相当する。また、宋代の一升は日本の四合七撮強、一両は日本の二銭七分八厘に当たるという。

茯苓《ぶくりょう》は松の根に付いて生ずる物である。拳のような形に固まって繋がっている。大きな物では数斤にもなる。赤白の二種類がある。別名を伏霊《ぶくりよう》（伏兎《ぶくと》、不死麪《ふしめん》、松腴《しようゆ》とも）いう。その茯苓を抱き、あるいはその中を貫く物を茯神《ぶくじん》という。これを取るには、鉄の大きい錐《きり》を松根の側の地面に刺す。茯苓があるときは、錐が固く入って抜けなくなるので、掘って取るという。

『本草』を調べると「茯苓は甘く淡い。性質は温、浮いて升る。陽である。赤は瀉で、気分に入り、白は補で、血分に入る。効能は五つある。一は小便を利し、二は津液を生じ、三は腠理《そうり》〔肌の肌理《きめ》〕を開き、四は虚熱を除き、五は瀉《しや》〔下痢〕を止める。ただし、陰虚の者には斟酌しなくてはならない。茯苓皮は、水腫《すいしゆ》、膚脹《ふちよう》を治し、水道を開き、腠理を開く。茯苓神は風眩《ふうげん》〔眩暈《めまい》〕、驚悸《きようき》〔心悸亢進〕、多恚怒〔怒り憤ることが多くなること〕、善忘〔健忘症〕を治す。心を開き、智を益し、魂魄を安んじる」とある。

仙人の食料に用いるには、茯苓を蒸して水に漬け、次に三日の間、陽に晒す。これを三度繰り返し、酒に入れて固く封をし、百日後に服用するという。このようにして常に服用すれば、飢えず、寿命を延ばして身体を健固にすると『医薬全書』にある。

『五雑俎』に、「任子季《にんしき》は茯苓を服し、身が軽く、姿を隠した」とある。

また『赤松子服茯苓法』には、「白茯苓を取り、蒸して晒すこと三回、蜜に浸して用いる」とある（人参と調合して用いる人もいる）。

茯苓を服用する間は、米酢をはじめ、酸味のあるものはすべて、大いに忌む。

さて、また『列仙全伝』に、「武攸緒《ぶゆうしよ》は則天皇后の従子である云々。中岳に登り、ついに隠居する。赤箭《せきせん》、茯苓を服用する」とも、また、「陶弘景《とうこうけい》は、字は道明といい、秣陵《まつりよう》の人である云々。上表して禄を辞すことを帝に許された。毎月茯苓五斤と白蜜二升を給せられ、これを服餌とした云々」とある。

また『千金方』巻の八十二に、「餌茯苓方」と題して、「茯苓十斤の皮を除き、酒に漬けて密封し、十五日後に酒から出して服用する。搏棊《はくき》のようである。一日に三回、細かくしたものを方寸の匕で服用する。茯苓を食べるには、湯で四、五回煮るか、あるいは六、七日水に漬ける」とある。また茯苓膏を製する方法として「茯苓は洗って皮を除き、松脂を二十四斤、松子仁を十二斤、栢子仁を十二斤用意する。右の四味を決まりどおりに錬り、松栢仁は錬らずに搗いて篩《ふるい》にかけ、白蜜二斗四斤を銅器の中に入れ、湯を入れて微火で一昼夜煎じ、薬が下りてきたら、混ぜ合わせる。さらに微火で七日七夜煎じた後、小棗ほどに丸める。それを毎服七丸、日に三回服用する。穀を絶ちたいのであれば頓服すれば食べたくなくなる。身が軽くなり、目がよくなり老いない」とある。『千金翼方』では、これを凝霊膏《ぎょうれいこう》と名づけている。

また『抱朴子』に、「任子季は茯苓を十八年の間服用し、仙人や玉女は任子季に従った」とある。

地黄《じおう》は一名を地髄という。

『本草』に、「地黄は二月に葉を生じ、地面に延び広がるさまは車前《おおばこ》の葉に似ている。上に皺の模様があって、光沢がある。葉は深い青で、小芥葉《しょうかいよう》に似て非常に厚く、Y字型の岐《また》がない。高いものは一尺あまりにおよび、低いものは三、四寸である。葉中に茎を隠す。上に細毛がある。茎の梢に小筒子の花が開く。花は油麻の花に似て紅黄色。また、黄色い花のものもある。小麦粒のような実を結ぶ。根の長さは四、五寸、細いものは手の指くらいである。皮は赤黄色で、晒し乾かすと黒くなる。生のものを水に浸して、浮くものを天黄《てんおう》といい、半ば浮き半ば沈むものを人黄《にんおう》といい、沈むものを地黄という。沈むものを薬として用いる。生芐《しょうこ》（地黄の別名である）は、虚して熱がある病人はこれを用いるとよい。清酒、麦門冬を得るのもよい。また生芐は葱《そう》、蒜《さん》、蘿蔔《らふ》を忌む。また銅鉄器を忌む」とある。

生地黄は血熱あるものに用いる。熟地黄（酒に漬けて乾かしたもの）は、腎を補い、血を補う効能がある。このため腎虚血衰に有用である。道家に熟地黄、茯苓、烏胡麻《くろごま》の三品を調合して用いる法がある（これは辟穀に用いる法と考えられる。さて『列仙全伝』に、「山図《さんと》は隴西《ろうせい》の人である。若いころ、馬に乗ることを好んだ。あるとき馬に踏まれて脚を折った。山中の道人に遭い、地黄、苦参を服用することを教わった。一年間服用すると、脚が癒えて身が軽くなった」とあり、また『抱朴子』に、「楚文子《そぶんし》は地黄を服用すること八年にして、夜に見ると光って見え、手で車弩を上げた」とある。さて『本草洞詮』に、「熟地黄を薑汁で炒ると、膈〔心と脾の間。横隔膜〕に泥《なず》まない。しかし地黄のしっとりとしたものは、ただちに下焦に達する。陰を養う薬は、これに及ぶものはない。薑《しょうが》の汁を用いなければ、非常に辛く、その効能を失う。ただ砂仁《しゃにん》を以て酒を混ぜ、九回蒸し、九回晒す。思うに地黄の性が泥むのは砂仁を得ることにある。これは芳しくて五臓の気を和合し、丹田に帰宿する。ここに地黄を用いて精微なものを得るのである」とある）。

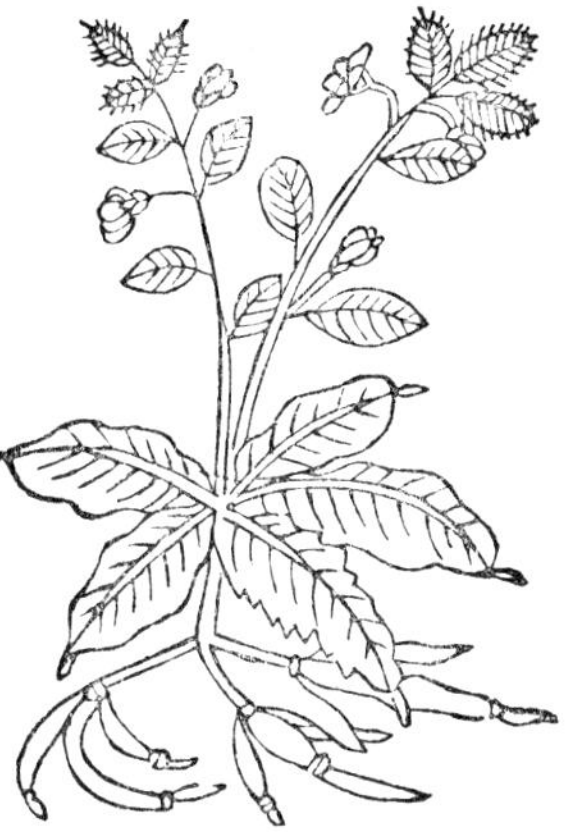
地黄

麦門冬《ばくもんどう》は異名が多く、虋冬《もんどう》、不死草、禹韭《うきゅう》、階前草、忍《にん》凌《りょう》などの名がある。秦ではこれを烏韭《うきゅう》、また玄韭ともいい、他にも種々の名があるが、今ここにすべての名を書くのは難しい。斉では愛韭《あいきゅう》、楚では馬韭《ばきゅう》、越では羊韭《ようきゅう》といった。また禹余糧の名を残している。昔、大禹が洪水を治めたとき、穀物が乏しかったため、草根木葉薬石の食べられるものを集めて糧としたが、後に穀物が食べられるようになると、集めたものを棄てるものが多かったため、草木石には禹余糧と称するものが多い（張華の『博物志』に、「どうして海上にある草を篩《し》と名づけたのか。その実は食べられる。大きな麦のようである。七月に実り、熟したものを自然谷、あるいは禹余粮という」とある。また『本草』では、土茯苓を仙遺粮あるいは草禹余粮といっている。また麦門冬を不死草といい、巻栢《けんはく》もまた不死草という）。このように名が同じでありながら物が異なるものも、名は異なっていながら品の同じものも多くあるので、名前だけでみだりに論じてはならない。

また『本草』では、麦門冬を忍冬《にんどう》と称し、俗にこれを尉之鬚《じょうがひげ》ともいい、またこれを誤って女郎之須《じょろうがひげ》ともいう。

また『救荒食物考』では、小天門冬という。また天門冬《てんもんどう》の別名を虋冬《もんどう》、顚勒《てんろく》、顚棘《てんきょく》、天棘《てんきょく》、万歳藤、地門冬、進門冬、淫羊藿《いんようかく》、菅松《かんしょう》などという。虋冬は麦門冬の別名と同じである（『本草』に、「天門冬を服用する際に鯉を食べるのを禁ずる。誤って食べて毒に当たった場合は、萍《うきくさ》の汁が解毒となる」とある。『列仙全伝』に、「甘始は太原の人である。気を行《めぐ》らして飲食しなかった。間に天門冬を服し、房中法を行う」とも、また李真の『華山録』に、「麦門冬を服用して道を得た」とある）。麦門冬は湿草で、天門冬は蔓草であるのに、名前が同じなのは、その根の形によるものだろうか。詳しくは分からない。

『本草』を見ると、「麦門冬は叢生する。葉は韭のようであり、莎草《しやそう》に似て青い。長さは一尺余に及ぶ。一年中枯れない。根は黄白色で、麦のような鬚がある。四月に紅蓼花《こうりようか》に似た淡紅色の花を咲かせる。冬季に実を作る。緑色で丸く、珠のようである。四月に根を採り、肥沙地にこれを植える。その種もまた蒔くことができるが、成長は遅い。根の肥大したものを好いものとする。浙中《せつちゆう》から来たものは大変上等で、葉は韭に似て縦文が多く、かつ堅くしなやかなものを異とする。根は微苦微寒で、地黄《じおう》、車前を使《し》とし、苦参《くじん》、木耳《もくじ》を畏れ、款冬《かんとう》を悪む。また根の一品は肺熱を治す効能がある。専ら泄出して収取しない。気が弱く、胃寒の人は服用してはならない。肺中に伏火で脈気が絶ちそうな場合を治癒する。五味子《ごみし》、人参を加え、三味を生脈散《しようみやくさん》という。麦門冬は必ず心を抽出除去しなければならない。さもないと人を煩わせる」とある。

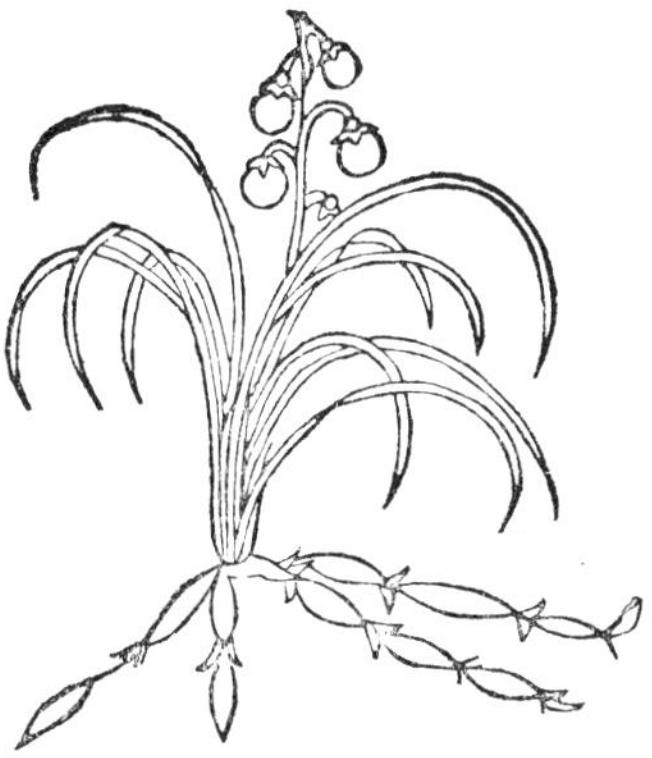

麦　門　冬

仙人が麦門冬を餌服する場合には、蒸して水に浸して、その皮を取り去り、また蒸し、水に浸すこと三日にして、水から出し、日に晒すこと二日で、酒と氷糖とで煎じ服用する趣を、龍雷神人（筑前の人である）の『異境問答』に載せている。

さて右にあげた文中に雄黄、禹余糧、雲母、麦門冬がある。雄黄は黄金を作り、また長命を得るための補薬に用いることがある。思うに右にあげた薬品は絶穀に用いたのである。

それは尹喜の法を『雲笈七籤』巻の七十七に伝えて、「文始先生絶穀」などと題している。その法に、「雄黄半両（細かく研く）、禹余糧一両、雲母粉一両、白礬《はくばん》一両（焼灰）、麦門冬一両（心を除き焙る）。右の薬を搗《つ》き羅《つら》ね粉末として錬り蜜を和し、一千回、杵で搗いて丸め、梧桐子《ごとうし》ほどの大きさにする。薬を服用する場合には、先ず牛、羊肉の羹《あつもの》、稲米飯を作り、飽きるまで食する。そして翌朝、三十丸を服用する。井華《せいか》水でこれを飲み下す。一ヶ月ぐらいは飢えない」とある。これは真伝と思われるので、ここに引き出し載せた。

またこの外にも、雲母、松脂、茯苓の三味を製して絶穀し、葱涕、桂皮、茯苓を製して絶穀し、雲母、硝石、蜜を以て絶穀し、赤松子、雲母、白蜜を煉って絶穀し、雲母粉、天門冬、蚕屎を以て絶穀し、黒豆、大麻、棗を以て絶穀する等、種々の辟穀の法はあるが、行って効験を得ない法が多く、また薬味の多く用いたものが『道蔵』にも出ているが、実際に行うことはできない。また良方も薬味の少ないものの中にはあるが、人々は一時の応験を試みて、一ヶ月ばかりで効果のないときは、倦んで棄てるために効果があることはない。効がなければ誹謗して笑う。これを下士《かし》とも蒭狗《すうく》ともいうのである。

木巨勝《もくきよしよう》とは、木芝《もくし》と巨勝《きよしよう》の二つを、芝の字を抜いて記したものである。木芝とは『抱朴子』に、「木渠芝は大木の上に寄生する。蓮の花のように九茎が一に叢生する。その味は甘く辛い」とある類をいう。巨勝は別名を子勝《ししよう》、方茎《ほうけい》、狗蝨《くしつ》、油麻《ゆま》、脂麻《しま》といい、葉を青蘘《せいじよう》と称し、茎を麻䵨《まかい》という。これは漢王が張騫《ちようけん》を大宛《だいえん》国に遣わして初めて得たもので、胡国の麻であるので胡麻《えみす》という。黒白赤の三種がある。黒いものを玄巨勝《くろごま》とも烏角勝ともいう。辟穀の術にはこれを用いる。この黒胡麻は『本草』に、「甘く性質はほどよい状態で、気力を益し、肌肉の成長をよくし、髄脳を満たし、筋骨を堅め、耳目を明らかにし、肺気を補い、心驚を正し、大小腸を利し、久しく服用すれば老いない」とある。

『雲笈七籤』巻七十四、「方薬部」に、「太上巨勝腴、五石英を煮る法」と題した文の中に、「雲草玄波は黒巨勝腴である。別名は玄清、卉醴《きれい》華英は蜜である」とある。

この巨勝というのは胡麻の実で、正しくは巨勝子というべきだが、子を略していう。草の中で巨《おお》いに勝れて肥えた子ということから、巨勝子と名づけたようである。また、烏胡麻というのはこれのことである（白赤の二種はここでは必要がないので載せない。また他の物で黒巨勝という物が二種類あり、古人の論があるが、これもまた必要がないのでここでは説明しない。さて『列仙全伝』に、「丁少微《ていしょうび》は亳州の真源の人である云々。宋の太宗に召されて宮殿に登り、金丹、巨勝、南芝、玄芝を献った」ということが書かれている。また『抱朴子』に、「千年の栢木は、その下根が坐した人のようである。長さ七寸、これを刻むと血が出る云々。これに巨勝を混ぜて蝋燭とする。夜に地面を照らし、金玉宝蔵があれば、光が青に変ずる。そして下に垂れる。鍤《すき》でこれを掘る。そこに宝物がある。これを粉末にて服し、十斤を飲み尽せば千歳の寿命となる」とある。また巨勝は別名を芝蔴《しま》という。東垣の『食物本草』に、「芝蔴は大寒にして毒は無い。虚労を治し、腸胃を滑らかにし、風気を行り、血脈を通じ、脳風を去り、肌膚を光沢あらしめる。乳母がこれを食べれば、その子供は永く病を生じ

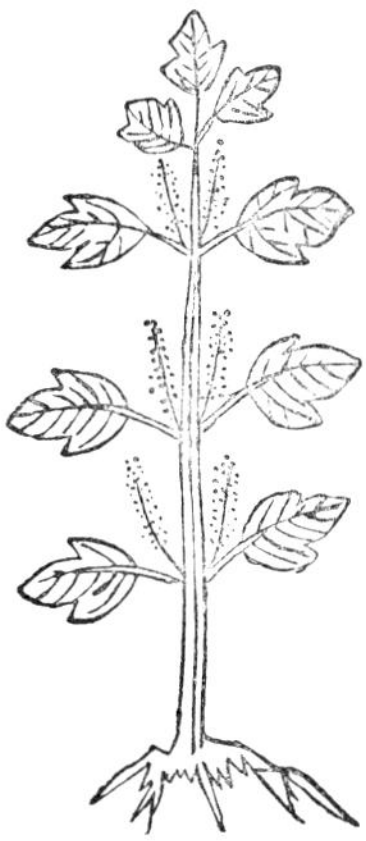

巨　勝

ない。性は寒であって疾を治す。炒れば性が熱して病を発する。蒸して食べれば、性は温であって餓えない。孫真人の方に、虫に咬まれたのを治すのに、生蔴を噛んでこれを塗り、小児の頭面の諸瘡を治すのに、芝蔴を嚼むと伝える。葉は汁を搗き、髪を洗えば、風を去り、垢を除き、髪を常につややかにすることができる」とある。この芝蔴は、真の巨勝が穀物の内に入って、ゴマと呼ばれるので引用した。ただし、これはまた別のものであるが、なお考えなければならない）。

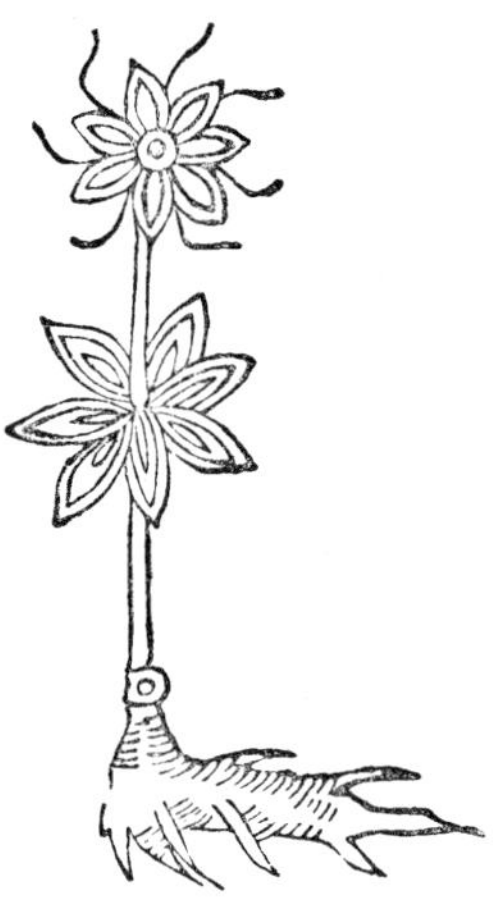
重楼

重楼《じゅうろう》は正しくは金線重楼《きんせんじゅうろう》という。別名に蚩休《しきゅう》、三層草《さんそうそう》、七葉一花、甘休草、草甘遂《そうかんずい》、螫休《せききゅう》、紫河車《しかしゃ》（胞衣《えな》にこの名がある）、重台、金線七葉、重楼金線、白甘遂《はくかんずい》などがある。全てこれを蚤休《そうきゅう》と呼ぶ。深山の陰湿の地に生ずる。一茎が伸び上り、茎は葉の心に当たり、葉は緑色で芍薬《しゃくやく》に似ている。およそ二、三層ごとに七つ葉があり、茎の頭に夏季は花を開く。花は七弁で、金絲の蕊《しべ》がある。長さ三、四寸ばかりである。また五、七層のものもある。根は蒼朮のようであり、外は紫で中は白く粘りがある。これを醋《す》に混ぜて、蝮蛇の噛んだ所に塗るとたちまちにその毒を消し、癰腫《ようしゅ》「悪性のできもの」に塗って即効性があるので、山に入って道を修する人は、必ずこれを庵の側に植えておくという。いまだ食べた例があることを聞かない。

黄連《おうれん》は別名を王連《おうれん》とも支連ともいう。その苗は茶に似て叢生する。一茎に三葉を生じる。高さはおよそ一尺くらいで、冬を越しても萎れず、四月に黄花を開き、六月に実を結ぶ。その実は芹《せり》の実に似て、色もまた黄である。根は珠を連ねたようであり、色は黄である。九節で、堅く重く、打ち合わせて音のする物を上等とする。これには二種類があり（一つは根がまばらで毛がなく、珠があって雁・鶏の爪の形のようであり、堅く、色は深い黄色である。一つは根に毛が多く、珠はなく、中は虚で、黄色である。後者の色は前者に比べるとやや淡い。いずれもその効能においては異なることはない。『列仙全伝』の封衡の伝に、「封衡は、隴西の人である。幼少から道を学び、真訣を得る。黄連を服用すること五十年。山に入って薬を採る。百余年たって郷里に帰る」とある）、味は苦く性質は寒であって、心臓の火を瀉《しゃ》し、中焦［三焦のひとつ。膈下から臍までの部位］の湿熱を去り、諸々の蒼毒を退け、風湿を去り、赤眼がにわかに発するのを治し、中部［腹部］に血が出るのを止め、痢病を治し、多熱を消すなどの効がある（長桑君の『入山法』に、「辟邪丸を持って山に入れば、百邪もその人を犯さない。その処方は、大蒜と黄連を硫黄と和し、これを丸薬とす」という語も見られる）。

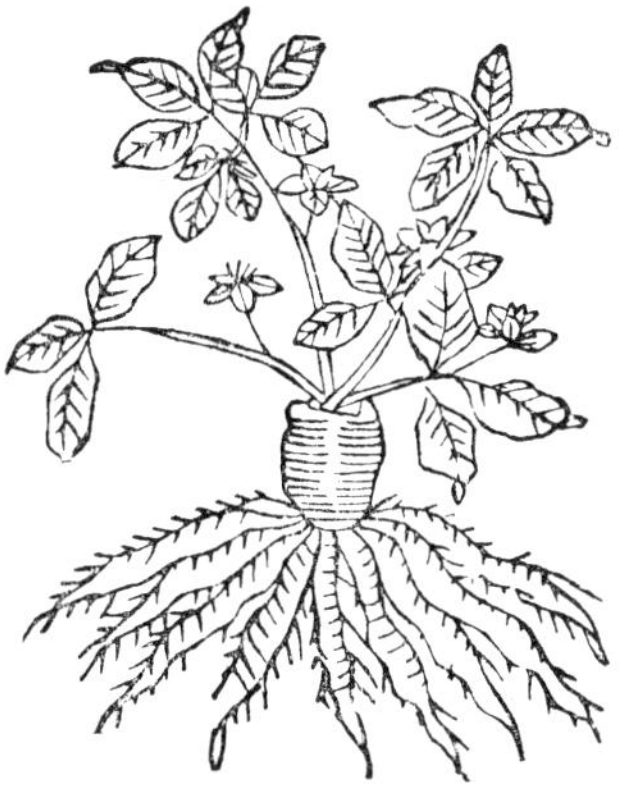

黄　連

石韋《せきい》は別名を石䩾《せきしょ》とも、石皮《せきひ》とも、石蘭《せきらん》ともいって、岩に生えた一葉《ひとつば》のことである。その葉の長いものはおよそ七、八寸で、幅はおよそ一寸余である。表は青く、裏に赤黄の粉毛がある。冬を越しても萎れない。その葉は小便、淋痛およ

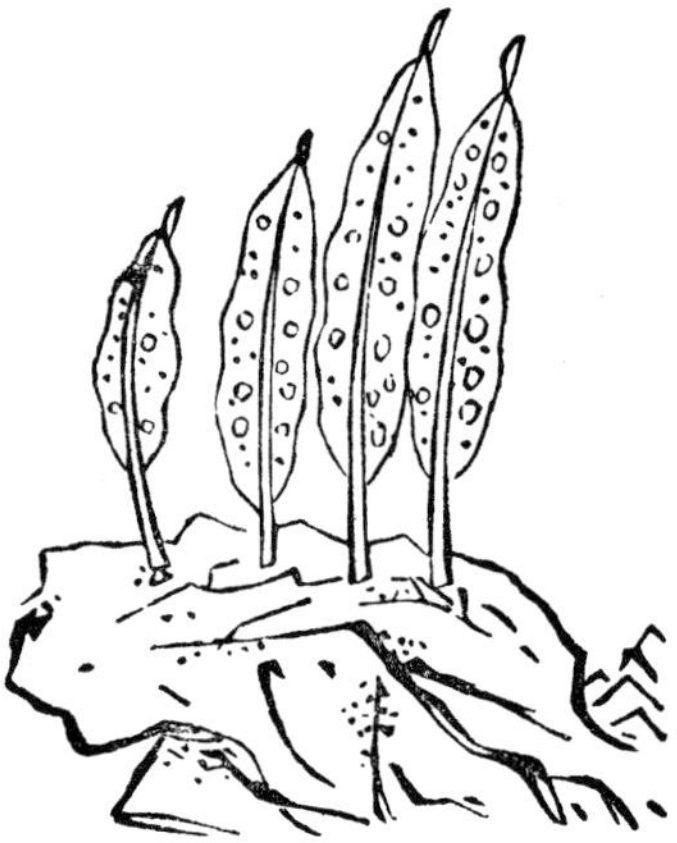
石韋

び便前に血が出るのを治す効能がある（またこの一種を金星草《きんせいそう》といって、梅の木などに多く生じる。その長さは五寸ほどで、幅は二、三分、裏に黄色い星がある。これは顕微鏡で見ると、虫の集合である。一握りを水二合に入れ、一合に煎じて服用すると、淋病を治すと医書に見える）。

また『医学入門』にも、「石韋は苦甘く性質はほどよいもので、毒は無く、労熱を治すのを主とする。淋瀝《りんれき》〔淋病などで小便が出にくくなること〕を通じ、煩を止め、気を下し、悪風を除き、発背には、炒って粉末として酒に混ぜて服用する」ともある（これを用いる場合は、裏の黄毛を取り去って用いる）。石穴に入る時、悪気を払うため、この石韋を陰干しにしたものを灯火とする法もあるが、その製法は詳かではない。

楮実《ちょじつ》は別名を楮桃とも、穀実ともいう。『本草』を見ると、「楮実は甘く性質は寒で、陰痿、水腫を治す。気を益し、肌を充たし、目を明らかにする。長く服用すれば飢えず、老いない。筋骨を壮健にし、虚労を補う」とある。楮は通常の楮ではなく、穀桑である。

東垣の『食物本草』に、「楮実は味は甘く性質は寒で、毒は無い。陰痿、水腫を主り、気を益し、肌膚を充たし、目を明らかにする。長く服用すれば餓えない。身は軽くなり、老いに耐える。初夏に弾丸のような実を生じる。六、七月にようやく深紅色に成熟する。調製してこれを食す。葉は小児の身熱を主る。これを食べると痩せる。ただ湯に入れて、沐浴するとよい。また悪瘡を主る。肉を長じ、皮を生じる。水を逐い、小便を利することを主る。茎は癮疹痒《いんしんよう》［蕁麻疹のかゆみ］を主る。これのみを煮て、湯浴みする。汁は癬に塗ることを主る。また、葉を数枚を入れて猪肉を煮ると、軟らかくなる。栢実と一緒に食べるとよい」とある。

象紫《しょうし》は、純盧《じゅんろ》、地骨《じこつ》、枸棘《くきょく》、苦杞《くし》、天精、甜菜《てんさい》、地仙《ちせん》、枸檵《くけい》、西王母杖《せいおうぼじょう》、却老《きゃくろう》、仙人杖、羊乳《ようにゅう》などの異名がある。これはすなわち枸杞《くこ》である。

『本草』を見ると、「枸杞子は味が甘く、筋骨を堅固にし、老いに耐え、風を除き、虚労を去り、精気を補う。心病、心痛、腎病、消中［多食するのに痩せる病証］を治す。腎を滋し、肺を潤す。その葉は苦甘く性質は涼である。煩を除き、志を益し、五労七傷を補う。皮膚骨節の間の風を去り、熱毒を消し、瘡腫を散じる。飲んで茶に代える」とある。その根の皮を地骨皮といい、気味は甘く性質は淡寒で、正気を補い、吐血を治し、金瘡［外傷］を療し、腎の虚熱を去るという。

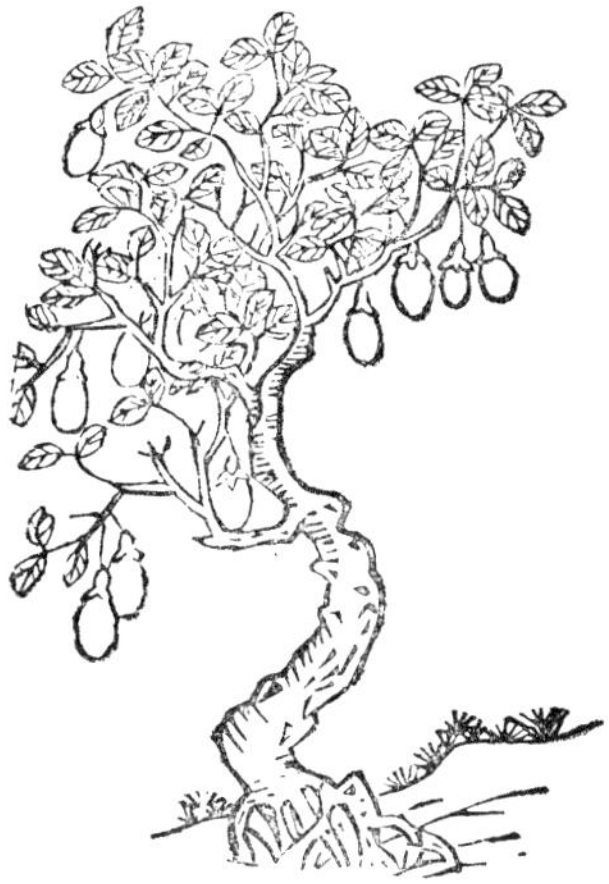
象　紫

『三才図会』に、地仙丹という薬があって、「春、枸杞の葉を採る（これを天精草という）。夏、花を採る（長生草という）。秋、実を採る（枸杞子という）。冬、根を採る（坡骨皮という）。どれも陰干しして一晩酒に浸し、晒し露《さら》して四十九昼夜、乾くのを待って粉末とし、煉蜜を加えて弾丸ほどの大きさに丸める。朝晩各一丸を食する。細かに噛み、沸湯させた水で飲み下す（刺激のあるものではない。味は甘いものを用いるのがよい。刺激のあるものはこれを服用して益がない）。邪熱を除き、目を明らかにし、身を軽くする。ある老人がこれを服用して、百余歳まで生きた。道を行けば飛ぶように走り、白い髪は黒くなり、抜けた歯が再び生じ、陽事は強健であった」とある。

さてまた『五雑俎』に、「千年の人参は根が人の形となる。千年の枸杞の根は犬の形となる。中夜の時に出てきて遊戯する。これを煮て食べれば地仙となることができる。しかしながらこの二物にはなかなか出会い難く、また知り難いのである。相伝えるところによれば、女道士が師弟二人で、深山に居た。その弟子が出ていって井畔に水を汲む。常に一嬰児がいる。それを師に語る。師は抱いて連れてこさせた。すると一本の樹根となった。大いに喜んで、火を用意してこれを煮た。まだ煮えないうちに食糧が尽きたため、師は山から下りて、米を賄う。師が門を出ると、水が溢れて、帰ることができない。弟子は非常な餓えに襲われた。煮ているものの香がよいので、ついにこれを食べ、三日で食べ尽した。水が引いて師が帰ると、弟子はすでに飛昇していた」ということが書かれている（『千金方』巻八十二に、「枸杞の根を服用する法。性を養い、不老を主る。枸杞根を切って一石を、水一石二斗と煮て六斗を取る。澄んで清い。煎じて三升を取る。小麦一斗を乾かし、浄いものを選び、汁の中に入れ、一晩漬け、晒すこと二往反する。汁を出し尽して晒し、乾かし、搗いて粉末とし、酒で方寸の匕の分量を日に二回服用する。一年のうち、二月、八月にそれぞれ合剤する。身はついには老いることがない」とある)。

さてまた薬物には、採る時節があって、『沈存中筆談』に、「古法では、草薬を採るのに、多くは二月、八月の時期を用いる。これは特にそうでなければならないわけではない。二月は草がすでに芽を吹き、八月は苗がまだ枯れないので、採取する者が識別しやすいからである。薬としては必ずしもよい時期ではない。おおむね根を用いる者は、もし宿根があれば、茎葉も一緒に取るとよい。時期に採れば、汁液がすべてその根に帰する。これを試そうと思うなら、蘆菔《ろほく》、地黄などを取ってみなさい。苗がない時に採れば、実であって沈む。苗がある時に採れば、虚であって浮かぶ。その宿根がないものは、苗を成し、まだ花がないときを待ってから採る。すると根が生じて、充足してまだ衰えていない。その根の色は紫草のようである。まだ花がない時に採れば根色は鮮沢であり、花が咲き終わって採れば根色はどす黒い。これがその効である。葉を用いる者は、初めて葉の長さが十分になったときに取る。芽を用いる者は、自ら本説に従う。花を用いる者は、花が初めて開いたときに取る。実を用いる者は、実の成った時に採る。どれも、時月によって採ってはいけない。土気に朝晩があり、天時に違う潤いがあって緑となる。平地で三月に花が咲くのが、深山の中では、四月に花が開く。白楽天が大林寺に遊んだときの詩にいう、人間の四月は花が美しく咲き匂い、尽く山寺の桃花初めて盛んに開く。まさしく常理である」とあるのを考えることだ。

以上、編者が記した所は、実に浅学であって、服餌のすべてを網羅したわけではないが、主な餌物の大要はほぼ書き尽くしたと思うので、拙筆をここで止めることにする。

附言。右に載せた薬物は、調合する際、あるいは合し、あるいは背き、反対相生し、良薬が毒物となることもある。長生久視を求めようとして、かえって貴重な天命を縮める恐れがあるため、左に薬物の畏悪※をいささか書いておく。

※薬物には七情といわれる関係がある。すなわち単行、相須、相使、相悪、相畏、相反、相殺の七つである。ちなみに、単行は、補助薬を用いず単独の薬を使用する場合で、相須は、効能の類似した二薬が相互に協力して薬能を高める関係、相使は、主要薬物の効果を高めるために他薬を補助として用いる関係、相悪は、二薬の配合で相互の薬効を減衰させてしまう関係、相畏は、主要薬物の毒性を他薬が弱める関係、相反は、二薬の配合で毒性が増したり副作用を引き起こす関係、相殺は、二薬の配合で相互の毒性を弱める関係である。

丹砂《たんしゃ》　磁石《じしゃく》と火気とを悪《い》み、鹹水《かんすい》を畏れる。

曾青《そうせい》　菟絲子《とじし》を畏れる。

雲母《うんも》　沢瀉《たくしゃ》を使《し》とする。鮀魚《だぎょ》及び流水《りゅうすい》を畏れ、徐長卿《じょちょうけい》を悪む。

白石英《はくせきえい》　馬目毒公《ばもくどっこう》を悪む。

紫石英《しせきえい》　硬石の膏を使とし、扁青《へんしょう》、附子《ぶし》を畏れ、鮀甲《だこう》、黄連《おうれん》、麦句薑《ばくくきょう》を欲しない。

太乙禹余糧《たいいつうよりょう》　杜仲《とちゅう》を使とし、鉄落《てつらく》、菖蒲《しょうぶ》、及び貝母《ばいも》を大いに畏れる。

諸芝《しょし》　薯蕷《しょよ》を使とする。恒山《こうざん》を悪み、扁青《へんしょう》、茵蔯《いんちん》を畏れる。

麦門冬《ばくもんどう》　地黄《じおう》、車前子《しゃぜんし》を使とする。款冬《かんとう》、苦瓠《くこ》を悪み、苦参《くじん》、青蘘《せいじょう》を畏れる。また天門冬《てんもんどう》は、垣衣《えんい》、地黄《じおう》を使とし、曾青《そうせい》を畏れる。
薯蕷《しょよ》　紫芝《しし》を使とし、甘遂《かんずい》を畏れる。
黄連《おうれん》　黄芩《おうごん》、龍骨《りゅうこつ》、理石《りせき》を使とし、菊花《きくか》、芫花《げんか》、玄参《げんじん》、白鮮皮《はくせんぴ》を悪み、款冬《かんとう》を畏れ、烏頭《うず》に勝ち、巴豆《はず》の毒を解く。
石韋《せきい》　滑石《かっせき》、杏仁《きょうにん》を使とする。また菖蒲《しょうぶ》を得るも良とする。
茯苓《ぶくりょう》　馬藺《ばれん》を使とし、白歛《びゃくれん》を悪み、牡蒙《ぼもう》、及び地楡《じゆ》、雄黄《ゆうおう》、秦艽《じんぎょう》、亀甲《きっこう》を畏れる。茯神《ふくじん》もまたこれに同じ。
栢子《はくし》　牡蠣《ぼれい》、桂心《けいしん》、瓜子《かし》を使とし、菊花《きくか》、羊蹄《ようてい》、諸石《しょせき》、麪《めん》、麹《きく》等を悪む。

以上は薬物を使う者の、畏悪の大略である。ここに漏れたものは本文の注に書いた。

さて、紫石英、白石英、朱砂、雄黄などはみな、光明映徹で色理鮮浄なものを良品とする。これに反して光明映徹でないものは、服用すると、身体が乾燥し、発熱し、口が乾いて、死に至る場合もある。これは許遜《きょそん》真人もそう言い遺している。故に仙薬を服餌し、長命を得ようと思うならば、その師についてよく研究をした上でなくては、素人がみだりに服用すべきでない。それは黄石公《こうせきこう》が張子房《ちょうしぼう》に伝えたという神仙救飢法（仙粉を年月を経た酒に浸し、干しては浸し、浸してはまた干し、ついに一斗の酒を浸し尽す。仙粉とは蕎麦の異名で、目方三匁《もんめ》を用いる。次に寿延《じゅえん》一匁、人参一匁を加えた三品を丸め、南天の実の大きさにし、糯米《もちごめ》の粉を衣にし、一丸を服用すれば三日間飢えることはない。日に一丸を服用すれば気力は常に増し、百病内から発せず、百邪外より入らずという。寿延とは糯米の異名である）を雪竇《せっとう》山寺の老僧に葛向雲《かっこううん》が受けて、これを製して服し、蠣を食べたため、蕎麦に食い合って頓死した。また、晋の劉景先が辟穀不飢法を張正明に伝え（黒大豆と大麻子で製する法）、田螺《たにし》に大麻が食い合って死んだ例がある。このため、同食禁忌をよく覚え、よく薬物の研究を遂げた上でなければ、みだりに服用してはならない。こういう次第であるから、ここに再び同食禁忌を記して、その大要を示す。

【玉石部】

玉泉《ぎょくせん》　款冬花《かんとうか》を畏れる。
玉屑《ぎょくせつ》　鹿角《ろくかく》を悪む。
石胆《せきたん》　牡桂《ぼけい》、菌桂《きんけい》、芫花《げんか》、辛夷《しんい》、白薇《びゃくび》を畏れる。
鍾乳《しょうにゅう》　蛇牀《じゃしょう》、菟絲子《とじし》を使とし、牡丹《ぼたん》、玄石《げんせき》、牡蒙《ぼもう》を悪み、紫石英《しせきえい》、蘘草《じょうそう》等を畏れる。
朴消《ぼくしょう》　石韋《せきい》を使とし、曾青《そうせい》を悪む。
消石《しょうせき》　火を使とし、苦参《くじん》、苦菜《くさい》を悪み、女菀《じょおん》を畏れる。
芒消《ぼうしょう》　石韋《せきい》を使とし、麦句薑《ばくくきょう》を悪む。
礬石《ばんせき》　甘草《かんぞう》を使とし、牡蠣《ぼれい》を悪む。
滑石《かっせき》　石韋《せきい》を使とし、曾青《そうせい》を悪む。

赤石脂《しやくせきし》　大黄《だいおう》を悪み、芫花《げんか》を畏れる。

黄石脂《こうせきし》　曾青《そうせい》を使とし、細辛《さいしん》を恐れ、蜚蠊《ひれん》、扁青《へんしょう》、附子《ぶし》を畏れる。

白石脂《はくせきし》　鷰糞《えんぷん》を使とし、松脂《しょうし》を悪み、黄芩《おうごん》を畏れる。

水銀《すいぎん》　磁石《じしゃく》を畏れる。

殷孽《いんげつ》　防已《ぼうい》を悪み、朮《じゅつ》を畏れる。

孔公孽《こうこうげつ》　木蘭《もくらん》を使とし、細辛《さいしん》を畏れる。

凝水石《ぎょうすいせき》　地楡《じゆ》を畏れ、巴豆《はず》の毒を解く。

陽起石《ようきせき》　桑螵蛸《そうひょうしょう》を使とし、菟絲子《とじし》を畏れ、沢瀉《たくしゃ》、菌桂《きんけい》、雷丸《らいがん》、蛇蛻皮《じゃぜいひ》を悪む。

石膏《せっこう》　鶏子《けいし》を使とし、莽草《もうそう》、毒公《どっこう》を畏れる。

磁石《じしゃく》　柴胡《さいこ》を使とし、黄石脂《こうせきし》を畏れ、牡丹《ぼたん》、莽草《もうそう》を悪む。

玄石《げんせき》　松脂《しょうし》、栢子仁《はくしにん》、菌桂子《きんけいし》を悪む。

理石《りせき》　滑石《かっせき》を使とし、麻黄《まおう》を畏れる。

青琅玕《せいろうかん》　水銀《すいぎん》を得て良し。鶏骨《けいこつ》を畏れ、錫《せき》の毒を殺す。

礜石《よせき》　火を得て良し。棘針《きょくしん》を使とし、虎掌《こしょう》、毒公《どっこう》、鶩屎《ぼくし》、細辛《さいしん》を悪み、水を畏れる。虎掌《こしょう》は天南星《てんなんしょう》とも。

特生礜石《とくせいよせき》　火を得て良し。水を畏れる。

方解石《ほうかいせき》　巴豆《はず》を悪む。

代赭《たいしゃ》　天雄《てんゆう》を畏れる。
大塩《だいえん》　漏蘆《ろうろ》を使とする。

【薬草部】

朮《じゅつ》　防風《ぼうふう》、地楡《じゆ》を使とする。
天門冬《てんもんどう》　垣衣《えんい》、地黄《じおう》を使とし、曾青《そうせい》を畏れる。
麦門冬《ばくもんどう》　地黄《じおう》、車前《しゃぜん》を使とし、款冬《かんとう》、苦瓠《くこ》、苦参《くじん》、青蘘《せいじょう》を畏れる。
女萎《じょい》、萎蕤《いずい》　鹵鹹《ろかん》を畏れる。
乾地黄《かんじおう》　麦門冬《ばくもんどう》、清酒を得て良し。蕪荑《ぶい》を畏れる。
菖蒲《しょうぶ》　秦艽《じんぎょう》、秦皮《しんぴ》を使とし、地胆《ちたん》、麻黄《まおう》を悪む。
沢瀉《たくしゃ》　海蛤《かいこう》、文蛤《ぶんこう》を畏れる。
薯蕷《しょよ》　紫芝《しし》を使とし、甘遂《かんずい》を悪む。
遠志《おんじ》　茯苓《ぶくりょう》、冬葵子《とうきし》、龍骨《りゅうこつ》を得れば良し。天雄《てんゆう》、附子《ぶし》の毒を殺し、真珠《しんじゅ》、蜚蠊《ひれん》、藜蘆《りろ》、馬刀《ばとう》を畏れ、蜷貝を大いに悪む。
菊花《きくか》　朮《じゅつ》、枸杞根《くここん》、桑根白皮《そうこんはくひ》を使とする。
人参《にんじん》　茯苓《ぶくりょう》を使とし、溲疏《しゅうそ》を悪み、藜蘆《りろ》に反す。溲疏《しゅうそ》は枸杞《くこ》である。
甘草《かんぞう》　朮《じゅつ》、乾漆《かんしつ》、苦参《くじん》を使とし、遠志《おんじ》を悪み、甘遂《かんずい》、大戟《たいげき》、芫花《げんか》、海藻《かいそう》に反す。

石斛《せっこく》　陸英《りくえい》を使とし、凝水石《ぎょうすいせき》、巴豆《はず》を悪み、白殭蚕《びゃっきょうさん》、雷丸《らいがん》を畏れる。

牛膝《ごしつ》　熒火《けいか》、亀甲《きっこう》、陸英《りくえい》を悪み、白前《びゃくぜん》を畏れる。

独活《どっかつ》　蠡実《れいじつ》を使とする。蠡実は馬藺子《ばれんし》の異名である。

柴胡《さいこ》　半夏《はんげ》を使とし、皂莢《そうきょう》を悪み、女菀《じょおん》、藜蘆《りろ》を畏れる。

細辛《さいしん》　曽青《そうせい》、棗根《そうこん》を使とする。この棗根とは知母《ちも》である。狼毒《ろうどく》、山茱萸《さんしゅゆ》、黄蓍《おうぎ》を悪み、滑石《かっせき》、消石《しょうせき》を畏れる。藜蘆《りろ》に反す。

菴䕡子《えんろし》　荊子《けいし》、薏苡仁《よくいにん》を使とする。菴䕡子《えんろし》は俗にいう姫蓬《ひめよもぎ》である。細辛《さいしん》、乾薑《かんきょう》を悪む。

菥蓂子《せきめいし》　荊子《けいし》、細辛《さいしん》を得て良し、乾薑《かんきょう》、苦参《くじん》を悪む。

龍胆《りゅうたん》　貫衆《かんじゅう》を使とし、防葵《ぼうき》、地黄《じおう》を悪む。

菟絲子《としし》　酒を得て良し。薯蕷《しょよ》、松脂《しょうし》を使とし、雚菌《かんきん》を悪む。

巴戟天《はげきてん》　覆盆子《ふくぼんし》を使とし、朝生《ちょうしょう》、雷丸《らいがん》、丹参《たんじん》を悪む。

蒺藜子《しつりし》　烏頭《うず》を使とする。

防風《ぼうふう》　乾薑《かんきょう》、藜蘆《りろ》、白斂《びゃくれん》、芫花《げんか》を悪み、附子《ぶし》の毒を殺す。

沙参《しゃじん》　防已《ぼうい》を悪み、藜蘆《りろ》に反す。

絡石《らくせき》　杜仲《とちゅう》、牡丹《ぼたん》を使とし、鉄落《てつらく》を悪み、菖蒲《しょうぶ》、貝母《ばいも》を畏れる。

丹参《たんじん》　鹹水《かんすい》を畏れ、藜蘆《りろ》に反す。

天名精《てんめいせい》　垣衣《えんい》を使とする。

決明子《けつめいし》　蓍実《きじつ》を使とし、大麻子《たいまし》を悪む。
黄連《おうれん》　黄芩《おうごん》、龍骨《りゅうこつ》、理石《りせき》を使とし、菊花《きくか》、芫花《げんか》、玄参《げんじん》、白鮮皮《はくせんぴ》を悪み、款冬《かんとう》を畏れ、烏頭《うず》に勝ち、巴豆《はず》の毒を解く。
芎藭《きゅうきゅう》　白芷《びゃくし》を使とする。
続断《ぞくだん》　地黄《じおう》を使とし、雷丸《らいがん》を悪む。
黄蓍《おうぎ》　亀甲《きっこう》を悪む。
杜若《とじゃく》　辛夷《しんい》、細辛《さいしん》を得て良し。柴胡《さいこ》、前胡《ぜんこ》に反す。
蛇牀子《じゃしょうし》　牡丹《ぼたん》、巴豆《はず》、貝母《ばいも》を悪む。
茜根《あかね》　鼠姑《そこ》を畏れる。鼠姑とは鼠婦《そふ》の別名である。
飛廉《ひれん》　烏頭《うず》を得て良し。麻黄《まおう》を畏れる。
薇蘅《びがん》　秦皮《しんぴ》を得て良し。
五味子《ごみし》　蓯蓉《しょうよう》を使とする。萎蕤《いずい》を悪む。
当帰《とうき》　䕡茹《ろじょ》を悪み、菖蒲《しょうぶ》、海藻《かいそう》、牡蒙《ぼもう》を畏れる。
秦艽《じんぎょう》　菖蒲《しょうぶ》を使とする。
黄芩《おうごん》　山茱萸《さんしゅゆ》、龍骨《りゅうこつ》を使とする。葱実《そうじつ》を悪み、丹砂《たんしゃ》、牡丹《ぼたん》、藜蘆《りろ》を畏れる。
藁本《こうほん》　䕡茹《ろじょ》を悪む。
麻黄《まおう》　厚朴《こうぼく》を使とし、辛夷《しんい》、石韋《せきい》を悪む。

乾薑《かんきょう》　秦椒《しんしょう》を使とし、黄連《おうれん》、黄芩《おうごん》、天鼠糞《てんそふん》を悪み、半夏《はんげ》、莨菪《ろうとう》の毒を畏れる。

葛根《かっこん》　野葛《やかつ》、巴豆《はず》、百薬の毒を削《さく》す。野葛は鉤吻《こうふん》の別名である。

前胡《ぜんこ》　半夏《はんげ》を使とする。皀莢《そうきょう》を悪み、藜蘆《りろ》を畏れる。

芍薬《しゃくやく》　雷丸《らいがん》を使とし、石斛《せっこく》、芒消《ぼうしょう》を悪み、消石《しょうせき》、鼈甲《べっこう》、小薊《しょうけい》を畏れ、藜蘆《りろ》に反す。

貝母《ばいも》　厚朴《こうぼく》、白薇《びゃくび》を使とし、桃花《とうか》を悪み、秦艽《じんぎょう》、礜石《よせき》、莽草《もうそう》を畏れ、烏頭《うず》に反す。これは主治は痰咳に効験を表す。

玄参《げんじん》　黄蓍《おうぎ》、乾薑《かんきょう》、大棗《たいそう》、山茱萸《さんしゅゆ》を悪み、藜蘆《りろ》に反す。

石韋《せきい》　滑石《かっせき》、杏仁《きょうにん》を使とし、菖蒲《しょうぶ》を得れば良し。

栝楼《かろう》　枸杞《くこ》を使とする。乾薑《かんきょう》、牛膝《ごしつ》、乾漆《かんしつ》を悪み、烏頭《うず》に反す。

狗脊《くせき》　蘘薢《じょうかい》を使とし、敗醤《はいしょう》を悪む。

苦参《くじん》　玄参《げんじん》を使とし、貝母《ばいも》、漏盧《ろうろ》および菟絲子《とじし》を悪み、烏頭《うず》に反す。

瞿麦《くばく》　蘘草《じょうそう》、牡丹《ぼたん》を使とし、桑螵蛸《そうひょうしょう》を悪む。

白芷《びゃくし》　当帰《とうき》を使とし、旋復花《せんぷくか》を悪む。

石龍芮《せきりゅうぜい》　大戟《たいげき》を使とし、蛇蛻皮《じゃぜいひ》、呉茱萸《ごしゅゆ》を畏れる。

白鮮皮《はくせんぴ》　桑螵蛸《そうひょうしょう》、桔梗《ききょう》、茯苓《ぶくりょう》、萆薢《ひかい》を悪む。

萆薢《ひかい》　薏苡《よくい》を使とし、葵根《きこん》、大黄《だいおう》および柴胡《さいこ》、牡蠣《ぼれい》、前胡《ぜんこ》を畏れる。

紫参《しじん》　辛夷《しんい》を畏れる。

仙霊脾《せんれいひ》　薯蕷《しょよ》を使とする。

紫菀《しおん》　款冬《かんとう》を使とし、天雄《てんゆう》、瞿麦《くばく》および雷丸《らいがん》、遠志《おんじ》を悪み、茵蔯《いんちん》を畏れる。

防已《ぼうい》　殷孽《いんげつ》を使とする。細辛《さいしん》を悪み、萆薢《ひかい》を畏れ、雄黄《ゆうおう》の毒を殺す。

牡丹《ぼたん》　菟絲子《としし》を畏れる。

白薇《びゃくび》　黄耆《おうぎ》、大黄《だいおう》、大戟《たいげき》、乾薑《かんきょう》および乾漆《かんしつ》、大棗《たいそう》、山茱萸《さんしゅゆ》を悪む。

款冬花《かんとうか》　杏仁《きょうにん》を使とし、紫菀《しおん》を得て良し。皂莢《そうきょう》、消石《しょうせき》、玄参《げんじん》を悪み、貝母《ばいも》、辛夷《しんい》、麻黄《まおう》、黄芩《おうごん》、黄連《おうれん》、黄耆《おうぎ》、青相《せいそう》を畏れる。

女菀《じょおん》　鹵鹹《ろかん》を畏れる。

沢蘭《たくらん》　防已《ぼうい》を使とする。

地楡《じゆ》　髪《はつ》を得れば良し。麦門冬《ばくもんどう》を悪む。

海藻《かいそう》　甘草《かんぞう》に反す。

大黄《だいおう》　黄芩《おうごん》を使とする。

桔梗《ききょう》　節皮《せつひ》を使とし、白芨《びゃっきゅう》、龍胆《りゅうたん》、龍眼芮《りゅうがんぜい》を畏れる。

葶藶《ていれき》　楡皮《ゆひ》を使とし、酒《しゅ》を得るを良しとする。殭蚕《きょうさん》、石龍芮《せきりゅうぜい》を悪む。

甘遂《かんずい》　瓜蒂《かてい》を使とし、遠志《おんじ》を悪み、甘草《かんぞう》に反す。

芫花《げんか》　決明《けつめい》を使とし、甘草《かんぞう》に反す。

沢漆《たくしつ》　薯蕷《しょよ》を悪む。小豆《しょうづ》を使とする。

大戟《たいげき》　甘草《かんぞう》に反す。
鉤吻《こうふん》　半夏《はんげ》を使とし、黄芩《おうごん》を悪む。
藜蘆《りろ》　黄芩《おうごん》を使とし、細辛《さいしん》、芍薬《しゃくやく》、五参《ごじん》に反し、大黄《だいおう》を悪む。
天雄《てんゆう》　遠志《おんじ》を使とし、腐婢《ふひ》を悪む。
烏頭《うず》、烏喙《うかい》　莽草《もうそう》を使とし、半夏《はんげ》、栝楼《かろう》、貝母《ばいも》、白歛《びゃくれん》、白芨《びゃっきゅう》に反し、藜蘆《りろ》を悪む。
貫衆《かんじゅう》　雚菌《かんきん》を使とする。
虎掌《こしょう》　蜀漆《しょくしつ》を使とし、莽草《もうそう》を悪む。
附子《ぶし》　地胆《ちたん》を使とし、蜈蚣《ごこう》を悪み、防風《ぼうふう》、甘草《かんぞう》、黄蓍《おうぎ》、人参《にんじん》、烏韮《うきゅう》、大豆《だいず》を畏れる。
蜀漆《しょくしつ》　栝楼《かろう》を使とし、貫衆《かんじゅう》を悪む。
恒山《こうざん》　玉札《ぎょくさつ》を畏れる。
半夏《はんげ》　射干《やかん》を使とし、皀莢《そうきょう》を悪み、雄黄《ゆうおう》および生薑《しょうきょう》、乾薑《かんきょう》、秦皮《しんぴ》、亀甲《きっこう》を畏れ、烏頭《うず》に反す。
狼牙《ろうが》　蕪荑《ぶい》を使とし、秦艽《じんぎょう》、地楡《じゆ》を悪む。
白歛《びゃくれん》　代赭《たいしゃ》を使とし、烏頭《うず》に反す。
白芨《びゃっきゅう》　紫石英《しせきえい》を使とし、理石《りせき》、李核仁《りかくにん》、杏核仁《きょうかくにん》を悪む。
雚菌《かんきん》　酒《しゅ》を得て良し。鶏子《けいし》を畏れる。
䕡茹《ろじょ》　甘草《かんぞう》を使とし、麦門冬《ばくもんどう》を悪む。
藎草《じんそう》　鼠婦《そふ》を畏れる。

鬼臼《ききゅう》　垣衣《えんい》を畏れる。

夏枯草《かごそう》　土瓜《どか》を使とする。

【薬木部】

茯苓《ぶくりょう》、茯神《ふくじん》　馬藺《ばれん》を使とする。白歛《びゃくれん》を悪み、牡蒙《ぼもう》および地楡《じゆ》、雄黄《ゆうおう》、秦艽《じんぎょう》、亀甲《きっこう》を畏れる。ただし鉄気を悪まない。

栢子仁《はくしにん》　牡蠣《ぼれい》、桂心《けいしん》、瓜子《かし》を使とし、菊《きく》、羊蹄《ようてい》、諸石《しょせき》、麪《めん》、麹《きく》を悪む。

杜仲《とちゅう》　蛇蛻《じゃぜい》、玄参《げんじん》を悪む。

乾漆《かんしつ》　半夏《はんげ》を使とし、鶏子《けいし》を畏れる。

蔓荊子《まんけいし》　烏頭《うず》、石膏《せっこう》を悪む。

牡荊実《ぼけいじつ》　防風《ぼうふう》を使とし、石膏《せっこう》を悪む。

五加皮《ごかひ》　遠志《おんじ》を使とし、蛇蛻《じゃぜい》、玄参《げんじん》を畏れる。

黄蘗《おうばく》　乾漆《かんしつ》を悪む。

辛夷《しんい》　芎藭《きゅうきゅう》を使とし、五石脂《ごせきし》を悪む。菖蒲《しょうぶ》および蒲黄《ほおう》、黄連《おうれん》、石膏《せっこう》、黄環《おうかん》を畏れる。

酸棗仁《さんそうにん》　防已《ぼうい》を悪む。

槐子《かいし》　天雄《てんゆう》、景天《けいてん》を使とする。

厚朴《こうぼく》　乾薑《かんきょう》を使とし、沢瀉《たくしゃ》および寒水石《かんすいせき》、消石《しょうせき》を悪む。

山茱萸《さんしゆゆ》　蓼実《りようじつ》を使とし、桔梗《ききよう》、防風《ぼうふう》、防已《ぼうい》を悪む。
呉茱萸《ごしゆゆ》　蓼実《りようじつ》を使とし、丹参《たんじん》、消石《しようせき》、白堊《はくあ》を悪み、紫石英《しせきえい》を畏れる。
秦皮《しんぴ》　大戟《たいげき》を使とし、呉茱萸《ごしゆゆ》を悪む。
占斯《せんし》　狼毒《ろうどく》を解く。占斯《せんし》は樟《くす》の寄生である。
梔子《しし》　躑躅《てきちよく》の毒を解す。
秦椒《しんしよう》　栝楼《かろう》、防葵《ぼうき》を悪み、雄黄《ゆおう》を畏れる。
桑白皮《そうはくひ》　続断《ぞくだん》、桂心《けいしん》、麻子《まし》を使とする。
黄環《おうかん》　鳶尾《えんび》を使とし、茯苓《ぶくりよう》、防已《ぼうい》を悪む。
石南《しやくなん》　五加皮《ごかひ》を使とする。
巴豆《はず》　芫花《げんか》を使とする。蘘草《じようそう》を悪み、大黄《だいおう》および黄連《おうれん》、藜蘆《りろ》を畏れる。
蜀椒《しよくしよう》　杏仁《きようにん》を使とし、款冬《かんとう》を畏れる。
溲疏《しゆうそ》　漏蘆《ろうろ》を使とする。
欒華《らんか》　決明《けつめい》を使とする。
雷丸《らいがん》　茘実《れいじつ》、厚朴《こうぼく》を使とし、菖根《しようこん》を悪む。
皂莢《そうきよう》　栢子《はくし》を使とする。麦門冬《ばくもんどう》を悪み、空青《くうせい》、人参《にんじん》、苦参《くじん》を畏れる。

【獣部】

龍骨《りゅうこつ》　人参《にんじん》、牛黄《ごおう》を得れば良し。もっとも石膏《せっこう》を畏れる。
龍角《りゅうかく》　乾漆《かんしつ》、蜀椒《しょくしょう》、理石《りせき》を畏れる。
牛黄《ごおう》　人参《にんじん》を使とする。龍骨《りゅうこつ》、地黄《じおう》および龍胆《りゅうたん》、蜚蠊《ひれん》を悪み、牛膝《ごしつ》を畏れる。
白膠《びゃつきょう》　火を得れば良し。大黄《だいおう》を畏れる。
阿膠《あきょう》　火を得れば良し。大黄《だいおう》を畏れる。
犀角《さいかく》　松脂《しょうし》を使とする。雚菌《かんきん》、雷丸《らいがん》を悪む。
羖羊角《こようかく》　菟絲子《としし》を使とする。
鹿茸《ろくじょう》　麻勃《まぼつ》を使とする。
鹿角《ろくかく》　杜仲《とちゅう》を使とする。
麋脂《びし》　大黄《だいおう》を畏れ、甘草《かんぞう》を悪む。

【蟲魚部】

伏翼《ふくよく》　莧実《けんじつ》、雲実《うんじつ》を使とする。
蝟皮《いひ》　酒《しゅ》を得て良し。桔梗《ききょう》、麦門冬《ばくもんどう》を殺す。
蜥蜴《せきえき》　硫黄《いおう》、斑猫《はんみょう》、蕪荑《ぶい》を悪む。
露蜂房《ろほうぼう》　乾姜《かんきょう》、丹参《たんじん》、黄芩《おうごん》、芍薬《しゃくやく》、牡蠣《ぼれい》を悪む。

䗪蟲《そちゅう》　皀莢《そうきょう》、菖蒲《しょうぶ》を畏れる。

蠐螬《せいそう》　蜚蠊《ひれん》を使とし、附子《ぶし》を畏れる。

鮀魚甲《だぎょこう》　蜀漆《しょくしつ》を使とし、狗胆《くたん》、甘遂《かんずい》、芫花《げんか》を畏れる。

鼈甲《べっこう》　礬石《ばんせき》を悪む。

烏賊魚骨《うぞくぎょこつ》　白歛《びゃくれん》、白茇《びゃっきゅう》を悪む。

蟹《かい》　莨菪《ろうとう》の毒、漆の毒を消す。

天鼠糞《てんそふん》　白歛《びゃくれん》、白薇《びゃくび》を悪む。

蛇蛻《じゃぜい》　磁石および酒《しゅ》を畏れる。

蜣蜋《きょうろう》　羊角《ようかく》、石膏《せっこう》を畏れる。

斑猫《はんみょう》　馬刀《ばとう》を使とし、巴豆《はず》、丹参《たんじん》、空青《くうせい》を畏れ、膚青《ふせい》を悪む。

地胆《ちたん》　甘草《かんぞう》を悪む。

馬刀《ばとう》　水を得れば良し。

【食物部】　これは古伝であるが、この中には刺し合わない物もある

猪肉《ちょにく》　生薑《しょうきょう》、蕎麦《きょうばく》、胡荽《こすい》、梅子《ばいし》、炒豆《しょうとう》、牛肉《ぎゅうにく》、麋鹿《びろく》、亀鼈《きべつ》、鶴、鶉等の物を忌む。

牛肉《ぎゅうにく》　黍米《しょべい》、韮薤《きゅうかい》、生薑《しょうきょう》、栗子《りつし》を忌む。

兎肉《とにく》　生薑《しょうきょう》、橘皮《きつぴ》、芥末《かいまつ》、鶏肉《けいにく》、鹿肉《ろくにく》、獺肉《だつにく》を忌む。

麋鹿《びろく》　生菜《しようさい》、鶏《けい》、雉《ち》、蝦《か》を忌む。
鶏肉《けいにく》、鶏子《けいし》　胡蒜《こさん》、芥末《かいまつ》、生葱《しようそう》、糯米《じゆべい》、李子《りし》、魚汁《ぎよじゆう》、鯉魚《りぎよ》、兎肉《とにく》、獺肉《だつにく》、鼈肉《べつにく》、野鶏《やけい》を忌む。十中の九は当ることはないが、当った時は治しにくい。
野鴨《やおう》　胡桃《ことう》、木耳《もくじ》を忌む。
鴨子《おうし》　李子《りし》、鼈肉《べつにく》を忌む。
鵪鶉《あんじゆん》　菌子《きんし》、木耳《もくじ》を忌む。
雀肉《じやくにく》　李子《りし》、醤《しよう》を忌む。
雉肉《ちにく》　蕎麦《きようばく》、木耳《もくじ》、蘑菰《まこ》、胡桃《ことう》、鯽魚《しよくぎよ》、鮎魚《ねんぎよ》を忌む。
鯽魚《しよくぎよ》　芥末《かいまつ》、蒜《さん》、餹《とう》、鹿肉《ろくにく》を忌む。
魚鮓《ぎよさく》　豆藿《とうかく》、麦醤《ばくしよう》、蒜《さん》、緑豆《りよくづ》を忌む。
鱘魚《じんぎよ》　乾筍《かんしゆん》を忌む。
鼈肉《べつにく》　莧菜《けんさい》、芥菜《かいさい》、桃子《とうし》、鴨肉《おうにく》を忌む。
螃蟹《ほうかい》　柿子《しし》、橘子《きつし》、軟棗《なんそう》を忌む。
李子《りし》　蜜《みつ》を忌む。
橙橘《とうきつ》　獺肉《だつにく》を忌む。
棗子《そうし》　葱《そう》、魚を忌む。
枇杷《びわ》　熱麪《ねつめん》を忌む。

楊梅《ようばい》　生葱《しょうそう》を忌む。
銀杏《ぎんあん》　鰻鱺《まんれい》を忌む。
慈姑《じこ》　茱萸《しゅゆ》を忌む。
黍米《しょべい》　蜜《みつ》を忌む。
緑豆《りょくず》　榧子《ひし》を忌み、人を殺す。
莧菜《けんさい》　蕨《けつ》を忌む。
乾笋《かんしゅん》　沙餹《さとう》を忌む。
胡桃《ことう》　酒《しゅ》を忌む。
芥茎《かいけい》　醋《す》に和して食べると歯を損なう。
蓴《じゅん》　醋《す》に和して食べると、骨を萎えさせる。
蓼葉《りょうよう》　生魚に和して食べると、人をして気を脱せしむ。
小蒜《しょうさん》　生魚と同食すれば、気を奪い、陰核疼《いた》む。
大蒜《たいさん》　韮《かい》を作り、鱠肉《かいにく》を食べると、生命を損なう。
紫蘇《しそ》　鯉を食べると毒瘡を生じる。
草石蚕《そうせきさん》　諸魚を食べると吐く。
鯽魚《しょくぎょ》　芥菜を食べると腫疾を発する。
鶏肉《けいにく》　雉肉《ちにく》、鹿肉《ろくにく》を食べると癰疽《ようそ》を生じ、沙餹と同食すれば疳蟲を生じる。

鱣魚《せんぎょ》　蕎麦を食べると音を失う。
鮠魚《きぎょ》　野猪、野鶏と同じく食べると癩を生じる。

以上が同服禁忌の大略である。

また『医学入門』にも、「服薬禁忌　朮《じゅつ》有れば、桃李《とうり》および雀肉《じゃくにく》、胡荽《こずい》、大蒜《たいさん》、青魚《さば》の鮓《すし》などを食べてはいけない。藜蘆《りろ》有れば、狸肉《りにく》を食べてはいけない。巴豆《はず》有れば、蘆筍《ろしゅん》、羹《あつもの》および野猪肉《やちょにく》を食べてはいけない。黄連《おうれん》、桔梗《ききょう》有れば、猪肉《ちょにく》を食べてはいけない。地黄《じおう》有れば、蕪荑《ぶい》を食べてはいけない。半《はん》夏《げ》、菖蒲《しょうぶ》有れば、飴餹《あめ》および羊肉《ようにく》を食べてはいけない。細辛《さいしん》有れば、生菜《しょうさい》を食べてはいけない。甘草《かんぞう》有れば、菘菜《しゅうさい》および海藻《かいそう》を食べてはいけない。牡丹《ぼたん》有れば生荽《しょうい》を食べてはいけない。商陸《しょうりく》有れば、犬肉《けんにく》を食べてはいけない。常山《じょうざん》有れば、生葱《しょうそう》、生菜《しょうさい》を食べてはいけない。空青《くうせい》、硃砂《しゅしゃ》有れば、生血の物を食べてはいけない。茯苓《ぶくりょう》有れば、醋《す》の物を食べてはいけない。鼈甲《べっこう》有れば、莧菜《けんさい》を食べてはいけない。天門冬《てんもんどう》有れば、鯉魚《りぎょ》を食べてはいけない。薬を服用している場合、多く生胡荽および蒜、雑生菜を食べてはいけない。また、諸滑物、果実等を食べてはいけない。また多くの肥猪《ひちょ》、犬肉《けんにく》、油膩《ゆし》、肥羹《ひこう》、魚膾《ぎょかい》、腥《せい》臊《そう》の物を食べてはいけない。薬を服用する場合、死尸および産婦、ひどい穢事を見るを忌む」ともある。

また『和漢三才図会』に、「鉄を忌む薬は二十四種ある。菖蒲《しょうぶ》、龍胆《りゅうたん》、茜根《あかね》、五味子《ごみし》、栝楼《かろう》、麻黄《まおう》、香附子《こうぶし》、芍薬《しゃくやく》、知母《ちも》、牡丹《ぼたん》、石榴皮《せきりゅうひ》、藜蘆《りろ》、商陸《しょうりく》、桑白皮《そうはくひ》、槐花《かいか》、皀莢《そうきょう》、雷丸《らいがん》、桑寄生《そうきせい》、猪苓《ちょれい》、山薬《さんやく》、蒺藜子《しつりし》、桑茸《くわたけ》、楝子《れんし》、何首烏《かしゅう》である。銅を忌む薬は二種ある。辰砂《しんしゃ》、雄黄《ゆうおう》である。銅鉄を忌む薬は四種ある。地黄《じおう》、玄参《げんじん》、益母草《やくもそう》、肉豆蔻《にくずく》である。火を忌む薬は三十二種ある。青黛《せいたい》、犀角《さいかく》、茵蔯《いんちん》、茜根《あかね》、柴胡《さいこ》、木香《もっこう》、羚羊角《れいようかく》、雲母《うんも》、芒消《ぼうしょう》、朴消《ぼくしょう》、滑石《かっせき》、雄黄《ゆうおう》、菊花《きくか》、禹余粮《うよろう》、川芎《せんきゅう》、藍葉《あいのは》、乳香《にゅうこう》、甘松《かんしょう》、桂心《けいしん》、丁子《ちょうじ》、鍾乳石《しょうにゅうせき》、白檀《びゃくだん》、藿香《かくこう》、牛黄《ごおう》、薄荷《はっか》、紫草《しそう》、沈香《じんこう》、薫陸香《くんろくこう》、白芷《びゃくし》、胡椒《こしょう》、麝香《じゃこう》、檳榔《びんろう》である」とある。このほか、禁忌もまた多いが、長くなるのでここで筆を擱くこととする。

明治三十年十一月十五日に筆を採り、同月二十五日の夕に書き終わる。

こけむしの舎堅磐しるす

【附録・延年薬】

著《めどはぎ》＝著は神草である。気を益し、目を明らかにし、聡慧《そうけい》となり、久しく服用すれば、飢えず、老いない。

漏蘆《くろくさ》＝熱毒を消し、血を止め、肌を生き生きさせ、癰疽《ようそ》および痔を治し、蚘虫《かいちゅう》を下す。久しく服用すれば、身を軽くし、寿命を延ばす。

蓬蘽《つるいちご》＝五臓を安んじ、精気を益し、志を強くし、力を倍にし、久しく服用すれば、身を軽くして、老いない。

何首烏《かしゅう》＝神仙の服餌の料である。

絡石《ていかかずら》＝神農氏はこれを上品に列している。筋骨、関節、風熱、癰腫を治し、老いない。寿命を延ばし、神に通じる。

千歳虆《あまちゃ》＝五臓を補い、気を益し、筋骨をつなぎ、肌肉を成長させ、久しく服用すれば、飢えず、神明に通じる。

紫藤子《ふじのみ》＝精気を補い、腎を益し、久しく服用すれば、寿命を延ばし、身を軽くする。ただし実を煎って食べる。

石耳《いわたけ》＝久しく服用すれば、色を益し、老いても顔色が変わらない。眼を明らかにし、精を補い、寿を益す。

菥蓂子《おになづなのみ》＝眼病を治し、五臓を補い、久しく服用すれば、身を軽くして、老いない。

石菖蒲根《せきしょうのね》＝九竅《きょう》を通し、耳目を明らかにし、音声の出をよくし、心智を益し、寿命を延ばす。神仙の霊薬というのは、これのことである。これは飴餹《あめ》、羊肉、鉄器を大いに忌む。

蒺藜子《はまびし》＝『神仙方』に、蒺藜子を粉末にし、二銭を日に三度、間断なく服し、一年を過ぎると、冬も寒くなく、夏も暑くなくなる。二年服用すれば老人も若返り、白髪も黒くなる。抜けた歯も再び生じ、身も軽くなり、穀を辟けて長生する。三十年の失明の眼病を治すという。

西白草《くものたまくさ》＝海岸の潮風の吹く地に生じる。形は貫衆のようで、叢生する。千年を経たものは一つの根に白玉五合をつける。味は大甘でやや苦い。これを七日間陰干しにすると黄色になる。一日に三玉を服し、二年間続ければ、だんだん穀食は減っていき、ついには食べなくても飢えなくなる。この草は『本草』に見えない。

黒胡麻《くろごま》＝気力を強くし、筋骨を堅くし、耳目を明らかにし、肺気を補い、心驚を止め、久しく服用すれば老いない。

黒大豆《くろだいず》＝風熱を消し、毒を解す。久しく服用すれば穀米を絶ち、寿命を延ばす。これを食べる際は、莨麻子《とうごま》および厚朴《こうぼく》を忌む。

黄精《おうせい》＝中を補い、気を益し、五臓を安じ、久しく服用すれば、身を軽くし、穀を絶ち、寿命を延ばす。

榛子《はしばみのみ》＝秦の国に多いため榛という。気力を益し、腸胃を調え、飢えない。体を健やかにし、寿命を延ばす。これに限り、火で煎って食べるのを最もよしとする。この実は朝鮮の産を上品とする。日本の広島より出る物を第二とする。

第五章　白幽仙人長寿法

大宮司朗

禅僧として著名な白隠《はくいん》禅師が、京都北部近郊の白河山中に住む白幽仙人から学んだとされる練丹の秘法がある。白隠は、この秘法によって自らの病を克服し、八十四歳の天寿を全うすることができたという。肉身をもって神仙界に出入したとされる宮地水位翁の親族で、宮中掌典であった宮地厳夫大人は、その著書『本朝神仙記伝』の中で、「本朝の仙家に於て、修練法を伝えたることの委しきもの、本伝に如くは無し」としており、この法は健康長寿法として効験があるばかりではなく、神仙道における修練法としても、かなり有益なものとなっている。

本章では、「内観の秘法」と「軟酥《なんそ》の法」と称される白隠の秘法について紹介する。

白隠は江戸中期の臨済宗の僧で、諱《いみな》は慧鶴《えかく》、号は鵠林《こうりん》である。駿河国浮島（現、静岡県沼津市）に生まれた。父は源義経の家来で勇名高い鈴木三郎重家の子孫の杉山氏である。幼名は岩次郎といい、病弱で、三歳までは歩くこともできなかった。しかし、その記憶力は他に秀で周囲の人を驚かせたという。十五歳のときに、郷里の松蔭寺《しょういんじ》の単嶺《たんれい》和尚のもとで得度し、慧鶴と名づけられた。しかし、師匠が病にかかったため、沼津の大聖寺《だいしょうじ》の息道《そくどう》和尚に随侍する。白隠はその後、仏道に迷いを生じ、文学に心をひかれ、二十歳のとき、美濃国（岐阜県）大垣の瑞雲寺《ずいうんじ》に赴き、文芸家としても名高い禅僧馬翁《まおう》の指導を受けるようになった。

馬翁のもとで『禅関策進《ぜんかんさくしん》』に触れ、禅に深い縁があることを改めて感じて、白隠は本格的に修業を始めた。ついで二十二歳のときに、伊予国（愛媛県）松山の正宗寺《しょうしゅうじ》に至り、逸禅の講じる『仏祖三経』を聞いて深く感銘し、それ以後、『禅関策進』と『仏祖三経』をつねに座右に置いた。

宝永五年（一七〇八）二十四歳のとき、越後国（新潟県）高田の英巌寺《えいがんじ》に赴き、性徹《せいてつ》和尚の苛烈な鉗鎚《けんつい》に耐え、七昼夜、御霊堂に籠って座禅し、遠寺の鐘声を聞いて豁然《かつぜん》と大悟したと感じたが、性徹はそれを真の悟りであると認めなかった。

そこで信濃国（長野県）飯山の正受庵《しょうじゅ》に正受老人（道鏡慧端《どうきょうえたん》）を訪ねたが、正受老人も白隠の悟りを認めなかった。しかし白隠は、機鋒峻烈な慧端の膝下において厳しい修業を続け、ある日托鉢の途次、一老婆に竹箒でしたたか打たれて忽然と悟境に入ることを得、ついに慧端に印可を許された。

白隠はその後、享保一年（一七一六）三十二歳で松蔭寺に帰住し、松蔭寺を本拠として、『臨済録』『碧巌録』などを盛んに提唱した。またその徳を慕う人々に請われて、全国の諸寺を巡錫《じゅんしゃく》し、晩年に至るまで禅の布教に尽くした。

その著書には、『槐安国語《かいあんこくご》』『壁生草《いつまでぐさ》』『藪柑子《やぶこうじ》』『遠羅天釜《おらてがま》』『夜船閑話《やせんかんな》』など、多くのものが残されている。

以上が白隠の略歴であるが、白隠が白幽仙人より神仙の秘法を教わったのは二十六歳のときであった。

白隠は修行の激しさで知られた人だが、その無理がたたってか、二十代の半ばに医者も匙を投げた重病にかかってしまう。いわゆる禅病で、公案を頭で解決しようとするために頭にばかり血がのぼり、全身の血液循環に異常をきたした結果、心身は疲弊し、幻覚が生じるようになる病気である。どんな方法を用いてもその病気は治らず、ついに白隠は白幽仙人のもとを訪ねる。そこで教授された神仙の秘法を実行して自らの難病を治したのである。

白幽仙人は、『本朝神仙記伝』によれば、姓は源《みなもと》、氏は石川《いしかわ》で、その通称、父母、生まれたところは定かではない。山城の国白河の奥の岩屋に住むこと数百年、もと石川丈山の師であったという。文禄年間、この里の老人がしばしばそこを訪ねたが、その容貌は六十歳くらいに見えるのに、訪ねた老人の父母や祖父母の年若いときのことを、目の前に見たかのように語ったという。

その後約百二十年ばかり経て、東山《ひがしやま》天皇の時代に、白隠禅師が難病に罹り、白河の山中に霊寿数百歳を保ち、天文に精しく通じ、医道に通じた仙人のいることを聞いて、宝永七年の正月に、その岩屋を訪ねたのである。そこに住まいする白幽仙人は、総髪は垂れて膝を過ぎ、朱顔は麗しく棗《なつめ》のようであり、太布《ふとぬの》の袍《ほう》を来た老人であった。白隠禅師は自分の病気を告げ、救ってくれることを願った。そのときに授けられたのが、内観の秘法と軟酥の法であった。

白隠は「昔は二、三枚の足袋をはいても足の底が氷雪の中へ浸したように冷たかったのに、今では真冬の厳寒の日であっても、足袋もはかず、炉火で温めなくても温かく、私の年齢は最早古希（七十歳）を越えたけれども、これという僅かの病気もない。それはかの神術の余勲であろうか」とその秘法の効用の一端を記している。

この秘法は白隠禅師一人にだけ効験があったわけではない。白隠が鶴林山松蔭寺に在住することおよそ四十年。その門下には多くの人々が集まった。しかし、鬼神が涙を流し、悪魔をも手を合わせるくらいに峻烈な修業のために、難治の重症を発する者が続出した。そのとき白隠が弟子に授けた法によって、華陀《かだ》、扁倉《へんそう》というような名医でさえも治せないような重病がことごとく治ったという。

白隠はこの法を伝えることによって、当時の鍼灸医薬に見放され、まさに死を待つだけの重症の人でさえも、八、九十名は全快に導いたと自らの体験を記している。またそれを伝え聞いた書肆に請われて、その秘法を記した書『夜船閑話』を著したが、この書を読み、それを実行することによってそのお蔭を被った人も現在まで数えきれないのである。

示寂《じじゃく》する二年前、明和三年に発表された『壁生草』には、その秘法で助かった人の話が記されている。それによれば、当時、僧俗男女を問わず、『夜船閑話』に記されている秘法によって難病や重症が治癒する者が続出した。そのため松蔭寺を訪れ感謝する者が多かった。たとえばあるとき、伊勢松阪の二十二、三歳の若者が訪ねてきたが、その若者の言うことには、五、七年前から難治の重症で百薬も効果がなく、医師にも見放され、死を待つばかりであったという。ところが白隠の著書『夜船閑話』を読んで、そこに記された秘法を実行すると、次第に気力が湧き出て、現在ではこの通り全快しましたというのである。これはひとえに『夜船閑話』のお蔭ですと、過分の土産に金子三両を添え、厚く御礼を言ったという。そうした話が枚挙に暇ないほどにあったというのである。

また禅を修行する人々にとっても、この法は悟りを開くための手助けともなり、また開いた人の悟後の修行法としても最適のものであるとして、白隠は推奨していた。この秘法の効果であったろうか、禅師のもとからは、のちの禅宗に影響を与えた有名な禅僧が続出している。

この秘法については、『夜船閑話』に次のように述べられている。

稿中何の説く処ぞ。曰く、大凡《おおよそ》生を養ひ長寿を保つの要は、形を錬るに如かず。形を錬るの要、神気をして丹田気海の間に凝らしむるにあり。神凝る則《とき》は気聚《あつま》る。気聚る則は即ち真丹成る。丹成る則は形固し、形固き則は神全し、神全き則は寿ながし。これ仙人、九転還丹の秘訣に契《かな》へり。須らく知るべし、丹は果して外物に非ざる事を。千万ただ心火を降下して気海丹田の間に充たしむるに有るらくのみ。

「形を錬る云々」の箇所は、白幽仙人が白玉蟾《はくぎょくせん》という宋の道士の言を引いたものであるが、「心火を降下して気海丹田の間に充たしむるに有るらくのみ」ということが眼目である。これによって、いかに白幽仙人がその伝えたる法において、気海丹田を重要視しているかが判る。これを口語訳すると次のようになる。

本稿の中に、どの様なことが書かれているかというと、万事生命を養って、長寿を保つ秘訣は、まず形を錬るのが一番である。形を錬る秘訣は、神気を丹田気海の間に集め保つことである。神が凝ると気が集まる。気が集まるとそこに真丹ができる。真丹ができると形が固くなる。形が固いときには、神が完全になる。神が完全になると、寿命が長くなる。これは、仙人のいう九転還丹の秘訣に合致する。丹というものは、結局外からの物ではないことを知るべきであり、それゆえひたすら心火を下降せしめて気海丹田の間に充足させるということにあるのだ。

また、「心気を臍輪気海丹田の間に収め守るを以て第一とす」とか、「我つねに心をして腔子の中に充たしむ」などの記載が『夜船閑話』にはあり、気海丹田に心気を充足せしめることの大切さが繰り返され、それを実行するための代表的な方法として、内観の秘法と軟酥の法が示されている。

まず内観の秘法を紹介しよう。この法を実修すると、さまざまな不安、恐怖が消え去り、気力が充実し、体内に生命の躍動を感じるようになる。その結果として、人体の活力、自然治癒力も増大し、現代医学では不治といわれるような病気でさえも癒されるといわれている。病気に至らぬまでも、現代に生きる人々はストレスのためにどこかしら異常があるものだ。しかし、この法を毎日実行すれば、次第に安眠できるようになり、食欲も増進し、快便に恵まれ、快適な毎日が送れるようになる。

さてその方法であるが『夜船閑話』には次のように記されている。

我に仙人還丹《げんたん》の秘訣あり。儞《なんじ》が輩《とも》がら試みに是れを修せよ。奇功を見る事、雲霧を披《ひら》ひて皎日《こうじつ》を見るが如けん。若《も》し此の秘要を修せんと欲せば、しばらく工夫を抛下《ほうげ》し、話頭を拈放《ねんぽう》して先づ須《すべか》らく熟睡一覚すべし。其れ未だ睡りにつかず眼を合せざる以前に、向かって長く両脚を展《の》べ、強く踏みそろへ、一身の元気をして、臍輪《せいりん》、気海、丹田、腰脚《ようきゃく》、足心《そくしん》の間に充たしめ、時々に此の観を成すべし。我が此の気海丹田、腰脚、足心、総に是れ我が本来の面目、面目何の鼻孔かある。我が此の気海丹田、総に是れ我が本分の家郷、家郷何の消息かある。我が此の気海丹田、総に是れ我が唯心の浄土、浄土何の荘厳《しょうごん》かある。我が此の気海丹田、総に是れ我が己身《こしん》の弥陀、弥陀何の法をか説くと、打返し打返して常に斯くの如く妄想すべし。妄想の功果つもらば、一身の元気いつしか腰脚足心の間に充足して臍下瓠然《さいかこぜん》たること未だ篠《しの》打せざる鞠《まり》の如けん。

そして、「右のように内観の秘法を一身に、真剣に修するときには、二、三週間で、いままでの苦痛や、不快、各種の病気が底を払ったように全治するものである。もしもこれが偽りならば、この老僧の首を切り取って持ち去るがよい」とまで断言している。その効果に対する白隠の自信は絶大なものがあるのだ。

さて右の文章だけでは、そのやり方がよく分からない人もおられるであろうから、もう少し現代人にも分かりやすいように説明してみよう。

①まず寝具のうえに天井を向いて横になる。
②目は閉じ、両手両足はゆったりと伸ばし、全身の力をすっかり抜く。この時始めはなかなか力を抜きづ

らいので、手なら手、肩なら肩の力を抜こうとするときはまずその部分に力を入れ、それから息を吐きながらスッと力を抜くとよいだろう。

③次に意識を集中し、一身の元気をそこに充実させるために、気海丹田つまり下腹部、腰、足、足裏の土踏まず（足心）に軽く力をいれ、そのままで、次の言葉を何度でも心の中で繰り返し、心をその句の意味に集中し、精神を統一していくのだ。

イ、わがこの気海丹田《きかいたんでん》、腰脚《ようきやく》、足心《そくしん》、総《そう》に、これわが本来《ほんらい》の面目《めんぼく》、面目《めんぼく》なんの鼻孔《びこう》かある。
ロ、わがこの気海丹田《きかいたんでん》、腰脚《ようきやく》、足心《そくしん》、総《そう》に、これわが本分《ほんぶん》の家郷《かきよう》、家郷《かきよう》なんの消息《しようそく》かある。
ハ、わがこの気海丹田《きかいたんでん》、腰脚《ようきやく》、足心《そくしん》、総《そう》に、これわが唯心《ゆいしん》の浄土《じようど》、浄土《じようど》なんの荘厳《しようごん》かある。
ニ、わがこの気海丹田《きかいたんでん》、腰脚《ようきやく》、足心《そくしん》、総《そう》に、これわが己身《こしん》の弥陀《みだ》、弥陀《みだ》なんの法《ほう》をか説《と》く。

つまり、自分のこの気海丹田、腰脚、足心はまさに自分の本来の面目（姿）である。その面目にはどんな鼻の孔がついているか。また、これは自分の永遠の生命の住むべき故郷である。故郷であれば、その便りはどうか。また、これは自己の心のなかにある浄土である。浄土とすれば、その荘厳さはどうか。また、これは自分の本当の姿としての自分の中にある阿弥陀仏である。それならば、その阿弥陀はどんな説法をしているかということを絶え間なく思い続けるのである。

この文句を心の中で唱えているときにさまざまな雑念が湧いてきても、それに気をとられてはいけない。

ただひたすら繰返しこの四句を唱えていると、悠久な天地とともにある自分、また宇宙の中に溶け込み、広がりゆく自分が感じられ、自ずから、清浄で澄みきった神秘的な境地に自然と入っていく。

通常は一回三十分ほど続ければよいだろう。もっとも、夜であれば、そのまま自然に通常の眠りに入って朝目覚めればよいわけで、非常に手軽な瞑想法なのである。

この方法は妄想雑念にとらわれることなく、ひたすら臍下丹田に心気を集中統一して全身全霊を善き思想で充たすのである。善き思想とは「本来の面目」「本分の家郷」「唯心の浄土」「己身の弥陀」である。自らの本来の素晴らしい姿をそこに悟るのである。

しかし、頭で考えるというのではなく、その意識は気海丹田に凝らし、そこに練り込んでいく。「至人は常に心をして下に充たしむ」とか「元気をして常に下に充たしむ」と『夜船閑話』にはあるが、頭の中に充たせば心火逆上で心身が不調となる。心火を降下して気海丹田に充たすのである。

自らの丹田こそ自分の「本来の面目」であり、「本分の家郷」であり、「唯心の浄土」であり、「己身の弥陀」なのである。精神を丹田に集中して、何度もこれを思念すれば、おのずから丹田に自然な力が入り、呼吸は深い腹式呼吸となってくる。その結果として、臍の下が瓠《ひさご》のように丸くなり、しかもきりっとしまって篠竹で打たない前の鞠のように固くなるのである。丹田を意識することによって自然と行われてくる腹式呼吸、これにもこの内観の秘法の持つ効能の一端があるものと思われる。

次に軟酥の法を紹介しよう。酥というのは、牛とか羊の乳を煮詰めて濃くした飲み物であるが、ここでは非常に貴重な仙人の薬と考えるとよかろう。もっともそんな仙薬を用意しなければならないというわけではない。すべてのものは、心の現れであるという仏教の大いなる原理、それは専門的には唯心の所現というが、その原理を用いるのだ。心のなかで想像するもの、それが唯心の所現という原理によって実際に存在するものと変わらなくなるのである。『夜船閑話』では次のように説明している。

酥を用るの法、得て聞ひつべしや。幽が曰く、行者定中、四大調和せず、身心ともに労疲することを覚せば、心を起して応《ま》さに此想を成すべし。譬《たと》へば色香清浄の軟酥鴨卵《おうらん》の大さの如《ごと》なる者、頂上に頓在《とんざい》せんに、其《その》気味微妙にして、遍《あまね》く頭顱《ずろ》の間にうるほし、浸々として潤下し来て、両肩および双臂《そうひ》、両乳、胸隔の間、肺肝、腸胃、脊梁《せきりよう》、臀骨《どんこつ》、次第に沾注《せんちゆう》し将《も》ち去る。此時に当て胸中の五《ご》積六聚《しやくろくじゆ》、疝癖塊痛《せんへきかいつう》、心に随て降下すること、水の下につくが如く、歴々として、声あり。遍身を周流し、双脚を温潤し、足心に至て即ち止む。行者再び応《ま》さに此観を成すべし。彼の浸々として潤下する所の余流、積り湛へて暖め蘸《ひた》すこと、恰《あたか》も世の良医の種々妙香の薬物を集め、是を煎湯して浴盤の中に盛り湛へて、我が臍輪已下《いか》を漬け蘸すが如し。此観をなすとき、唯心所現の故に、鼻根乍《たちま》ち希有の香気を聞き、身根俄《にわか》に軟酥を受く。身心調適なること、二三十歳の時には遥に勝れり。此時に当て積聚を消融し、腸胃を調和し、覚へず肌膚《きふ》光沢を生ず。若其《もしそれ》勤めて怠らずんば、何《いず》れの病か治せざらむ、何れの徳かつまざらむ、何れの仙か成ぜざる、何れの道か成ぜざる。其功験の遅速は、行人《ぎようにん》の進修の精麁《せいそ》に依るらくのみ。

これも分かりやすく書くと次のようになる。

白隠は、白幽仙人に向かって「軟酥を用いる法とはどういうものですか」と尋ねた。それに対する白幽の言葉は次のようなものであった。

修行するものが禅定中に四大が調和せず、身心ともに疲労を感じたならば、心を奮い起こして次のように観想するがよい。

色も香りも清らかで、軟らかな滋養たっぷりの酥の鴨卵大のものを、頭上に置いたと想像する。その気味は徴妙で、それが頭蓋骨を通して脳を潤し、それが次第に潤すようにして下へ降りてきて、両肩および両腕におよび、さらには左右の乳から胸中の心臓、そして肺、胃、腸、肝、さらには背骨、尾骨までも次第に潤していく。このときに、実は五臓六腑の血液の滞りや疝癖塊痛が心に随って水が低きにつくように降りていく。このようにして、軟酥の溶けたものが全身をめぐり流れ、そして両脚を温かに潤し、最後に足の裏にまできて止まる。修行者はこの観想をふたたび実行すること。

このように浸々として潤し下った余流が積り湛えられ、温め浸すことは、あたかも世の良医が種々の妙香の薬物を集めて、これを湯で煎じて浴盤の中に盛り湛えて臍から下を浸すようなものである。

このような観想をすれば、一切は心の現れであり、鼻には妙香を嗅ぎ、身体には軟らかなものが肌に触れるような心持となる。そのため身も心も快適となり、体の調子は二、三十歳のときより遥かにすぐれていることが感得できる。五臓六腕の気血の滞りは溶けて消え、胃腸は調和し、いつのまにか肌の色がつやつやと光沢が生ずる。

もし怠ることなくこの観法に精を出せば、どんな病気も治らないということはない。どんな徳行をも積むこともできるし、どのような道も成就する。その効果の現れ方に遅い速いがあるのは、修行者の精進の綿密であるか否かにあるだけだ。

右の法を実行しやすいように整理して説明すると次のようになる。

①まず、清い色、清浄な香りのする鴨の卵くらいの大きさの丸い仙人の薬が頭の上にのっていると想像するのである。

②その神仙の絶妙な働きをもつ仙薬は、バターなどが熱で溶けて流れるように、しだいに体温で溶けて柔らかくなり、頭上からゆっくりと下のほうにタラリタラリと流れ始めると観想、つまり心の目で見、深く思うのである。

③その仙薬は、頭の内外の隅々を潤すことを観ずるのである。

④次に両肩、両肘、乳、胸を静かに潤して流れることを想像するのである。

⑤同時に、肺臓、肝臓、胃腸などの内臓、また背骨、尾骨なども潤して、しみわたるようにして下に下に流れることを想像するのだ。この時、心の一切の悩み、身体の一切の病もこの仙薬に溶けて消え去るのである。

⑥この霊妙な神薬は身体の全てを潤し、最後に足を温かく湿らし、足の裏まで流れ下ることを心の目で見るのである。

⑦以上のことを繰返し繰返し観想し、さらに、頭上から溶け落ち、全身にしみわたり、潤して流れ下った神仙の薬は次第に足元にたまり、下半身を温めることを心の目で見るのである。

この軟酥の法を修してしばらくすると、不思議なことに誰にでも、鼻には類稀な妙香が感じられ、身体を気持ち良く流れる仙薬が感じられるようになる。

この方法も「内観の秘法」同様に心の悩みを解消してくれるばかりではなく、肉体にもよい影響を与えてくれるとされるものだ。もっとも、精神身体医学がかなり発達し、心の状態が身体にいかに大きな影響を与えるかということが明らかになってきている現在、それは当たり前といえば、当たり前のことではあろう。

ちなみに心理学の佐藤幸治博士は、その著書『心理禅』の中で自分の体験を次の如く述べている。

私自身もシナ事変に応召、連続的な戦闘状態のため心身疲憊し召集解除になって、帰ってからも容易に回復しなかった。前から世話になっていた京大医学部M教授の紹介で内科のI教授の診療を受け——中略——このような調子を見ると、教授も本当の自信がない様子なので、私も見切りをつけ、結局、白隠禅師の『夜船閑話』と道教の『練丹修養法』とを参考にし二、三の学生に指導を求められるままに、毎朝七時から一時間当時の第三高等学校の屋上の小室で数人の学生と共に静坐を始めた。四月半ばから七月初めまで三カ月ばかり静坐を熱心に続けたところが、すっかり元気は回復し、私は元来神経質でいらいらしやすい性質なのだが、気分もおちつき、争いなどに対してもその中にまきこまれず、泰然としてこれを治めることができるようになった。

つまりは『夜船閑話』などを参考にして静座することで、医者も手こずったような身体の不調も治り、イライラしやすい性質なども改善され、泰然自若としていられるようになったというのだ。ここで、博士は現代医学における身心の違和不調に対する甚だしい無知と東洋古来の優れた知恵との対照に今さらながらにびっくりしたという。博士の身体の不調は栄養失調ではないかなどと考えられ、そのような治療をしたのであるが、思わしくなく、博士自身が振り返って考えてみると、「東洋人間学の言葉を使えば、むしろ『気』の失調というべきものであり、精神生命力の衰えとも見るべきものだった」のである。西洋医学におけるそうした方面の不備を補うものが、『夜船閑話』に記された秘法にはあったわけである。この辺が少し前までの現代医学の一つの盲点になっていたのである。

また辻雙明という人物も、その著『街頭の禅』に左のような体験談を書いている。

私はソ連抑留中、ひどい凸凹板の上へ毛布一枚をしいて、室外は零下三、四十度の冬にも、暖房の無い部屋に寝た事もあり、また夏には、沢山の南京虫がゾロゾロと手や首から這い入るような中でも寝たのであるが、私の直ぐ隣りに寝る友が、私の寝入りの早いのに驚いていた事があった。これは確かに白隠禅師の『夜船閑話』の御蔭だと思っている。

有名なところでは、息心調和法を提唱し、九十歳を越える天寿を全うした藤田霊斎、文化勲章を受け、高齢になっても活躍した二木謙三博士なども、『夜船閑話』に大きな影響を受けたといわれている。

『夜船閑話』によれば、この秘法を怠らず修していくならば、どんな難病でも必ず治り、高い徳を積むこともでき、必ず禅の道も修めることができるというが、もっともその効験が現れるにあたっては、人によって早いか遅いかはある。ただ、それはこの法を修する人の真剣さの程度によるということであるから、心してこの白隠の残した秘法を実行していただきたいものだ。

第六章　神仙秘伝周天法

大宮司朗

第一節・基礎編

はじめに

人としてこの世に生を得たかぎりにおいては、聖俗、貴賤、善悪を問わず、いずれは寿命を終えて冥々の中に入ることを定められている。しかし、人はいつの時代においても自らの生命を保持し続けることを請い願い、不老長寿の手立てを模索してきた。

前章までに、導引法、吐納法、房中法等、神仙の養生法をいくつか紹介してきたが、これらを日々修することによって、天地の玄気を自らのものとし、病に罹らぬ身体を作りあげ、結果的に肉体としての寿命を延ばすことが可能になる。しかも、修することはかなり齢を重ねた人であっても、始めるに遅いということは決してない。真面目に実行さえすれば、その体質を変化させ、若者のように盛んな活力を回復し、より長い余生を謳歌することができるだろう。

しかし、そのようにして生きたにしてもせいぜい百数十歳、それらは限りある齢の数をほんの少し増やすだけのものに過ぎないものである。果たして、言葉通りの不老長寿あるいは永遠の生命を人間が獲得することは叶わぬ夢なのであろうか。

実は神仙道には、玄胎凝結法という究極の秘術がある。これは感念の力によって、不滅の霊的な身体即ち「玄胎」というものを化成凝結し、自らの魂をこの不滅の身体に移し、永遠の生命を得て、顕幽自在に活動するというものである。

玄胎凝結法については、拙著『玄想法秘儀』に詳しいので、それを参照して頂きたいが、そこで言及した霊図などを用いる法を修する前に、初学の人がなすべき基本の行ともいえるものが存在する。それこそがこれから紹介しようとするところの、「周天法」という秘法である。

この周天法と呼ばれる秘法は、玄胎凝結の基本行と成るばかりではない。その前段階において、難病といわれるような病気が治ったり、ある種の神通を生じるという効果もある。よって、玄胎結成までは望まないまでも、難病克服、健康保持、あるいは神通を発揮したいという目的だけの人であっても、この法を修することをお勧めする次第である。

周天法の歴史

周天法は、「煉丹法」あるいは厳密には「内丹法」とも呼ばれ、気を練って「丹」という名の不老長寿の薬を造作する、神仙道の法術のひとつである。身体の外側のもの、すなわち自然界の鉱物や生物をもとに薬を作る「外丹法」と区別され、あくまで自らの身体内部に先天の気を集めて薬を作りだす法である。

その淵源は、遠く春秋戦国時代、もしくは秦代にまで遡るが、理論的にまとまった書物の形式をとったものは、後漢代の魏伯陽《ぎはくよう》著『周易参同契《しゅうえきさんどうけい》』を嚆矢《こうし》とする。その後、数多の丹書が世に出たが、師匠についていないような者でさえも理解できるといった実践的な体系の書が公刊されたのは、明代、清代の頃で、伍冲虚《ごちゅうきょ》著『天僊正理《てんせんしょうり》』『仙仏合宗《せんぶつがっしゅう》』、柳華陽《りゅうかよう》著『金仙証論《きんせんしょうろん》』が代表的なものである。

近年においては、周天法に関する書籍が、中国神仙道、中国武術気功、タオ医学、タオ健康法まで、さまざまな装いをもって出版されているが、それ以前においても日本において周天法を知り実行する人はいたようである。というのは、白隠がその著述の中で、仙書を引用しているし、その他、江戸時代に中国から輸入されていたと思われる周天法関係の書物や写本なども存しているからだ（筆者の所蔵する『仙仏合宗』の写本も江戸時代のものと思われる。次章に収録しているので参照されたい）。

また明治の世において、肉身を以て幽真界に自在に出入されたとされる神人・宮地水位翁も、その編著『玉條一籤《ぎょくじょういっせん》』に、魏伯陽、鐘離権《しょうりけん》、呂洞賓《りょどうひん》などの周天法関係の道書を数多く収録しており、かなり研究しておられたように見受けられ、その親族にして後継者である宮中掌典・宮地厳夫大人なども、周天法に関しては運気法の異名であるとして、その霊著『房中運気訣《ぼうちゅううんきけつ》』において触れておられる。

とはいえ、周天法の実際を、日本で最初に公に紹介したのは、伊藤光遠著『煉丹修養法』（昭和一一年刊。八幡書店より復刻）であると思われる。

『煉丹修養法《れんたんしゅうようほう》』は、禅をたしなんだ伊藤光遠が前出の『金仙証論』を解説したものである。柳華陽は清時代の人で、道教を伍冲虚に学び、仏教を寂無禅師に学び、深く煉丹の術を究め、それまで秘伝とされてきた周天法の秘義を書物に著して人々に知らしめたとされている。

この種の道書によくあるように、『金仙証論』も、他の丹書に比べればかなり具体的に書かれているとはいえ、普通の人が読んだ場合にいささか難解で玄妙な表現に終始し、肝腎の実践的な部分がいささかぼかされている。だが、根本禅と煉丹法（周天法）を比較しながらの詳解を試みた伊藤光遠のおかげで、『煉丹修養法』は現代人でも比較的理解しやすい内容になっている。

さて、周天法に関して、現代において数多くの実践に基づいてかなり分かりやすい書物を著したのは、許進忠という台湾の人物である。

許進忠も、周天法を学ぶにあたって、初めは道書における比喩の難解さや用語の多義性に惑わされたが、自らの体験、先達からの指導、道書の渉猟を重ねることによって、『築基参証《ちつきさんしょう》』（未訳）という書を一九六四年にものし、その後、かなりの人々がこの書を繙《ひもと》き、その影響を受けている。

また、一九七〇年に五千言坊玄通子という人物が『太乙金丹道』という小冊子を出し、一九七一年には張耀文という人物が栽接法の書である『三峯丹訣《さんぽうたんけつ》』という書物を和訳して『仙道房中術奥秘伝　三峯金丹節要和訳』という書名で出版している。おそらく戦後の日本においては、これらの書が周天法を紹介した初期のものではないかと思う。

周天法とは

周天法は、簡潔に言うと、臍下丹田において生じた気を、身体の後面の中心を通る経絡・督脈、前面の中心を通る経絡・任脈上で循環させるものである。ちなみに経絡とは、漢方医学で想定されている身体における特異な循環反応系統で、血管系、リンパ系、神経系とは別のものである。

伍冲虚は、『天僊正理』において、「それ小周天というは、子丑寅十二時を、一日の天の周るごときに取象するを言うなり」としている。すなわち、気が督脈、任脈を一周するのを、一日の太陽が子丑寅などの天の十二時の方位を一周りすることになぞらえて「小周天」と表現したというのである。

ここで「小周天」という言葉がでてきたので説明しておくと、実は、周天法は、「小周天法」と「大周天法」に大別される。

気を督脈、任脈を通して一周させる段階は「小周天法」と呼ばれる。小周天法は、内丹術における初めの段階の、精※を練って気に変える「煉精化気」の段階にあたる部分で、「百日築基法」ともいう。

神仙道における周天法は、気を巡らし強化することによって、健康と長寿を可能にする。だがそのことのみを目的にしているわけではない。この小周天法をきわめたうえで、何度も繰り返し気を巡らしているうちに、その気は強化され、遂にはその人の霊的な身体（前述の「玄胎」。「霊胎」もしくは「陽神」ともいう）を結成し、その身体に自らの霊魂を依らしめ、顕幽自在に活動させることができるようになるのである。

その結果、一切の病に罹らないのみならず、病にある人を治癒することもできるようになり、更には不老不死の身体をも得ることができるといわれている。これは、気を練って神に変える「煉気化神」の段階にあたり、このあたりまでになると「大周天法」と呼ばれている。

※「精」は「生命を生み出し、生命体を構成するもっとも根本的な要素」、「気」は「万物の中に充満し、それを構成する基本

的な存在」、「神」は「生命体の活動にともなう感覚であり、思い」であるとされている。実際はこれまた色々と説があり、分かりやすく説明することはなかなか難しいが、とりあえずは、精は精液、気は活力、神は意識と理解されたらよかろうと思う。

周天法の効果

ここまで簡略に周天法について説明してきたが、次にその効果についてもう少し詳しく説明しよう。
人の精気は、成年になる頃にはかなり損耗して、すでに不足気味となり、精気の損耗が原因で健康を損ない、人によっては生命をも失ってしまうこともある。それを避けるために、精を充実させ気と化し、その気を身体に巡らす必要がある。その精気を強化し、身体に巡らす方法（運気法）の代表的な一つが周天法なのである。

周天法によって、身体中に気を巡らすことによって、弱まっていた「神」「気」「精」が強くなり、健康状態を良好に保ったり、病気を平癒させたりするのみならず、人間の本来持っている能力をさらに引き出し、更には自在に宇宙の神秘的力をも活用できるようになるのである。

この気を巡らすという方法は、気を感じ取れる人であれば、さほど難しいものではない。感性のすぐれた人であれば、しっかりした指導者から手解きを受ければ、気が身体を周る感覚はたやすく感じ取れるようになるものだ。しかも実修を積むにつれ、その気感は次第に増大していくのが常である。であるから実修していて目安がある。自分の進歩がその気の感覚で確かめることができるからだ。それがこの周天法の利点のひとつである。

さて、『煉丹修養法』には、次のような周天法の効果が書かれている。

◯一度煉丹を修すると、疲労を感ぜず、眠る時間を減らすこともできる。光遠は、二十四日間に渡って不眠不休で著述に従事したことがあるという。

◯丹田を鍛えていると、絶食などもかなりの期間平気である。光遠は、十三日の間、断食しつつ、極めて忙しい仕事に従事していたが、少しも飢餓や疲労を感じなかったという。

◯冬でも、格別寒いとも感じないし、風邪をひくこともない。光遠は、単物一枚で過ごしているがなんということもなかったという。

◯丹田を鍛えた人は、気息が調和されて自らの重い病をも癒すことができるのみならず、他人の病気も癒すことができる。

以上の如くであるが、玄胎凝結に至らぬまでも、こうした効能が得られるだけでも周天法を行う意味はあるのではないだろうか。

武道における周天法

周天法は、武道を錬磨する人においても見過ごすことのできない効能を持っている。武道家にとって、健康や長生といったことは必ずしも興味の対象ではないであろうが、周天法の効能はそれだけに止まらないからである。

例を挙げれば、中国武術家などにおいては、周天法により気を練ることで、通常では成し得られないような奇跡的な武術的能力を発揮している。

たとえば、斧で樹木を切ることはさほど難しいことではないが、周天法などによって気を練ることにより、竿竹を以て樹木を断ち切ることができる。あるいは、紙を丸めてガラス窓に打ちつけて弾丸で撃ち抜いたような穴を開けたり、掌で巨大な花瓶や十数枚のレンガをたたき割ったり、身体の上に載せた百キロもの巨石を大槌で思い切り打たせたりといった、通常の肉体的訓練では到底不可能と思われるようなことさえもが可能となるのだ。

また、北派と呼ばれる中国北方に生じた拳法においては、この気の力を用いた打撃法を用いる。気を身体に蓄え、爆発させるような感じで瞬間的に外に出すことで、単なる筋肉の打撃とは異なる、より強烈な衝撃を相手に与えるのである。

このようなことは、筆者がかつて学んだ大東流とも必ずしも無関係ではない。その技法の中に、柔術・合気柔術・合気之術の三体系を有する鶴山伝の合気之術では、その初伝として「合気躰動法」というものを教伝する。

この合気躰動法は、一種の運気法であり、気を全身に周らして行うという意味では全身周天法ともいえるものである。柔術においては掴んだりねじったりなどして、主として外から身体を鍛えるのであるが、合気之術においては、合気躰動法などにより、気を周らすことによって身体の内部から身体を鍛える。

この「合気躰動法」は、その本来の名称を隠して「合気体操」と仮称し、一種の準備運動として教伝されていたが、この法を行っているうちに自然と超能力などが開顕する人々も現れたので、やはりこうしたものは、あまり妄りに教えるべきではないとして、鶴山師範は教伝を止めたと伝えられている。

ともあれ、武術を学ぶ人も、周天法を行じることによって、単に肉体を鍛える以上の功夫を身につけることができるのは、間違いないことであり、肉体的な鍛練のみで、行き詰まりを感じている人などは是非、周天法を実践してみることだ。

小周天法の六段階

本書では、大周天の実修法については省くこととし、小周天のみ、その実修法について言及するが、実際のところ、それぞれの本によって、細かいところではかなり説明が違う。とりあえず、ここでは、前出の『金仙証論』を解説した『煉丹修養法』に基づいて説明する。同書によれば、周天法は大きく分けると六段階に分けることができる。すなわち、煉己《れんき》、調薬、採薬、封炉、煉薬、採丹の六段階である。それぞれの過程を簡略にまとめると次のようになる。

①煉己…精を養うために心を虚無の状態に保ち、呼吸を細やかにする。この時、文火を用い、心が呼吸に捕らわれないようにする（文火という普段聞き慣れない言葉が出てきたので、説明しておく。周天法においては、

意識の用いかたは火で象徴され、意識を用いない「文火」、強く意識をかける「武火」の区別があり、息は風で象徴され、これにもまた同様な区別があり、意識を用いて強くてきつい呼吸を行う「武息」と、意識されない呼吸を行う「文息」とがある。以上のことを心得て次からの説明を読んで頂きたい）。

②調薬…練己を続けていくと、やがて臍下丹田に「精」（陽気）が生じて振動するのを感じるようになる（陽生）。この「精」は、新しい個体を創造する方向、即ち外に走泄《そうせつ》する傾向があるが、そうならないように、武火を用いて「精」を気穴に回収するよう意念をこらす。「精」が気穴にとどまるようになれば、文火を用いて温養する。つまり精を旺盛にし、その質を変化させるのである。

③採薬…この鍛錬によって「精」は旺盛になって、「気」（真気）が気穴より発生する。これがすなわち小薬（真種子）の産出で、産薬と呼ばれる。いったん「気」が発動したなら、「気」が有形の「精」に戻り、陽関（会陰）より走泄することのないよう、武火を用いて気穴に返す必要がある。

④封炉…採薬によって炉（臍下丹田）に帰らせた「気」を文火で温養する。これが封炉である。

⑤煉薬…臍下丹田にある「気」を尾閭《びろ》まで引き下げ、次に督脈に沿って尾閭から泥丸《でいがん》まで上行させる進陽《しんよう》火《か》、泥丸から任脈に沿って臍下丹田に復帰させる退陰符《たいいんふ》を行う（尾閭、督脈、泥丸、任脈については後述）。

⑥採丹…煉薬を続け、目から臍のあたりに月光のような白い光が三度現じたら周天の火を止める（止火）。この時に採れるものが「大薬」で、次の段階である大周天法を行ずるための真種子となるものである。

以上、『煉丹修養法』を参考にして六段階の過程について概略を記した。しかし、このプロセスについては、各文献の解釈がまちまちであり（そもそも六段階に区分けしているものが少ない）、以下に述べるような相違が見いだされる。

1、「精」と「気」の生じる段階については諸説あり、文献によっては曖昧に表現していたり、ほとんど同一視しているものもある。
2、「陽生」と「産薬」を同一視している文献も見られる。ちなみに、『煉丹修養法』においては、「陽生」は単なる「気」の発動であり、「産薬」は「神」「気」が合一して成ったものの発動であると説明している。
3、六段階の過程での「武息」、「文息」の持つ意味も使い方も文献によって異なる。
4、小薬の発生の段階も、「産薬」の時点という説と、気が督脈、任脈を回る「煉薬」の時点という説に分かれる。
5、採丹の段階である光が見える状態を大周天法の段階において生じるものとするものもある。

以上のように、周天のプロセスや用語については、各文献に相違が見られ、後学の者をさらに惑わすことになってしまっている。そこで、右の説明はあくまで数多くある説の一つの参考としていただくこととして、本章の第三節・実践編においては、実践本位で、「陽気発現」、「陽気循環」、「小薬採取」の三段階におおまかに区分して解説を施した。というのは、本書においては、数多の細かい道書の語義の違いをあげつらって、分かったような分からぬような理論を押しつけることよりも、とりあえずは、周天法を初心者であっても実践できることを優先したからである。とはいえ、理論に興味ある人は、中国語の原典であれば何百冊もの本が存在するので、実践の傍ら参考にすればまた益することもあるかとも思う。

周天法の注意点

周天法に関しては、前述のように、文献によってその着手の手順、用語の使い方、一冊一冊それぞれ微妙に書き方が違っている。というのもある程度はやむ得ないことで、実修すると体験することだが、同じような段階にあっても、出てくる現象が各人違うことが多いからなのだ。

陽気ひとつをとっても、人によっては熱感と感じられたり、圧力感として感じられたり、あるいは微弱な電気や振動として感じられたりする。更には、それが動いて心身に何らかの影響を与える段階において、人によって経験する現象がまったく違うのである。

筆者の場合には、通常であれば、最後のほうの過程に至って生じるはずの現象――香がするとか、音がするとか、尾閭から泥丸に気が突き抜けるといった現象――が、一番最初の段階において発現している。筆者の知人などは、最初から光が見え、恍惚感を感じたという。まさに冷暖自知の世界なのである。

よって、だいたいこんな現象が起きるらしいということを知ったならば、それは一つの目安とはなるが、この現象の次にはこんな現象が起きなければならないなどと固定観念を持つ必要はない。ただじっくりと行を積み重ねていけばよいのである。

また、『煉丹修養法』をもとにして説明した小周天の六段階は、真陽が動きだしてからの階梯である。だが、神仙道の一派である中派の黄元吉によれば、陽気の発生においては、真正の陽気である真陽と、似てはいるがまだ本物ではない微陽とがあるとされる。真陽による周天と微陽による周天では、その作用するところには大きな違いがある。

しかし、初めから真陽が発生して周天を行う人は少なく、大概は小周天の前段階としての微陽の発生による小周天前修とも言うべきものから修することになるのが普通である（微陽は「気」に転ずる前の「精」にすぎないという解釈もある）。

『煉丹修養法』などでは、「煉己」から「採薬」まで、気を気穴に回収、温養することを何度も繰り返し、ようやく真陽が発生したところで、初めて気を一周させるという具合になっているが、これは相当の時間と根気を必要とする。

実は、微陽の段階であっても、とりあえず督脈、任脈を循環させ、気を廻すことを感覚的に把握し習熟することが、周天法修得の捷径《しょうけい》になる。というのは、初めは微弱にしか感じられない気も循環させているうちに次第に強烈に感じられるようになるのが普通だからだ。

但し、熱感も物理的な力も全く感じられないにも関わらず、一種の錯覚や思いこみで気を廻しているようなつもりになっている人などは別で、それは微陽にも達していない状態であり、そんなことを続けていると何らかの弊害が起こる可能性も否定できないので、十分注意していただきたい。

その他、周天法には、自分一人で行う「清浄法」と、異性の相手を用いる「栽接法」がある。清浄法では、陽気は修行者自身の臍下丹田から生じたものを用い、栽接派の修行法では、陽気は異性の相手から栽接して用いる。共にその存在価値があるが、栽接法は、一定の年齢の特定の資格を持った異性とか、その異性と二人だけになるべき部屋とかといった多くの条件を必要とし、清浄法のように簡単には実行できない。よって本書では清浄法の実践法を紹介していく（栽接派の修行に関心のある方は、第二章を精読なされれば、そのヒントを得られることと思う。蛇足ながら付け加えておく）。

第二節・準備編

周天法の前後で注意すべきこと

周天法を実践するにあたっては、誰にも邪魔されることのない、静かな部屋を用意する必要がある。その際、人が覗いたりして気が散らないように、窓や戸は閉めておくほうが望ましい。暑いようであれば、窓などを開けて換気するのもやむ得ないが、エアコンや扇風機などを用いる場合には、その風が直接身体にあたることのないよう注意する。

逆に寒くなるようであれば、上半身にゆったりしたものを羽織ったり、あるいは両膝の上を肌触りのよい毛布やタオルケットなどで覆って身体を冷やさないようにすることが大切である。また、直接太陽光線が目に当たらないよう注意し、照明器具などの光も明るすぎないようにする。暗くもなく明るすぎることもないというのが理想である。

周天法を行う前後には、強い感情の変化はあまり好ましくない。よって、そうした感情を引き起こしやすいようなことはなるべく避けるようにして、心身を落ち着かせることが肝要である。

もしも何らかの事情で、怒りや悲しみなどの感情などが周天法を行う前に生じたならば、すぐに修することはせず、まず気分転換に、身体がのびやかになるような運動あるいは散歩などを軽くして、心が静まるのを待ってから行うのがよい。また、食後であれば三十分くらいは経った後に行うようにし、普段からアルコール、煙草、刺激物等の摂取はなるべく避け、自然食を摂取し、睡眠を適度にとるようにしておく。

衣服はゆったりした着心地のものを着用するようにし、それができない場合でも、身体を締めつけるようなものはできるだけはずしたり緩めたりする。たとえば、ベルトを緩め、ネクタイや時計などを取り、ネックレスとかイヤリングなどの装飾品もはずして体をゆったりとさせる。

また、なるべく長時間周天法を修することが望ましいが、固い床に直接長時間座り続けることはなかなか難しいので、適度な厚さの座布団や毛布などを下に敷いて坐るようにするとよい。

周天法が終了したときには、日常意識に戻すための合図として、腹をよく撫でてから、手を何回か握り、ゆっくりと目を開け、立ち上がるようにし、決してすぐに立ち上がってはならない。筆者は、「全大宇宙の気が丹田に鎮まる」と観念して、両手を重ねて腹を三十六回時計回りになで、それから両手を離して、親指を中にして手を十回握り、「目を開くとすっきりとした感じで普段の意識に戻る」と観念して、目を開くようにしている。

なお、気が督脈や任脈を一周する前段階で、途中の竅《きょう》（後述）で陽気がそれ以上進まないままで、中断するときは、いったん臍下丹田まで陽気を戻してから、その日の修法を終えることを心がける。

最後に一つ付け加えておく。周天法を始めたばかりで、各竅が開いておらず、陽気がまだ督脈、任脈上を滞りなく回っていない時には、房事は避けるようにする。回ったあとでも、それがかなり自在になるまではなるべく避けるようにすることが大切だ。

周天法の座法

座法にはいくつか種類がある。双盤膝《そうばんしつ》、単盤膝《たんばんしつ》、下盤膝《かばんしつ》、正座などである。

①双盤膝…一方の足首を他方の太股の上に乗せ、さらに下になっている足の足首を空いている太股の上に乗せる。この座法は、正しい姿勢を保ちやすいのだが、その欠点は、初心者は慣れるまでに時間がかかり、身体の固くなった高齢の人には一層困難が伴うことである。この座法を仏教では結跏趺坐《けっかふざ》といい、右の足をまず左の股の上に乗せ、その後で左の足を右の股の上に乗せるのを降魔坐といい、この反対を吉祥坐という。

初めてこの座法を用いるときには足が痺れやすいが、この座法は気を廻すのに効果的なので、なるべく練習してできるようにしたほうがよい。たとえ高齢の人であっても、練習していくうちに自然にできるようになるものであり、それが身体の柔軟さ、強いては気が通りやすい身体を作り上げることもなる。痺れて我慢できない場合は、途中で足の上下を組み替えてもよい。

②単盤膝…左足を右の太股の上に乗せるか、右足を左の太股の上に乗せる座りかたである。このやり方を仏教では半跏趺坐《はんかふざ》という。双盤膝が困難と感じる人はこの座法を用いてもよいのだが、姿勢が傾きやすいので、真っ直ぐになるよう注意しなくてはならない。これも足が痺れたような場合には、途中で乗せる足

を組み替えてもよい。

③下盤膝…一方の足を他方の足の太股の下にやり、さらにもう一方の足も空いている太股の下へやり、二つの脛は後ろ向きに交差した格好になる座りかた。いわゆる胡座《あぐら》である。体が硬く、単盤膝でさえ困難を覚える人は下盤膝を用いてもよい。ただ、背筋が曲がりやすいのでそれに注意する必要がある。

ここで注意すべきは、どの座法にしろ、尻の下に七、八センチ程度の厚さの柔らかい敷布団か座布団を用い、腰の位置を太股の部分より少し高くして、重心を安定させるということである。

また、以上の座法ではなく、日本人であれば、正しい姿勢を保持しやすい正座でも構わないし、第三章で説明している盤坐でもよい（筆者はこの座法を用いている）。

普段椅子に座って生活している人の場合においては、あまり苦痛を忍んで無理やり床に座るよりも、姿勢を崩し上半身を椅子にもたれかけることのないように気をつければ、椅子で行っても差し支えない。ただ冬場などは足が冷えやすいので注意されたい。

ちなみに、病人や身体の弱い人であれば、布団に横になって行っても差し支えない。ただ、修法の途中で眠ってしまったり、また逆に目が冴えて眠れなくなることがあるので、その点をうまく工夫すれば、無駄な力が入らず、人によってはこのほうが気が感じやすいこともあるようだ。

座法は何であれ、たとえ五分とか十分とかの短い時間であっても、日々たゆまずに行っていれば、遅い早いの違いはあれ、それだけの効果は現れてくる。よって、継続は力なり、数を重ねることこそが上達の秘訣と考えて、たゆまずに修練することが肝要である。

周天法を行うときの姿勢

頭は真っ直ぐにして、顔は前方に向け、目は軽く閉じる。また、口は軽く閉じ、舌を上顎につける。呼吸は、吐く息も吸う息も、口ではなく鼻で行う。

胸部は、少し前に向かって自然に張り出すようにし、下腹を落ち着かせ、心身を安定させる。臀部は後ろに少し突き出し、脊骨を自然な形で少し弓なりにそらせる。しかし、無理やりそうした姿勢にしようとせず、できるだけ自然な姿勢に従う。さもなければ、長い間、楽に坐れないし、気も廻しづらい。

両手は叉手《さしゅ》、つまり一方の手で他方の手の四本の指を軽く握り、両親指は交差させ、下腹の前に固定する。握る指は左右どちらでもよい。

叉手した両手の位置は、だいたい腹の近くであれば、少し上でも下でも、また多少離れていても構わない。但し、両肩、両肘、手掌も自然に任せるようにし、あまり力を込めないようにする。

仰臥の姿勢で行う人の場合には、両手は叉手して腹の上か、握固、つまり親指を他の四指で握って腰の横に置けばよい。

意識の集中法

あらゆる思考を止め、どんな妄想も起こさないようにして周天法を行うことが理想である。だが、そうしたことが私たち凡人に即座にできようはずもない。そこでその目的のために神仙道においては、簡単だがかなり有効な方法がある。内視法と返聴法と呼ばれる伝統的な方法である。

①内視法

目を軽く閉じ、外界からの視覚情報を遮断し、臍下丹田という体内の一箇所にのみ視線と意識を集中させる法である。

臍下丹田の位置は、臍の下約三寸くらいのところにあるとされるが、人によって感じられる場所は違う。最初の段階においては、臍の下付近の任意の場所に気持ちを注ぐだけでよい。そして、ありありと心の目で凝視するのである。

しばらく続けていると、臍下丹田の位置がだんだん感じられるようになり、人によってはそこに光が見えてくる人もいる。また妄想も次第に消え去り、それから次第に恍惚とした気持ちのよい状態となる。

その境地は、一切がまるで止まってしまったかのような、あるいは一切のものと自分とが一体となり、非常に静かに澄みきった、何とも言い表せない玄妙な素晴らしい境地である。

この内視法を行っていると次第に雑念は消え去っていく。ところがそのまま続けていると、なくなったはずの雑念がまた新たに湧いてくるものだ。だが、またより一層熱心に内視法を行っていれば新しい雑念もやがて消え去る。そしてまた更に新しい雑念が生じても同じである。そのような繰り返しで、その玄妙な境地は徐々に深まっていくのである。

②返聴法

内視法とともに効果的なのは返聴法である。内視法は心の目で臍下丹田を見つめたが、これは心の耳で臍下丹田の音を聞こうとするものである。つまり、外界の音は気にせず、ひたすら耳の生理的な働きを内側へと向けて、臍下丹田に集中させるのである。

人間の聴覚は、あらゆる音像の中からごくごく一部の音像だけを明確に抽出する能力を有すのみならず、まるで意識しなくとも、外界に生じる可聴域の一切の音像を拾い上げているといわれる。そうやって識域下において拾い上げた音がある種のトリガーになって、人間にさまざまな念を想起させる傾向があるのだ。つまり、通常の意識状態においては、ノイズが妄想や邪念を惹起させるので、返聴法によって身体の内側に集中し、音なき音を聞くのである。それによって妄想などが消え去っていくというわけなのだ。

臍下丹田にその発する音を聞くつもりで集中して、耳を澄ましていると、内視法と同様に、耳を傾けた臍下丹田の位置が次第に明確になってくる。これはなにかそこに中心ができたという感じなのだが、人によって異なる感覚であるので、それぞれが冷暖自知するしかない。

音なき音と書いたが、筆者の場合には、一時、シーンとか、ジーンとか、オーンといったような音などが聞こえた。勿論、原則として音などは聞こえなくても聞くつもりであればよい。それにつれ妄想も次第に消えていき、次第に澄みきって、清らかな、素晴らしい玄妙な境地に入っていく。

この返聴法を行っていると、通常は自然に雑念は消え去っていく。だが、しばらくするとまた新たに雑念が湧いてくるものだ。しかし、内視法と同様に、より一層熱心に返聴法を行っていればその雑念も消え去るのである。そうして更に新しい雑念が生じても同じである。そのような繰り返しを続けるなかで、その玄妙な境地はいよいよ深まっていくのである。

③吐納法および導引法

なお、この二つの方法だけではなかなか妙境に達しえない人もいるであろう。そのような人や、これまで鎮魂法や静座などの経験が全くないような人の場合には、他章で紹介した吐納法や導引法などを、内視法や返聴法を行う前にやっておくことをお勧めする。

吐納法などを勧める理由というのは次の如くである。人の注意力というものは、どちらかといえば動くものに注意が向く。吐納法は呼吸法の一種であるが、呼吸の出入りはある意味で動的なものなので、比較的注意をひきやすく、精神を集中しやすいのである。よって吐納法を修して意識的に呼吸することによって、妄想はだんだん減少する。

また意識的に、腹部を膨らましたりへこましたりすることも、これまた腹部の動きがあるので精神が集中しやすい。つまり臍下丹田へ自然と注意が向くようになるのだ。

更に、霊気を感得するための方法である玄気発現法※（拙著『太古真法玄義』参照）において、手掌に何種類もの刺激を与えて、気を発生させ、また感じやすくしたのと同様、吐納法によって腹部を動かすことは、その部分に刺激を与え、陽気を発生させ、また敏感にさせる効果があるのである。

したがって、吐納法に続いて周天法を行えば、その発生した陽気の感覚を腹部に感じやすくなり、更には吐納法においての腹式呼吸が自然と身について、意識しなくとも腹部は膨らんだりへこんだりして、周天法の最初の段階において用いるべきものとされる腹式呼吸ともなるのである。

また、導引法などによって全身を動かし、全身に刺激を与え、血液循環をよくしておくことも周天法で気を巡らせようとする場合においては効果的である。

※玄気発現法は、いくつかの咒とともに手を捻じったり握ったり摩擦したりして手に刺激を与え、血液の循環をよくし、熱感を与え、掌を敏感にすることによって咒の効果に相俟って生理的にも気を感じやすくするものである。慣れればそのようなことはせずとも気を感じ取ることはできるのだが、初心者においてはそうしたことが気の発生と感得には有効なのである。

修する時間

周天法は、一度始めたならば、休まず根気よく続けなくてはならない。暑かろうが寒かろうが、家にいようが旅行していようが、毎日、睡眠を取り、食事するように、日常生活の一部とすることが大切だ。

できれば、毎朝起きたとき、また夜寝る前に、三十分以上はしたほうがよい。万一、それが無理であるならば、一日一回でもいいし、初心者には精神の集中がしづらいのであまり勧められないが、通勤、通学の電車の中などで行ってもよい。

修する時間は長ければ長いほどよいが、やむ得なければ、五分でも十分でもいい。毎日続けることが大切なのである。僅かな時間であっても修すれば修するだけのことはあり、その数を重ねていくならば、いつかは必ず思いがけない成果を得ることができる。

また、周天法は数を重ねるにつれて、非常に心地よい気分をもたらしてくれるので、修することが一回一回楽しみになり、その修する時間も長くなっていくのが普通である。人によってはその境地が非常に深まって、一日中ずっと修していても意識は外に向かわずにいられるようになる。

呼吸の種類

周天法と呼吸の関係は極めて密接であり、周天法の書物で、呼吸の問題に触れていないものはほとんど存在しない。周天法は煉丹の法ともいうが、煉丹において重視されるところの火の具合、つまり「火候」をいう場合において、火に象徴される「真意（清められて、何物にも乱されない心）」の具合に影響を与えるものこそが、風に象徴されるところの呼吸なのである。

この世界に存するどんな人も呼吸をしなければ生きていることができない。最終的には鼻や口からの呼吸を行わない状態にまで達する周天法の修行においてさえも、その呼吸ということを抜きにしては、実際のところ行いようがないのである。

そこでまず呼吸について説明しよう。呼吸の種類を分類すると、大きく分けて外呼吸と内呼吸の二種類がある。

①外呼吸

外呼吸は体外呼吸ともいわれ、口あるいは鼻から空気を出し入れすることを指していう。この呼吸は、また次のように分類される。

（イ）胸式呼吸…凡息ともいい、通常の人が意識せずに行っている一般的な呼吸である。呼吸の時に、胸の部分を膨らませたりへこませたりするもので、特別な訓練を必要としない。

（ロ）腹式呼吸…この呼吸は通常は練習することで会得するもので、息を吸ったり吐いたりするときに下腹の部分を膨らませたりへこませたりする。これには、息を吸うとき腹部が外に膨れ、息を吐くとき腹部が収縮する正式呼吸法と、息を吸うとき腹部は収縮し、息を吐くとき腹部は外へ膨れる逆式呼吸法があるが、通常、周天法において逆式呼吸法は用いない。

②内呼吸

内呼吸は体内呼吸ともいわれ、口や鼻を用いないで行う呼吸で、もちろん最初からできるものではなく、外呼吸を経て、日々の修練により完成するものとされている。白隠の弟子にもこの呼吸法ができた者がいたようであるが、神仙道を修行する過程において自然に達する呼吸であるとされている。

周天法に長じてくると、呼吸は次第に普通の人と異なってくる。すなわち、外呼吸のコントロールによって、身体の中の陽気が旺盛になり、各竅が次第に開くにつれて、生理機能が直接その影響を受け、そのため鼻の穴からの呼吸が自動的に止まるという生理現象が生まれる。

この最初の段階を真息といい、周天法を行っている時にだけ生じるのであるが、次の段階においては、いつでも口や鼻から息をしない胎息という状態に入るとされている。両方とも一歩一歩修行を進めていって初めて出現するものであって、決して意識的に求めたり、真似をするものではない。自然の発生に任せなければ、さまざまな弊害が生じる。この外呼吸が止まる現象は、だいたい大周天法の段階あたりで経験することになる。

ちなみに、人は生まれたときにその身体に一点の玄気を保有する。この玄気こそが人の生命の根源なのである。その人が元来持っている生命の根源である玄気を使い終わってしまったその日に、この生命も終わりを迎えるのである。

周天法は、無駄に外に離散していく玄気を内に収め、その気を凝縮して、仙丹とする。これができると、いわゆる玄胎という純陽の体を保有することになる。そのようなことは、内呼吸の作用の下で始めて完成されるのだ。

修するときの呼吸法

周天法を実践するにあたっては、外呼吸と内呼吸が用いられる。最初に用いる呼吸は外呼吸であるが、通常の呼吸とはいささか違う武息と文息と呼ばれるものを用いる。この二つは、呼吸にあたって意識をかけて、息を吸ったり吐いたりすることにより、身体の内部の陽気を盛んにし、陽気が身体の各部を廻れるようにする。そしてある段階に達すると、自然に内呼吸である真息、胎息の状態が出現するのである。

①武息

周天法において、火で象徴される意識の用いかたには、意識を全然用いない、あるいは軽く意識をかける「文火」、強く意識をかける「武火」の区別がある。風で象徴される息にもまた同様な区別があり、強くてきつい呼吸を行う「武息」と、軽くて柔らかな呼吸を行う「文息」とがある。

強くてきつい呼吸を行う武息には、呼吸の長短によって基本的には三種類の異なる方法と効用がある。

(イ) 吐く息と吸う息が同じ長さの武息…丹田で陽気を発生させるときに用いられる。また意識をかける時にも用いることができる。

(ロ) 吐く息が長く吸う息が短い武息…陽気を任脈に通す時、つまり退陰符の時に用いられる。

(ハ) 吐く息が短く吸う息が長い武息…陽気を督脈に通す時、つまり進陽火の時に用いられる。

この武息を行う場合には意識をかけ、きつく力を入れる感じで息をする。なお、呼気と吸気の間に「停気」(ヨガの呼吸法にも見られる)という息を止める動作を入れるとしている文献もある。基本原則として停気を入れる必要はないが、停気したほうが、人によっては気を感じやすい人もいるので、停気を用いない呼吸法で先ずやってみて、それで気を感じにくい人は試してみてもよいだろう。慣れてくれば停気は必ずしも必要ない。

②文息

この呼吸は自然に絶え間なく、軽く静かに、吸う息と吐く息の長さを等しく行う。その働きは、重要な竅においてその竅を開き、また陽気を強めたり変化させたりする。ちなみに各竅において、そこに気を留めて陽気を強めたり変化させたりすることを「沐浴」とか「温養」という。

なお、文息については、「全く意識をかけない呼吸」と定義している文献もある。確かに意識を全く掛けず自然にできることは理想ではあるが、かえって意識をかけないということを意識しすぎると、ややもすると呼吸自体も乱れる傾向があるので、当面は全く意識を掛けないで呼吸するなどと気張らずに、軽く意識を掛け軽く呼吸をすることを心がけていくことをお勧めする。

③真息

修している際、あたかも呼吸器を必要としないかのように、ほとんど口や鼻から息をしない状態に達したとき、それを真息という。小周天法の最終段階に至って、はじめて真息の状態に移行する。

④胎息

胎息の段階に到ると、いかなる時においても口や鼻などの呼吸器を用いては呼吸をしない状態に達する。この胎息の段階に至って、大周天法が可能となる。

なお、『築基参証』によると、胎息の状態になって三カ月位の間は、二つの気が臍のまわりにあるのが感じられ、四、五カ月で、二つの気はそこにしっかりと落ち着き、食欲は無くなり、六、七カ月で、何かによって心が動くようなことは一切なく、眠る必要がなくなり（たとえ眠っても意識は明瞭である）、八、九カ月で、あらゆる経脈が止まり、十カ月位で、玄胎が結成される、とある。

また、玄胎が結成されるともに、「六神通」、すなわち一切の煩悩がなくなり自由自在になる「漏尽通」、あらゆる物を見通す能力である「天眼通」、あらゆる音が聞き取れるようになる能力である「天耳通」、人々や自分の宿世行業を知る能力である「宿命通」、人々の考えていることを見通す能力である「他心通」、様々な境地を往来できる能力である「神境通」なども身につくとされている。

周天法においては先ず、外呼吸である武息、文息を用い、その後に内呼吸である真息、胎息の状態に到る。真息、胎息の状態にまで達するのは並大抵のことではないが、その前段階においても、十分に健康に益があるし、あるいはさまざまな能力も向上するので、あまり始めから真息、胎息に拘らないことである。

修する時に生じるいくつかの感覚

周天法を行っていると、身体に様々な感覚が生じてくる。電気で痺れたような感、熱感、冷感、涼感、麻感、痛感、痒感などである。通常は督脈、任脈に沿った部位であるが、全然離れた所に生じることもある。初めてそうした現象に出会うと、このまま続けてもいいのだろうかと困惑する人もいるだろうが、普通に起きる現象なので気にする必要はない。呼吸法などの効果により、身体内を流れる電流が強くなり、それが神経系統に伝わって感電したように感じられたり、あるいは身体の酸素の含有率が増加し、血液循環がよくなり、温感などを感じるのだと、科学的な説明も色々なされているが、以前確かなところはよく分からないというのが現状である。気が増強されれば、おのずとそうした感覚が生じるものだと、素直に考えてもらえばそれでよい。

ただ冷感や痛感が生じる場所というのは、身体において弱いところ、また過去に痛めたところが多く、たとえば胃が悪い人、骨折をした人などは、その部位が冷たい感じがしたり、痛感がしたりすることがある。また炎症を起こしたようなところ、過敏なところなどは、痒みを生じることがある。しかし、こうした感覚は、周天法を続けていくと次第に消えていくので、あまり気にする必要はない。

周天法を始めた当初は、身体に色々な感覚が生じてきて、人によっては幻覚なども起きる場合があるが、そうしたことには捕われず、基本的には繰り返し周天法を続けていくうちに、自分にとって嫌な感覚は次第に消え去り、感じのよい感覚のみ生じるようになるので、よほどのことがないかぎり周天法を継続して差し支えない。

用語の説明

小周天の実修法に移る前に、いくつか基本用語を整理し説明しておこう。

〈督脈と任脈〉

まず、小周天における気の通路である督脈《とくみゃく》、任脈《にんみゃく》について少し触れておく。

漢方医学の経絡学説によると、人体には十二本の正経と八本の奇経（計二十本の経脈）があり、後者の「奇経八脈」については、胎児の段階では先天の気の通路としてすべてがつながっていたという説もある。

この奇経八脈は、衝脈《しょうみゃく》、帯脈《たいみゃく》、陰蹻脈《いんきょうみゃく》、陽蹻脈《ようきょうみゃく》、陰維脈《いんいみゃく》、陽維脈《よういみゃく》、督脈、任脈の八脈で構成されるが、小周天の初期段階として必ず気を通じさせなければならないのは、督脈と任脈の二脈である。

督脈と任脈は、母胎にいる間は一本の脈としてつながっていたと考えられ、そのつなぎ目を「鵲橋《じゃっきょう》（牽牛と織姫が七夕の日に出会う天の架け橋）」と呼んでいる。諸説あるが上鵲橋は口蓋のあたり、下鵲橋は会陰あたりに位置する。督脈は会陰から上顎まで背部の中心を通っている脈で、任脈は下顎から会陰まで胸腹の中心を通っている脈である。

なお、督脈は、十二正経のうち、手三陽、足三陽の計六本の陽経と交差しており、「陽脈の海」と称され、任脈は、手三陰、足三陰の計六本の陰経と交差しており、「陰脈の海」と称される。

小周天においては、まず、督脈、任脈に気を巡らせる。次いで奇経八脈のうちの他の六脈に、そして十二正経にも行き渡らせるようにして大周天に移っていくのである。

明代末期の医者で、『本草綱目』の著者として知られている李時珍《りじちん》は、その著『奇経八脈考』において奇経八脈の重要性について触れ、「その八脈を通じるには、まず任脈と督脈を通じさせなければならない」とし、「任と督との両脈をよく通るようにすれば、百脈はみな通じ長生する。鹿は気を尾閭に運んでよく督脈を通じ、亀は鼻より息を納れてよく任脈を通じるので、この二つの動物はいずれも長寿である」といったことを述べている。

〈竅〉

次に竅《きよう》について説明しておこう。竅とは穴のことである。『荘子』に「人皆七竅有り」とあって、この場合の穴とは、耳、鼻、口などをいう。また自然の地勢の空隙のあるところをも竅という。周天法において竅という語を用いる場合には、身体において修行者が意識を集中すべき重要な箇所をいう。比較的よく知られている竅を次に列記する。


子、臍下丹田…臍の下三寸くらいのところにある。ここで陽気を発生させる。

丑、会陰《えいん》…陰嚢の後ろ、肛門の前に位置する。人によっては丹田から始めず、ここに気を発生させて廻していくほうがやりやすい人もいる。

寅、尾閭《びろ》…脊柱椎骨の最下段に位置する。陽気が尾閭に達する時には、電気のようなものが丹田から尾閭まで流れる感じがしたり、熱い湯のようなものが管の中を通っていく感じがする。

卯、夾脊《きようせき》…脊椎骨の中段、腎臓に対するあたりにある。陽気が夾脊にまで達すると、夾脊の辺りが暖かく感じられたり、ピリピリしたりする。

辰、舎利《しやり》…首の骨と背中の骨との境にある丸い骨のあたりに位置する。

巳、玉枕《ぎよくちん》…後頭部、大脳の下あたりにある。陽気が玉枕に達すると、玉枕の辺りがジンジンしたり暖かく感じられるのが普通である。

午、泥丸《でいがん》…頭部の上方、中央に位置する。後が玉枕であり、前が印堂である。陽気が泥丸に達すると、泥丸の辺りが通常は爽やかに感じられる。

未、印堂《いんどう》…両眉の間に位置する。陽気が印堂に達すると、印堂のあたりが通常は爽やかに感じられる。

申、重楼《じゅうろう》…喉の十二喉節を十二重楼といい、ここで重楼は喉仏に位置する。

酉、絳宮《こうきゅう》…両乳の間にある。膻中《だんちゅう》とも呼ばれる。陽気が絳宮に達すると、普通は絳宮の辺りが爽やかに感じられる。

戌、中脘《ちゅうかん》…一般には鳩尾《みぞおち》と呼ばれ、前胸の蔽骨《しょうこつ》の下五分、くぼみの中に位置する。柔術などでは急所としてここをよく狙う。

亥、黄庭《こうてい》…中丹田と下丹田の間とか、丹田の上の金鼎《きんてい》のやや上とされ、ほぼ臍の上四寸二分の位のところである。


右の十二支（十二時）と竅との照合は、張耀文『紫薇五術集錦《しびごじゅつしゅうきん》』を参考にしたが、竅については書物によって諸説ある。

たとえば、子は同書では、臍下丹田であるが、清時代の人・趙避塵《ちょうひじん》著『性命法訣明指《せいめいほうけつめいし》』などにおいては、会陰ということになっているし、亥の黄庭の別名が下丹田になっているものなどもある。夾脊などの竅の位置についても、背中のかなりの広範囲の部分とする書もあり、それぞれの竅の位置も書物によって

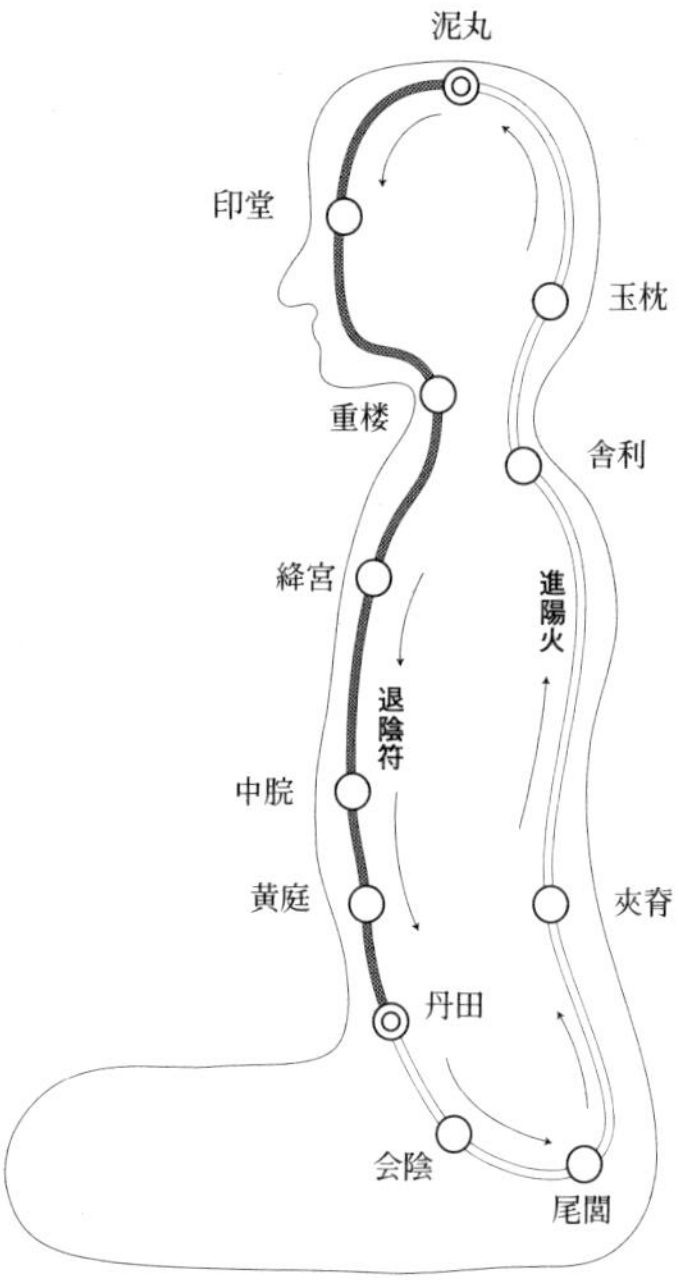

違うことが多い。また、人によって竅の位置が微妙に違うこともある。

よって、基本的には各竅の大体の位置、あるいは督脈、任脈上の陽気が通りづらいところで温養するようにすれば良い。また初心者の場合には、各竅各竅において温養する方が気感が得やすいようなので、通りやすいところでも初めのうちは全て温養する方がよいかと思う。ちなみに、温養とは、通常はその部位に軽く意識をかけて文息を用い、それによって陽気を増大あるいは、変化させ、またその部分にある種の影響を与えるものである。

〈進火、停火、退符、停符〉

陽気を運行する時、こうした竅に進火、停火、退符、停符をする。順に進火、停火、退符、停符について説明しよう。

（イ）進火…陽気（陽火）を督脈に沿って進めることを進火とか進陽火という。進火においては、火を武火にして吸う息を武、吐く息を文にする。即ち強く意識をかけ、息を吸う時は強く、吐く時は弱くする。これは、陽気を進めるために、吸気に意識をかけ強くする必要があるからである。逆に呼気は穏やかにしてその働きを作用させないようにする。

（ロ）停火…陽気（陽火）を停めることを停火とか停陽火という。重要な竅においては、陽気をそこに止めて、火を文火、息を文息にして、つまりあまり意識をかけないように、軽く静かに呼吸して、温養しなければならない。

（ハ）退符…陽気（陽火）が泥丸に達すると、泥丸で新たな気（陰符）が生ずる。この陰符を任脈に沿って降ろすことを退符とか退陰符という。符とは気を指し、その気は熱感ではなく涼感を伴う。退符においては、火を武火として吐く息を武、吸う息を文にする。即ち強く意識をかけ吐く時は強く、息を吸う時は弱くする。これは、陽気を降ろすために、呼気に意識をかけ強くする必要があるからである。逆に吸気は穏やかにしてその働きを作用させないようにする。

（ニ）停符…陰符を停めることを停符とか停陰符という。重要な竅においては、陰符をそのまま降ろさずに温養しなければならない。この時、火を文火、息を文息とする。つまりあまり意識をかけないように、軽く静かに呼吸するのである。

第三節・実践編

第一　陽気発現

吐く息と吸う息が同じ長さの武息を用いて（武息を用いなくても気が発生してくる人は文息が好ましいが、最初から文息で気を生じさせることは通常の人は難しい）、内視法または返聴法を続けていると、臍下丹田に、ある暖かい感じのものが発現する。これを「陽生」という。この暖かいものは、「元気」あるいは「陽気※」と呼ばれるものである。陽気が生まれた時を象徴的に子時という。であるから、これは夜中の十二時頃（子時）に陽気が発現するというわけではない。よって普通の子時と分けて活子時《かつしじ》ともという。

もっとも、内視法、あるいは返聴法をしているだけでは、人によってはなかなか陽気が発生してこない場合も多い。そうした場合には、先に述べたように、吐納法などを行うと陽気が発生しやすくなるので試してみることだ。

また、時間があればできるだけ多く、一日に何度も、息を吸ったときに肛門をしっかりと締めて下腹を膨らませ、肛門を緩めて下腹をへこませるということを力強く何十回、あるいは何百回やってみるのもよい。このように激しく腹部を運動させることによって、臍下丹田に熱や気を生じさせるのだ。ただ人によっては急激な腹部の運動が身体に悪い影響を与えることもあるので、自分の身体の状況を注意しながら行う必要がある。

続けて臍下丹田に意識を集中していると、陽気が次第に蓄積していく。この陽気は暖かかったり、熱かったり、ジーンとしたり、重い感じであったり、人によって異なる。それがある程度まで達すると、臍下丹田のあたりで陽気が揺れ動く感がしたり、しまいには振動が発生する。

陽気が一度臍下丹田で発生すると、後は吐納法などによって腹部の運動を行わなくとも、あるいは武息を用いずとも、周天法のために座し、内視法や返聴法などによって、意念を臍下丹田に軽く凝らすだけで、すぐにそこに陽気を発生させ、集中させることができるようになってくる。

老婆心ながら付け加えておくと、大半の人は手から気を発しやすく、また手に生じた気を感じやすい。よって先ず手に気を発生させ、その手の気を丹田に移して見るというのも良いかもしれない。手からの気の発し方は、前述の「玄気発現法」を参照していただきたい。

また、自分の気の力が弱い人の場合には、強い気を発することのできる人から、その気を丹田に与えてもらうという方法もある。

※最初に「精」「気」「神」という三宝の分類を説明したので、読者は陽生の段階において生じるものが、「精」であるのか「気」であるのかという疑問を持たれることと思う。『煉丹修養法』では、陽生の段階は「精」にすぎず、これと「神」が一体化した時点で「気」になるとしている。しかし、この段階において生じるものを併せて「精気」としている文献もあるほどで、本書においても実用面に重きを置き、あまりその精、気の別に拘泥しないことをお勧めする。

第二　陽気循環

陽気が揺れ動いてきたならば、意念を用いて、体内の特定の経絡を進ませていく。陽気を巡らせる経絡は、身体の背面の中心を通る督脈と全面の中心を通る任脈である。子の臍下丹田から、丑の会陰、寅の尾閭、卯の夾脊、辰の舍利、巳の玉枕、午の泥丸、未の印堂、申の重楼、酉の絳宮、戌の中脘、亥の黄庭、そして再び子の臍下丹田に戻すのである。

陽気が督脈、任脈の各竅を開く前兆は、人によって異なり、痺れる感じだったり、熱い感じだったり、痛い感じだったり、痒い感じだったりするが、稀にほとんど何も感じないという人もいる。

①陽気の運行（進陽火）

揺れ動いてきた臍下丹田の陽気を、火を武火にして吸う時を武息、吐く時を文息にして、つまり強く意識をかけ、息を吸う時は強く、吐く時は弱くして、任脈に沿って会陰に向けて進ませる。これでうまく行かない場合は、吐く息が短く吸う息が長い武息を用いる。これは進陽火においては吸息が主として働くからである。

陽気が会陰に達する時には、電気のようなものが丹田から会陰まで流れる感じがしたり、熱い湯のようなものが管の中を通っていく感じがする。

陽気が会陰まで来たら、その会陰に意識をかけて文息つまり軽く静かに、吸う息と吐く息の長さを等しく行う呼吸を行い温養する。すると、意識の集中によって陽気が集まり続け、それがある程度まで達すると、振動が発生する。これは、陽気が会陰を通り抜けようとする兆しである。

ただ、文息では陽気が振動するまでに至らない場合には、吸う息と吐く息の長さを等しく行う武息を用いてもよい。もっとも、慣れてきたならできるだけ文息を用いるようにする。これは泥丸に至るまでの他の竅においても同じである。

温養の仕方に何らかの不備があったり、臍下丹田から送りこまれる陽気が不足していると、陽気が会陰まできていても通り抜けられないこともある。しかし、ここで無理に陽気を通り抜けさせようとはせず、意識を臍下丹田に集中して、吸う息と吐く息の長さが等しい武息をして陽気を強め、それを再び会陰まで持ってきて会陰を通過させるようにする。

この会陰に陽気を持ってくる場合に、任脈を通して持ってくる方法と、直接的に臍下丹田の陽気をそこに持ってくる方法もあり、単にある竅を開く目的のためだけであれば、後者のほうが簡単な人もいるかもしれないので試してごらんになるとよかろう。また丹田で気の発生を感じづらい人の場合には、始めからこの会陰に集中することで成功する人もいるので、付け加えておく。

もっとも会陰はかなり気が通りやすく、次の尾閭がなかなかに普通の人は気が通りづらいとされている。会陰における場合と同じような方法を用いても、尾閭を気が通り抜けづらいという人は、足の裏の湧泉というツボに意識を集中して、気を発生させ、その気を足を通して尾閭まで持ってきて通して見るのも一法である。

さて尾閭を通過したら、夾脊、舎利、玉枕、泥丸と順に陽気を巡らしていく。とりわけ重要な竅は、夾脊、玉枕、泥丸である。尾閭を含めた夾脊、玉枕は三関と呼ばれ、気が通過しにくい竅である。稀に速やかに通過できる人もいるようであるが、一般的には、夾脊、玉枕は尾閭と同様、入念な温養が必要とされる場合が多い。なお、各竅に陽気が達した時の感じ方は各々違うものであるが、通り抜けにくいときの呼吸の使い方等は、泥丸に達するまでは会陰での注意と同じである。

さてここで注意すべきことがある。速やかに各竅を通って泥丸まで陽火が上ってきた場合においても、泥丸においては、必ず停陽火して、文息を用いて、微かに神を凝らして泥丸を心の目で観ることが肝要である。なぜならば、この竅には陽火を変化させる働きがあり、変化させずに、強い勢いで上昇してきた強い陽火を一気に下らせると、弊害を引き起こしやすいからである。

泥丸こそは、易でいう天風姤、すなわち一陰始萠の場所であって、これまで進んできた陽火が変じて、新たな気（陰符）が生まれるべき所だからである。この時を活午時ともという。この新たな気は同じ陽気であっても違った性質を持っており、これまで暖かく感じた気が涼しく感じられるようになる。気に変化を生じさせるために、泥丸では必ず温養が必要なのである。

なお、泥丸においては、臍下丹田での温養の時間を十とするならば、その六か七くらいの時間は温養する必要がある。

②陽気の運行（退陰符）

陽気が泥丸を通過したら、陽気を、火を武火にして、吸う時を文息、吐く時を武息にして進ませる。吸気は穏やかにしてその働きを作用させないが、呼気は逆に強くして陽気を進めるために用いるのである。これでうまく行かない場合は、吐く息が長く吸う息が短い武息を用いる。そして、印堂、重楼、絳宮、中脘、黄庭、臍下丹田へと陽気を下ろして行くのである。もし、陽気が印堂に達すると、印堂のあたりが通常は爽やかに感じられる。印堂の位置は、両眉の間のあたりである。

陽気が印堂まで来たら、その印堂に意識をかけて文息を用いる。つまり軽く静かに、吸う息と吐く息の長さを等しい呼吸をする。すると、意識の集中によって陽気が集まり続け、それがある程度まで達すると、振動が発生する。これは、陽気が印堂を通り抜けようとする兆しである。

ただ、文息では陽気が振動するまでに至らない場合には、吸う息と吐く息の長さを等しく行う武息を用いてもよいが、慣れてきたのなら、できるだけ文息を用いるようにする。

やりかたが悪かったり、陽気が不足しているために、陽気が印堂まできていても通り抜けられないこともある。この時、無理に陽気を通り抜けさせようとはせず、意識を臍下丹田に集中して、吸う息と吐く息の長さを等し武息をして陽気を強め、それを再び明堂まで持ってきて明堂を通過させるようにする。これは他の竅、重楼、絳宮、中脘、黄庭などでも同じである。

また、印堂から絳宮に気を下ろしていく途中で、注意を必要とする箇所がある。口蓋部は督脈と任脈のつなぎ目にあたるため、舌を上顎につけて一本の脈となし、気がその箇所を通過するようにしなければならない。この場所を上鵲橋という。

最後に、陽気が臍下丹田に降りた後は、軽く静かに、吸う息と吐く息の長さを等しく行う文息を用いて、文火、つまり心を少し弱めに集中して臍下丹田を心の目で観る。ここでは約五、六十回ぐらいは呼吸を繰り返すことが必要で、急いで陽気を昇降してはならない。陽気を一度じっくりと十分に休ませて、再び混沌杳冥の中に戻すのである。

これで終えるときには、左右の両手を重ねて腹部を三十六回、時計回りにさすって、それから両手を親指を中にして十回ほど握り、手足を軽く伸ばしてから、立ち上がる。急に立ち上がるのはあまりよくない。ちなみに電車の中などで行う場合には、腹部を手で摩らず意識のみで気を時計まわりに回すようにしたり（何を行っているか不審に思われないように）、始める前に「急に周天法を止めても爽やかな感じで通常の意識に戻る」と自分に暗示しておく（突発的な事件が起こったときに大丈夫なように）などの工夫が必要だ。

③陽気運行にあたっての留意点

陽気を督脈、任脈の主な竅を周回させる方法は、だいたい以上の様なものである。ここで四正の方位に位置する四つの竅の重要性について一言付け加えておく。

夾脊の温養には、陽気が上っていく時に陽気が進み過ぎたり、またその逆だったりするのを防ぐ役割がある。

また既に述べたことではあるが、泥丸での温養には、陽気の性質を変化させることと、進んできた陽気を方向転換して下ろす働きがある。

絳宮での温養には、陽気が下っていく時、陽気が降り過ぎたり、またその逆だったりするのを防ぐ役割がある。

臍下丹田での温養には、臍下丹田を陽気が出発する前の温養には、陽気を起こして上昇させる役割、戻ってきた後の温養には封固（封炉）、つまり陽気を臍下丹田に落ち着かせる役割がある。

このように四正に位置する子の臍下丹田、卯の夾脊、午の泥丸、酉の絳宮には陽気の運行を調整し、また落ち着かせる働きがあるので、他の竅はともかく、これらの四つの竅においては、陽気が速やかに通るようになってからも、温養が必要である。

また他の竅も、各竅にはそれぞれ身体の機能に対して独自の働きがあるので、各竅において温養することは、その機能を十全に発揮し、身体の各所にさまざまな影響を与えることとなるので、その点を意識して、徒に急いで廻すことをせず、始めからスーと気が通ってしまうような人であっても、状況を見ながら、督脈、任脈上の各竅ごとにおいて温養を行うことも大切だ。

ともあれ、陽気の運行は、基本的には、文火、武火、文息、武息を組み合わせ、進陽火、停陽火、退陰符、停陰符していく以外の何者でもない。この原則を活用できさえすれば、必ずや自在に陽気を巡らせることができるだろう。

だが、注意しなくてはならないことがある。空車を廻すといって、陽気が督脈、任脈を回ってもいないのに、回っているかの如くに錯覚したりしてはならないということだ。意念で陽気を導いても、意念だけが先行して陽気がついていかないようなことは勿論、更には陽気だけが先行して意念がそれに伴わないということも良くない。必ず陽気と意念は一致させるべきで、さもなければ正確な陽気の運行とはいえない。

ちなみに、陽気を臍下丹田から出発させ、督脈、任脈を巡らせて、再び臍下丹田へと戻し、いったん温養した後は、時間的な余裕があるのなら何度でも陽気を繰り返し運行させる。陽気を続けて巡らせるやりかたは、原則として一度目の運行のときと同じである。

もっとも、陽気を最初に巡らす時は、督脈、任脈上の各竅を開くことに重点を置くのに対して、各竅が開いた後での周天では、より一層速やかに各竅を通過するように、あるいは各竅において温養することで、陽気を一層強めるために回していくのである。陽気は一回廻すごとに次第次第に強まっていく。そのように強化された陽気が全身に浸透することによって、身体の生理機能が格段に向上し、健康で寿命が延びるという効果が現れてくるのである。

以上が陽気を以て関を開き、督脈、任脈を巡らせる周天法の基礎である。

第三　小薬採取

陽気を何度も廻しているうちに、精神は爽やかになり、身体も丈夫になってくる。通常の病気であれば、この気を廻す作用のみで治癒することが多い。更にこれに習熟すると、難病といわれるような病気でさえも快癒することのできる仙薬（丹）が身体の中に生じる。

陽気が泥丸に達するごとに温養していると、自然に口に甘い唾液が出てくるようになる。この唾液が生じた時は、必ず飲み込むようにする。それを繰り返しているうちに、甘い唾液の分泌とともによい香りがしてくる。この香りは最初は口中に拡がる香気にすぎないが、終いには全身が香しく感じられるようになり、腋臭などの悪臭も次第に消えていく。

筆者の場合は、最初の頃にハッカとか薬草の匂いがしたが、通常はキンモクセイの香のすることが多く、それは濃厚な香りから次第にほのかな香に変わるといわれている。

このような甘い唾液やよい香りが出現した後も周天法を継続していくと、やがて臍下丹田の辺りに濛々とした霧のようなものが出現し、続けて身体の内部が透視されるかのように眼下に現れるようになる。

更に周天法を続けていると、最初は呼吸をしているの分からないような感覚になり、しばらくして自然にほとんど息をしていない状態になる。すると臍下丹田に一点の光が現れて、次第に大きくなり、身体全体が光を発し、更に光は大きくなっていく。すると臍下丹田にぼんやりした気の塊が生まれ、丹田を中心に旋回し、次第にその力を強め、気の塊は小さく凝集していく。この時、下半身は痺れ、性行為に勝ること何倍もの快感を覚える。

凝集した陽気はラムネ玉ぐらいの大きさをしていて、非常に勢いを持っていて、尾閭を開き、尾閭を通過して夾脊に至り、停止し、再び神を凝らすと、陽気は玉枕を通過して泥丸へと進み停止する。この時、全身は清々しくとろけるようで、その心地好さは何物にもたとえようがないほどである。

さらに神を凝らすと、陽気は泥丸から印堂を通過して絳宮へ至り、停止し、また神を凝らせば、臍下丹田へと下る。この臍下丹田に下った陽気を温養して止めるが、これを「封炉(封固)」という。ちなみに光が現れて封炉までの過程を採薬という。これで「小薬」というものが得られたことになる。小薬は一種の霊薬で万病を治す働きがあるといわれている。この小薬が得られたあとも更に周天法を続けていくと、単に健康になるといった範疇を越える不可思議な現象が出現するようになる。

賢明な読者は気づかれたと思うが、『煉丹修養法』では、ここに至るまで、まだ気を督脈、任脈に巡らしてはいない。ひたすら意念を臍下丹田に向け、「精」が生じて振動するのを待ち、更にその「精」を丹田に止まらせて、文火を用いて温養し、その結果として、「気」（真気）が気穴より発生するのを小薬の産出とし、その気を丹田に止まるようにするのを採薬とし、採薬によって丹田に止めた「気」を文火で温養するのを封炉としているからだ。同書ではこれからこそが周天法の始まりなのである。かように書によってその説明は大分違うのである。

ただ本書では、読者が実行しやすく効果が得やすいと思われるやり方を、とりあえずは許進忠、張耀文といった人の書を基に説明してきた。それは、私が十代の頃に紫龍仙道人の伝書（その略伝が拙著『太古真法玄義』に記した「玄気発現法」である）によって、一回の修法により、自分の身体の気の発現と霊光を見ることを得、なおかつその気を身体に廻した経験から、『煉丹修養法』に説明された厳密な方法よりも、許進忠、張耀文といった人々が説明する簡略な方法のほうが読者にとって行いやすいものではないかと思ったからだ。とはいえ、こうした法は人によって向き不向きがあるので、『煉丹修養法』に基づいて実修するのもよいであろう。

さて、小薬を採取した後での修行法は「大周天法」にあたり、大薬の採取、陽神（玄胎）の結成に至る過程がこの後も続く。この「大周天法」については、いずれ別著において紹介する機会があろうかと思う。

特別附録

仙仏合宗

伍冲虚

冲虛伍真人著

仙佛合宗

書業堂梓

仙佛合宗語錄

大明萬曆中睿帝閣下吉王國師維摩大夫李子

三教逸民南昌縣辟邪里人沖虛子伍守陽譔

最初還虛第一

太和問曰、直論中言煉己先務、有當禁戒杜絕之端。又言不煉己有難成玄功之弊、可謂詳言煉丹之要矣。昨又蒙老師言最初煉己、不過初入其門、仍要還虛方入閫奧。敢請還虛之理何謂也。伍子曰、儒家有執中之心法。仙家有還虛之修持。蓋中即虛空之性體。執中即還虛之功用也。惟仙佛種子。始能還虛盡性。以純於精一之至誠。若夫人心則戾其虛空之性體。沖沖不安。流浪生死無有出期。故欲修仙體者。先須成載道之器。欲成載道之器。必須先盡還虛之功。虛也者鴻濛未判之前無極之初斯時也無天也。無地也。無山也。無川也。亦無人我與昆虫草木也。萬象空空杳無朕兆。此即本來之性體也。還虛者。復歸無極之初以完本來之性體也問曰。然則何所修持始盡還虛之功也。答曰。還虛之功。性在對境無心而已於是見天地無天地之形也。見山川無山川之迹也見人我無人我之相也。見昆虫草木無昆虫草木之影也。萬象空空。一念不起六根大定。一塵不染此卽本來之性體完全也如是還虛則過去心不可得。現在心不可得未來心不可得頓證最上一乘又何必修煉已之漸法也哉。佛宗云。無相光中常自在。又云一念不生全體現。六根纔動被雲遮。合此宗也。

眞意第二

太和問曰。直論中所謂返觀內照凝神入於炁穴。敢求詳示返觀內照之旨。伍子曰。返觀內照。卽眞意之妙用也。蓋元神不動爲體。眞意感通爲用。元神眞意。本一物也。言元神亦可也。言眞意亦可也。故眞意卽虛無中之正覺。所謂相知之微意是也。返觀內照者返回其馳外之眞意。以觀照於內也。煉精之時眞意觀照於煉精之百日煉炁之時眞意觀照於煉炁之十月。煉神之時眞意觀照於煉神之三年。此返觀內照之大旨也。問曰凝神入炁穴之大旨。又何謂也答曰煉精之時有行住起止之功行則採取如是。即運息以合神炁之眞意也。住則封固如是。即停息以伏神炁之眞意也起則採封之後。眞意運息合神炁於十二時中子時而起火也。止則象閏之後。眞意停息。合神。炁於本根還虛而止火也。可見行住起止悉皆元神凝合於虛無中不謂之凝神入炁穴亦不可也猶未已也。當大藥服食之後。務宜定覺於黃庭之虛境雖周三千六百時之天。未嘗一瞬息離於結胎之所不謂之凝神入炁穴。亦不可也。然真意有動靜兼用之功。有專靜。不動之功。尤不可不知也。問曰何謂動靜兼用之功答曰、初關煉精真意採煉屬動封固屬動三年乳哺。真意出收屬動。歸宮還虛屬靜此動靜兼用之功也問曰何謂專靜不動之功答曰中關煉炁化神惟眞意定覺於黃庭穴之虛境爲結胎之主。但任督二炁。自然之有無。而不着意於二炁之有無。可見十月常靜。未嘗易毫髮許也。此專靜不動之功也。更進而論之三年乳哺。已造還虛之極雖眞意一出一收。而實不着意於出收則是出亦靜收亦靜謂之專靜不動之功也。問曰動靜適宜自合妙機。倘失眞意其弊云何答曰煉精之時若失眞意。則無招攝二炁眞意合神歸定於玄根以妙元陽之用。煉炁之時。若失眞意。則無以保護二炁歸定於胎中以証純陽之果。煉神之時若失眞意則無以遷神歸定於泥丸。復戒愼出入於天門以施乳哺之功。故子向有一誦云陽炁生來塵夢醒攝情合性歸金鼎。運籌三百足周天。伏炁四時歸。靜定。七日天心陽復來。五龍棒上崑崙頂黃庭十月足靈童頂門出入三年整屈指從前那六工般般眞意爲綱領九年打破太虛空乘鸞跨鶴任遊騁此予總誦陽關三疊咸不離夫眞意眞意之用大矣哉。然須知眞意不涉校量。一涉校量。即非眞意矣。佛宗云。擬議即乖校量即錯合此宗也。

水源清濁眞丹幻丹第三

太和問曰直論中有不知先後清濁之辨。不可以採取眞炁。何謂也。伍子曰先後清濁。即水源之辨眞丹幻丹之所由別也問曰旣云丹均是陽精所成何有眞幻之別也。答曰水源旣有清濁之殊。則成丹不無眞幻之別若築基昧此。則還眞從幻。往往有之矣。今爲爾詳言之凡有念慮存想。知見睹聞。皆屬後天。所謂濁源也。陽精從此濁源中生。因而採封煉止。縱合玄妙天機終成幻丹。以其水源不清也。若夫無念無慮不識不知虛極靜篤時。卽屬先天所謂清源也。陽精從此清源中生則採封煉止兼合玄妙天機遂成眞丹。以其水源不濁也。凡陽精從清源中生。卽須採而煉之倘陽精從濁源中生棄之不可採也。誠能最初還虚則採煉陽精悉就眞丹。自無幻丹之謬矣古云煉藥先須學煉心誠有鑒於水源之宣清者佛宗云心濁不清障菩提種。合此宗也。

火足候止火景採大藥天機第四

太和嚴整衣冠。拜竟膝下西立問曰直論中所謂三百周天。猶有分餘象閏數。一候玄妙機同於三百候義旨云何。伍子曰此言火足之候也。所謂三百周天者三百妙周之限數也。欲人知火足之候。在得玄機之周天滿三百候之限數也。凡行小周天之火有善於行火者有不善於行火者善於行火者。水源清真採封如法。煉止合度。心不散亂。意不昏沉。以至三百息數。斷而復連。神炁不均。時離時合。此一周天。乃失玄妙之周天也。除失玄妙機。之周天不計外。獨計得玄妙機之周天。要滿三百候之限數。方爲火足之候止火之候。此積於内者也。猶有龜縮不擧之景。并陽光二現之景。皆爲火足之候止火之候。此形於外者也故佛宗有倒却門前刹竿着之句又有成就如來馬陰藏相之句。皆爲縮龜不擧之明證也。又有寶勝如來放光動地之句。亦爲陽光發現之明證也。問曰陽光發現之時。從何處而現。答曰兩眉間號曰明堂陽光發現之處也。陽光發現之時。恍如掣電虛室生白是也。當煉精之時。卽有陽光一現之景。斯時也火候未全。淫根未縮。一遇陽生。卽當採煉。運一周天。以至採煉多番。周而復周靜而復靜務期圓滿三百妙周之限數而後已。限數已滿。惟宜入定。以培養其眞陽。靜聽陽光之二現可也。於是由靜定之中。忽見眉間又掣電光。虛室生白此陽光二現也。正是止火之景。止火之候。是時三百妙周之數。恰恰圓滿。龜縮不舉之外景次第呈驗矣。此內外三事次第而到者也。

問曰三事既次第而到。彼又謬自行火。是何故也。答曰此時動炁雖不妄馳於腎竅。而生機却動於炁根。故炁機發動。或一動二動。亦所有事。彼昏不知覺。其二動以爲可採輒行採煉者有之。是以有傾危之害也。問曰欲免傾危。須究其顧驗所以然之理祈老師更爲歷歷言之。答曰築基已成。精盡成炁。封好限數圓滿限數既滿。則火之已足足徵矣。攝此動炁。凝成丹藥。方得淫根如龜之縮既已龜縮則藥之已成又足徵矣。陽關已閉。無竅可通方得淫根絕無舉動既絕不動。無精可煉。則火之當止。又足徵矣。所積陽炁。盡復炁根。方得陽光二現。光既二現。則陽炁之可定於炁又足徵矣。故陽光二現縱有動機。亦去其火。更宜入定以培養其眞陽。靜聽陽光之三現可也。由是靜定之中。忽有眉間又掣電光。虛至生白此陽光之三現。眞陽團聚。大藥純乾。方得陽光三現。光旣三現。則炁根之內。已有大藥可採。又足徵矣。要之止火當自陽光二現爲始。止至三現爲終。徵二現三現。皆名止火之景。止火之候。猶是陽光三現方名採大藥之景大藥之候也。間日行火至於陽光四現。遂至傾危。

其何故也。答曰此由不依止法妄自行火之過也不知陽光三現大藥可採。若行火至四現則大藥之可定者必隨火之不定者而溢出於外化爲後天有形之精矣。可不戒哉佛宗云如來善護寶珠。自然放光有節合此宗也。

七日採大藥天機第五

太和作禮曲膝問曰直論中所謂七日口授天機採其大藥。未審大藥何以必須採於七日也伍子曰陽光三現之時。紂陽眞炁已凝聚於鼎中。但隱而不出耳必用七日採工。始見鼎中火珠星象。祇內動內生不復外馳。故名眞鉛內藥又名金液還丹。又名金丹大藥異名雖多祇一眞陽。卽七日來復之義也問曰採大藥天機求老師垂慈詳訓。答曰以初採言之其呼吸之火自能內運。任火自運。絕不着意於火亦不馳意於火方合玄妙機之火也。此時用火。尤當人定。而單用眸光之功。時以日間用雙眸之光專視中田。

夜間用雙眸之光。守留不息、如是以採之。大藥自生
陰符經所謂機在目者此也。問曰天機已明但採之
而採之所以得生之理。尚求教益。答曰採之而所以
得生之理。有四說焉蓋以交姤而後生。勾引而後生。
靜定而後生。息定而後生問曰何謂交姤而後生。答
曰心中元神屬無形之火。腎中元炁、屬無形之水心
中無形之火神。因眸光專視而得凝於上。則腎中無
形之水炁、自然薰蒸上騰。與元神交姤。而無上下之

間隔矣無形之水火。既以交姤於上。則久積純陽之炁。自然團成大藥如火珠之形。發露於下矣。如天地氤氳。萬物化生者然。蓋無形能生有形。自然之理也。古云玄黃若也無交姤怎得陽從坎下飛。即此義也。問曰何謂勾引而後生。答曰雙眸之光。乃神中真意之所寄。眸光之所生真意至焉。真意屬土土乃中宮之黃婆。黃婆即勾引媒妁也。黃婆勾引於上。則大藥自相隨而出現於下矣。古云中宮胎息號黃婆。即此義也問曰何謂靜定而後生答曰　元神因睟光專視歸凝上之本位而得定機。則元炁亦歸。凝於下之本。位而得定機神炁俱得定機。由是元炁成形。因定而生。動祇動於內生於內矣。古云。採眞鉛於不動之中。又云不定而陽不生即此義也。問曰何謂息定。而後生。答曰此是後天自運之火。亦因神炁之定機。而有所歸依。自然伏定於炁根。而無上下之運行矣。眞息。一定。大藥自生。眞息不定。大藥必不生矣古云息定採眞鉛卽此義也此四說者皆以眸光爲招攝故其生。意乃爾也。昔本宗、　丘祖相傳一偈云金丹大藥不難求日視中田。夜守留。水火自交無上下。一團生意在雙眸。肯哉此偈也。須知大藥生時。六根先自震。動祇知丹田火熾。兩腎湯煎。眼吐金光。耳後風生腦後鷲鳴。身湧鼻搐之類。皆得藥之景也。大率採藥至於三四日間。眞定未定之時。得藥六景。卽次第而現。若採藥至於五六日。間則眞意一定。則大藥已生矣。

故七日之期亦大概而言之耳佛宗云天女獻花又云、龍女獻珠合此宗、也

大藥過關服食天機第六

太和插血盟天作禮四拜長跪問曰七日採藥天機業已蒙恩傳授但直論中所謂大藥過關有五龍捧聖之秘機未審是何取義個中幻妙恭望大慈俯垂詳剖伍子曰前派仙師欲明過關秘旨故借玄帝捨身得道之事以喻言之所以喻言之者以五乃土數

眞意。屬土龍乃元神。元神乃眞意之體。眞意乃元神之用。體用原不相離。故云五龍捧聖。卽大藥之喩用。意引大藥過關。故曰五龍捧聖也。其間有過關服食之。正功向以詳言。於三次。口傳之內矣。茲不復贅。蓋以童眞與夫漏精二度之人。則過關服食之。助功自當應用。若漏精多度。則此助功不復可用。卽當行過關服食之。正功矣。問曰正功天機。求老師詳示。答曰天機示汝。汝當珍重今且以大藥初生言之。因其多精積累始得形如火珠此先天純陽之炁能生後天眞息之火。火藥全而生。故言藥不言火而火卽在其中矣。大藥發生。不附外體祇內動於炁穴須知炁穴之下。尾閭界地。有四道岐路。上通心位前通陽關。後通尾閭。下通谷道。三竅髓實。呼吸不通谷道。一竅虛而且通。乃炁液皆通之熟路。又炁液皆通乃平日所有之舊事。故直論註中。有熟路舊事四字。卽指此言也尾閭谷道。一實一虛。故名下鵲橋尾閭關。上夾脊三竅。至玉枕三竅。與夫鼻上印堂。皆髓實塡塞呼吸不通。鼻下二竅虛而且通。乃呼吸往來之徑路印堂鼻竅一實一虛。故名上鵲橋。關竅既明。則防危慮險之功尤不可不知也。蓋大藥將生之時先有六根震動之景。六根既以震動。即當六根不漏。以豩逆其生機。大藥既生之後。六根即當遷入中田。以化陰神。務先逆運河車而超脱之。尤當六根不漏以裹其轉軸故下用木座。抵住谷道。所以使身根不漏也。上用木夾。

牢封鼻竅所以使鼻根不漏也合兩眼之光勿合外視所以使眼根不漏也。凝兩耳之韻。勿令外聽所以使耳根不漏也。唇齒相合。舌抵上腭。所以使舌根。不、漏也一念不生。六塵不染。所以使意根不漏也。既能六根不漏可謂防備之至密矣猶未已也、方大藥之生於炁穴也。流動活潑。自能飛昇。而上騰於心位。心位不貯自轉。向下田界地而前觸夫陽關。陽關已閉、自轉動中田界地。而冲夫尾閭尾閭不通。必自轉動由尾閭而下奔走谷道。谷道易開。大藥洩去前工廢矣。此下鵲橋之危險也。卽曹丘二眞人。走丹之處。預用木座狀如饅首。覆棉取軟。座抵谷道。其勢上聳不使大藥下奔。旣爲外固之有具矣。又有內固之法焉。大藥冲尾閭不透。自轉動而有下奔谷道之勢。縱見其下奔。卽微微輕撮谷道以禁之。斯爲內固之至嚴矣。內外如此固嚴。自能保全大藥。不致下奔於谷道。祇附尾閭。遇阻而不動矣。斯時也。若用眞意導引則失唱隨之機縱導引頻頻終難過關故有善引之正功焉纔見其過阻不動即一意不動凝神不動動而後引不可引而使動也忽有自動衝關即隨其動機而有兩相知之微意輕輕引上自然度關尾閭而至夾脊關矣關前三竅髓阻不通大藥遣阻不動惟是一念不生凝神不動以待其動忽又自動衝關即隨其動機而有兩相知之微意輕輕引自然度關夾脊而至玉枕關矣。關前三竅髓阻不通。大藥遇阻不動惟是一意不生。凝神不動。以待其動忽又自動冲關即隨其動機而有兩相知之微意。輕輕引上。自然度過玉枕直貫頂門。向前引下至於印堂印堂髓阻不通自轉動而妄行於鼻下使道之虛竅矣。若非木夾爲之關鎖。幾何而不淪於洩也洩則前工廢矣此上鵲橋之大危險也。故大夾之用不可不預爲防也預防有具則大藥不致下馳於鼻竅祇附於印堂遏阻而不動矣惟是一意不生凝神不動以待其動忽又自動冲矣卽隨其動機而有兩相知之微意輕輕引下自然度過印堂。降下十二重樓猶如服食而入於丹田神室之中點化陰神爲乾坤交姤蓋通中不二田合而爲一者也此過關服食正功也昔本宗丘祖偈云金丹冲上幹天罡何患阻橋又阻關。一意不生神不動。六根不動引循環肯哉此偈也蓋夫天罡居天之正中一名中黃星。一名天心一名斗柄在天爲天心。在人爲眞意大藥憑眞意之轉旋而升降猶天輪籍天心之幹運而循環皆一理也須知初用木座抵住谷道之時因其勢已上聳不使大藥下奔故大藥冲尾閭不透。亦有不下奔谷道即不必行輕撮谷道之事惟用過關之正功而已然過關正功其行住之機。惟在順其自然爲要也。佛宗云未有常行而不住亦未有常住而不行合此宗也

守中第七

太和問曰直論中論欲將此炁煉而化神必將此炁

合神爲煉何爲必將此炁合神爲煉也伍子曰既得金丹大藥逆運河車、入於神室之中矣、倘其神光失照則大藥失其配偶而旋傾故必以元神爲大藥歸依以大藥爲元、神點化。相與寂照不離。則陽炁自能勤勤發生乃與眞意相運於神室。而元神得其培養以相煉也。問曰何爲將此炁煉而化神也、答曰大藥得火炁相運於神室既能點化神中之陰。陰神賴以降服。而念慮不起、又能培補神中之陽。陽神愈益陽明。而昏睡全無不謂之煉炁化神。不一中也。問曰直論中既言伏炁於丹田炁穴中而結胎。其後正文又言大藥轉舊黄庭結胎之所蓄炁穴屬下田。黄庭屬中田。何以言結胎之所。有二田之別也。答曰初行大周天之火元神雖居中田。却連合下田二炁以爲妙用。必元神寂照於中下二田。相與渾融化爲一虚空之大境。使二炁助神結胎。故二田皆是落處。若拘守於一田。則神有滯礙、而失大圓鏡之智用矣。問曰直論中所謂守中之理敢請詳訓答曰中也者、非中間之謂中乃虛空之謂中。守也者非拘守之謂守乃致虛之謂守守中也者不著意三田亦不縱意於三田卽所謂元神。寂照二田成一虛空是也、故能保中之體者。一念不生寂然不動。直守到食脈兩絶昏睡全無亦須臾不離於寂也。能靜中之用者。靈光不能迥脫塵根。直守到二炁俱無念無生滅亦須臾不離於照也。從來體用不分寂然同用所以全十月養胎之要務者、蓋如此問曰直論中言胎。又言胎息。又言眞胎息。請一二言之、答曰、十月之間。有元神之寂照以爲二炁之主持。故云胎有二炁之運行以爲元神之助養。故云胎息忘二炁運行助養之迹。而胎神終歸大定故云眞胎息也。問曰大周天火候請更詳言之答曰、是服食大藥之後。三關九竅阻塞之處盡、以開通。須知此後二炁勤生自能運轉於已通之正路服食於二田之虛境。以培養夫元神。故其一升一降循環不已亦自然而然者也。可見此時之火自不用意引之火。火既不用意引又豈可着意於火。而凝滯夫元神之大定也。哉惟是不見有火。方合不有不無。之文火。爲大周天之火候也。然非元神寂照於二田之虚境又寧得二炁之動。發生運養不絶。有如斯也。問曰。十月関中歴月自有景驗。願聞其詳答曰初入定時守定三月。則二炁之動機甚微但微動於臍輪之虚境而已。若守至四五月間。則二炁因元神之寂照以至服食已盡而皆歸定滅元神因元炁之培育以致陽明不昧而得證眞空。二炁俱停食性已絕。獨存一寂照之元神。以為胎仙之主矣。更守至六、七月間則昏睡全無守至八九月間寂照已久百脉俱住更守至十月。期候足純陽神歸大定於是室能生慧。自有六通之驗矣六通者漏盡通、天眼通天耳通宿命通。他心通神境通是也前煉精時。已有漏盡一通至此方有後五通之驗也蓋天眼通則能見天上之事天耳通則能聞天上之言宿命通則能曉前世之因他心通。則能知未來之事。惟神境一通。乃識神用事。若不能保扶心君。即爲識神所轉。却自喜其能修。能証而歡喜魔已入於心矣。曰喜言入間之禍福。喜言未來之事。機禍不旋踵而至矣。惟是慧而不用。則能轉識成智。始得証胎。圓之果也。古云。三萬刻中無間斷行行坐坐轉分明。正所以發明十月養胎。祇在綿密寂照之功而已全也。問曰。直論註中。謂卯酉子午

之位是沐浴之位。故初関溶子時。有沐浴用何以中矣。十月亦有沐浴之用。并防危慮険之機。乞師詳示
答曰。五行各有長生之位。如長生沐浴冠帯臨官帝旺、衰、病、死、墓絶胎養也。寅申巳亥。為長生之位。火長生在寅。沐浴在卯。死在酉水土長生在申。沐浴在酉。死在卯。金長生在巳。沐浴在午死在子水長生在亥。沐浴在子。死在午故卯酉子午之位。是沐浴之位亦是死而不動之位也。當知洗心滌慮為沐浴之首務。

二炁不動爲沐浴之正功又當知眞炁薰蒸亦是沐浴之義也。防危慮險。防其不洗心滌慮也若不洗心滌慮。則難得眞炁薰蒸。以臻二炁不動之効。故沐浴義之用。祇在綿密寂照之功而已。直論註中有欲知沐浴之義。之用可以查語錄中者全機者此也。所謂一年沐浴防危險者。亦此也。問曰慧而不用。始証胎圓。胎圓確証。尚冀明詳。答曰、數月以前。二炁俱無。食脉兩絶。已有明徵矣。是以無論在十月関内十月関外。但有一毫昏沉之意。餘陰尚在。有一毫散亂之念神未純陽。必須守到昏沉盡絶。散乱俱無之請。方爲純陽果滿之胎神而已。入於神仙之域矣。佛宗云初禪念住。二禪息住三禪脈住。四禪滅盡定。合此宗也。

出神景出神收神法第八

太和問曰、直論中所謂神已純全。胎已滿足。必不可久留於胎。再用遷法。自中下而遷於上丹田以加三年乳哺之法。伏望指示。答曰、上丹田一名泥丸宮。陽神歸伏之本宮也歸伏本宮陽神未壯健如嬰兒幼小必憑乳哺。故有乳哺之名焉。猶拘神於上丹田之小境。則失還丹之義言。大悖乳哺之法矣。其法兼存養之全體。出收之大用而言者也。蓋存養之功。不着意於上丹田。惟一陽神寂照於上丹田。相與混融化成一虛空之大境。斯爲存養之全體。乃爲乳哺之首務也。存養功純。自有出神之景爲出神景現。神可出矣。當出而不出。則不脫不超。難入聖階故出神之景。

在所當知也。當其存養功純。忽於定中見空中六出紛紛。卽出神之景也。斯時也卽當調神出殼。一出天門。而旋卽收焉。則以太虛爲超脱之境。收則以上丹田爲存養之所。須知出收之時少。而存養之時多。又出宜暫。而不宜久。宜近而不宜遠。始則出一歩而旋收焉。或出多歩而旋收焉。久之或出一里而旋收焉。或出多里而旋收焉。乃至百千里。以漸次而至。不可躐等而至也。所以然者。以嬰兒幼小。迷失難歸。或有天魔來試亂我心君故須出入謹慎方能全虛空之全體於往來之中以完夫乳哺之大用也古云道高一尺魔高一丈不但天魔來試道行抑且識神變化使然總要保扶心君爲上若乃仙佛種子最初還虛功純則靈台湛寂不染一塵永無一物魔自何來此又越度等夷者矣故修士當此最初還虛爲急務若夫乳哺謹能還虛於三年則陽神始得老成自可達地通天入金石而無礙佛宗云始成正覺如來出現

又云神出胎成親爲佛子合此宗也

末後還虛第九

太和問曰直論中有上關煉神九年面壁之名末後還虛未審煉神義旨求師詳示伍子曰煉神也者無神可礙之謂也緣守中乳哺時尚有寂照之神此後神不自神復歸無極體證空虛雖歷億劫祇以完其恒性豈特九年面壁而已哉九年云者不過欲使初証神仙者知還虛爲証天仙之先務也故於九年之

中不見有大道之可脩也亦不見有仙佛之可證也於焉心與俱化法與俱忘寂之無所寂也照之無所照也又何神之可云乎雖曰無神豈不可以强名故強名以立法名爲末後還虛云耳佛宗云欲證虛空體示等虛空法證得虛空時無是無非法合此宗也

門人問答

太和一問曰蒙師指我以眞藥物猶未明辨何以爲眞藥物之眞取也伍子曰眞藥物卽眞精也彼後天

交姤之精卽非眞精先天之精謂之眞精世人能說
眞精不過執後天交姤之精冒認爲眞精者也或有
暗與道合偶爾一遇其眞者有之終不知其所以然
之妙也何也後世人有從有念而爲精者所謂交姤
之精是也有從無念而爲精者卽所謂先天元精是
也於此二者人人煉之而終無成亦世間凡人傳世
間凡法耳子從凡夫學煉者矣按其無成使見其藥
之猶不眞也當知有超此而爲眞藥在世夫無念而

得爲眞精者固是也雖有知眞精而不得元神靈覺如是如是。精雖眞。而不能爲眞。精用此上天所祕之妙。實在如是。得此卽天仙矣。舉世人所不得知之妙實在如是。海誓山盟。而不敢輕洩者。實在如是得此卽爲世尊佛矣不得此卽談宗說道。皆成幻妄虛言矣。子今得此明言精始眞矣。藥始眞矣。下手一試之。起首便能合道。悟一步則行一步。行一步則入一步。入一步則得一步則知不傳之妙得藥之靈證道之速。非彼世人所得知。所可及也。而世人誤信邪師誑惑者可勝惜哉。

太和二問曰、如何辨水源清濁。伍子曰、水喻眞精清屬先天濁屬後天。源者精炁之所由以生者。此先聖示人至功之語。奈何世人錯辨聖言。罔誣後學。不自源字上用辨。只於清濁字勞心謂無形之精爲清有形之精爲濁。嗚呼此地獄種子之說也。殊不知先天之精欲靜極而自動。炁至足而源自清。可謂眞藥物矣而元神靈覺卽能和合是謂以覺合覺隨而採取隨而烹煉。不作世緣念想。用功一刻。卽長一刻黃芽而金丹可就仙道可冀。若念想塵緣擬議習染而後天之精因以以生。則純是後天思慮之神所致。此源濁者。不可用。以其眞炁不足不產黃芽。而生死可必者也或有水雖自動。而源亦淸矣。其元神靈覺雖覺而不正覺。隨於塵緣。習染轉爲後天思慮之神所攝。則不復淸眞。而用之亦無成藥之理。如此辨得源字

眞藥斯眞矣
問曰水之淸濁。何由神智淸濁答曰靜定中神炁合一。由是靜亦神炁一動亦神炁一時至神知。即神炁同動。是也。動而外馳逐妄則爲二。動而不馳外猶然合一非淸淨眞而何。元神一馳精炁一馳。元神一染。精炁一散。非濁而何。所謂開口即乖。擬議即錯者此意也。問曰淸濁爲何。答曰淸炁者天之本體欲爲天仙必明淸炁合天之本體。而後能與天合德。若有一毫行而不能妙。則同於地體而合地。德正爲地仙矣。
有志於天仙者。不可不辨之也。
太和三問曰承論煉精煉元精未審何爲先天元精。
伍子曰元精者。身中無形之精又名元炁。而能生有
者是也。隱於寂寞之中。靜極而動則生精是天地自
然循環之道。理當如是。故由靜極而生之精則炁足。
故即成丹。不用交感精者、以其偶觸耳。觸自而生之
不由靜。而炁不足炁不足者。元非丹本即不能成丹

以此。故精生有時。知眞時者。卽得元精。不知眞時者卽不得元精。予有一詩。子其悟之。詩云元精何故號天仙非形非象未判乾太極靜純如有辨仙機靈竅在吾前。夢間妙覺還須覺。識破眞玄便是玄說與後來脩道者。斯言不悟枉徒然。明矣

太和四問曰如何是藥生採取。如何是運火煉丹如何是成道。伍子詩云陽炁生來塵夢醒。攝情合性歸金鼎。運符三百足周天伏炁四時歸靜定。七日天心

陽復來五龍捧上崑崙頂黄庭十月產靈外雲霄駕鶴任遊騁。

太和五問曰世人學道有必之調息者。執呼吸而不已。障於道而無成有云不必調息者。縱呼吸而不顧。背道而不知。所爲何事皆凡夫外道。擬議作知見耳未審得如何是仙家調息伍子曰調息之義難言也汝自悟來而後可言。問曰。稔悟已不知音。故詳問之答曰調息者。調其進火退符沐浴温養之義也。一呼一吸爲一息、不呼不吸亦爲一息當呼吸之息心與息不相依則不調。心息依矣蕩然慢行。而不由眞息之道則不調古仙所謂調息要調眞息息是也。能由眞息之道矣。行之太速則近蕩而不調行之太緩則隨有相之患而必成大病。古人所謂非煉呼吸之患者是也。亦不調也。問曰必如何而後可言調。答曰速而不蕩。緩而不滯而能由眞息之道者。是不見其有謂之勿助。不見其無。謂之勿忘。非有非無非見非不見合手自然同乎大道此一呼一吸者不得不如是也問曰不呼不吸之息如何答曰非閉焉也閉則失於急而不調亦如禪宗人所言轉身吐得焉而後可稱禪那拄杖非縱焉也縱則失於無知而不調亦如禪宗人所云未得山窮水盡處且將作伴過時光而後可能攝心一處問曰如何是大用答曰古云自有大然眞火候不須柴炭及吹嘘如此便是自然靜定定靜不已百尺竿頭猶進一步至於久而安安者和

世和而能冲冲和之理得矣然眞息在内本無實相如若空空無息非果無息而實有也不息則無相無和則不見有世所謂空而不空不空而空所謂空不空如來藏者不外是也悟得眞空是性者方能調此眞息息不能調終難大定人能卽此息而離此息斯可入滅盡定矣噢滅盡定而能出定神通境界正有希悟向上事在也

太和六問曰藥火之説紛紛不知所以信受一云神

是火炁是藥以神馭炁即以火煉藥此即言神言炁
爲二也一云火即藥藥即火即言不分神炁一也一
云採時爲之藥煉時爲之火意謂神炁皆可言藥皆
可言火二說同耶異耶伍子曰同說問曰言旨似異
而理旨何同答曰皆以神馭炁也採時炁向神中神
炁合一而同升同降而得藥矣則謂之藥也可即得
求之物而名眞鉛者是也煉時神歸炁穴神炁渾融
而同行同往則有火矣則爲之火矣可即得鉛之物

而名眞汞者是也縱二物交併歸一矣謂火謂藥謂一謂二何所不可我有詩云子其悟之詩曰言鉛言未縱言非日月雙輪馭汞飛子後並弁天土去午前同降地中回歷神十二皆留伏灌頂雙雙轉移古聖強言爲火藥不離神汞自相隨

太和七問曰何謂如猫捕鼠。伍子曰猫捕鼠四足據地不動之勢也雙眼視穴。見鼠即擒也故陰符經云機在目又曰長生久視禪家云正法眼藏皆此義也謂寂然不動感而遂通者可不似百日關中知白守黒知雄守雌乎。可不似晝夜靜觀以除六賊者乎可不似偃坐靜室恒作是念者乎故以猫喩主人以鼠喩塵障。但捕鼠掃塵。皆小成 有爲之事耳。過此者而忘猫忘鼠無慮無我而後可也。

太和八問曰、何謂冲和伍子曰冲和者不息之息也光塞天地。薰蒸一身。不爲呼吸之所障。亦不爲升降之所困 沐浴故曰當然。守中亦稱空法。世人不知調息之謂何。我則曰、謂其息之和而冲也、世人不知防危慮險。我則曰、防其不和而冲之危險也。惟和故冲和。不和則不能冲。採藥以是。野戰以是。守城以是結胎以是。養胎以是矣。問曰以是若何景象。答曰、不偏不倚。無過不及。不疾不徐。非無非有。問曰是何作用。答曰夫妻並肩。陰陽合一。晝則同行不前不後。夜則同住不逼不離。如斯了悟。便是冲和道理。

太和九問曰、如何是防危慮險。伍子曰自始至終正多危險且藥生有時不知其時而採取而當面錯過此危險也。採藥有候失其候不得其真炁此危險也其於黃赤二道。茫然不見其循由此危險也。進火不知進之有所當止之地。亦不由進之所當起之處退火不由退之所當止之地。此危險火足而不知止者有傷丹之危險得藥而不能升三關者。有敗藥之危險沖關而竅不真通是危險。關竅通聚者而或倏散。是危險。三關過矣而危險在鵲橋鵲橋渡矣。而危險在服食。歸黃庭步步向竿頭進一步。無着脚處虛空着一脚。大有危險者。天花亂墜乃不能出其陽神即不能無危險者也。出定入定危險其能盡述。即如斯危險。倶勘得過。勘盡無餘。僅僅超脫。得一個死生論廻謂之長生不死。方爲有分與道相應。自後証到虛空不壞。始無危險。所謂萬般有壞虛空不壞是也。太和十問曰。何謂沐浴。伍子曰沐浴者煉藥煉神之要法火候之秘機故不敢直言輕洩也。而記喻沐浴以示其意云耳夫五行在世道中。別有所論生死之理長生一。沐浴二冠帶三。臨官四帝旺五衰六病七。死八墓九絕十胎十一養十二位是也生處有死死處有生。仙家之法謂火長生在寅。第二之沐浴在卯位。故借卯位爲沐浴之名。而獨爲卯時所當用之機以陽符其火候者。水之長生在申。第二之。沐浴在酉位故。借酉位爲沐浴之名而稱酉時所當用之機以陰符其火候者。然卯酉子午爲四正之法故入藥境云看四正是也問曰人皆言卯酉子午不行火候今乃謂之要法。謂之秘機。得無有火候而與衆言相違者乎答曰聖眞言此時之火以不行爲候也此隱言也非全無火候而不行也我得之師眞而知之。實不違於衆也而衆自違之。彼衆人依傍仙聖之隱言。遂言卯酉二時之沐浴不行火候而世因不能辨。我則咏之曰世稱沐浴不行火。不識呼嘘寄向誰要將四位融顚倒纔得金丹一粒歸。此足以發明之也。有謂二八卯酉之月。不行火候而沐浴者。顯知其非也旦論知非非之法安在。以其有鍾離仙祖之言。一年沐浴防危險者可証也。薛紫賢眞人亦云一年沐浴更防危以此証也。知十月懷胎皆沐浴。本不執於二八月。乃言世法中天道之理爲喩。以法明沐浴時生死之機。旣言莫向天邊尋子午。又豈有歷數中尋卯酉耶若使養胎而廢二八月之功。則神馳炁散而背道。卯可使婦人懷胎。而二八兩月不懷孕乎。今此洩萬古之秘。與我古之天仙正理直論。相爲大用後之遇仙授道嗣我　丘長春眞人嫡派者必當從此引証過而後之爲眞仙道矣。

太初一問曰修眞功夫如何起首。伍子曰少壯之人神炁動靜循環之機速。陽生之後採取烹煉。所謂一陽初動。中宵漏永是也。乃有藥而行火也。老邁之人。神炁衰。謂之老來鉛永少者。則動靜循環之機遲則敲竹鼓琴。爲喚龜招鳳之權法。而後陰極陽生即謂撥轉頂頭關捩消息者是也所謂却將北斗向南移神運河車無了期運罷河車君再睡明朝依舊接天機乃火先而又生藥行火也此起首玄妙天機而世人不得知者。有如此。舉世皆言衰老者不可修益不聞此理也我則曰有此一口炁在皆可爲之。黄庭經云。百二十歲猶可還丹一古人八十尚還丹老子嘗言頭上白衰衰老老者。又安可自諉哉少者見斯亦無自怠太初二問曰甚時候是初用功之時。伍子曰凡人炁與神皆日主動而夜主靜天然之靜。惟夜爲然。我於萬歷壬寅春初試百日關於家。守一月調息次一月精進時至神知。運一周天。自是以來。一夕行過三五周天。又至十餘周天。精盡化炁。火候足矣。遂得止火之景。而止之。約兩月之餘。總三月之季。古稱百日築基者信哉。昔　曹還陽眞人下功夫時。晝夜功勤。不五十日而火足採其大藥五日而得火珠馳驟。上沖下突有自然拔關之妙始知天仙金丹大道獨異於世。真不違仙旨之聖哲也歟。

太初三問曰、止火之候。何謂至要。伍子曰・丹熟則可止火。丹未熟則火無止。丹熟而不止縱經多刼而不能超死生。未脫凡胎。猶有生死在。非道也惟止火候而有服食脫胎。正為超凡入聖關頭。第一玄機夫火旣止。而採金丹大藥。混沌七日。除一日二日之前速而不得丹之外。於三四五六七日。其或一日之間。丹田火熾兩腎湯煎。風呼耳後。鷲噪京咔。斯時也眼底金光。田中大藥一粒至矣。又名水裡玄珠。乃由青龍姹女採取而來。故略言之曰。龍女獻珠。得受持者。獲無漏果。証無量壽豈忽忽而不知究竟哉。

太初四問曰世人不知止火者其後知何伍子曰知止而止。而後知用採大藥之功不得大藥。則安於小成。不過長生而已。其真炁猶可散。其基亦可壞。必知火而後能超脫不知止則不能別用採也。採而得矣力足以過關是知辨得水源之清行得人足而止火候不差之力也。若藥不應採而不採。或採而方不足以通關。是水源之不清真。而火未及當止火候之病也則前功盡棄。與走丹無異。須從丹頭煉而後可此丹一成。即為長生不死之神仙。彼千二百歲八百歲五百年老古錐。皆是也。尚未超劫運所以古聖有云未煉還丹須速煉煉了還丹知止足若也持盈未已心。不免一朝遭殆辱。又云饒君八萬劫。終是落空亡可不慎哉。
太初五問曰、何謂周天火候。伍子曰、周天如日月之行天。一晝一夜行一周天是也。問曰、如何云爲一周。答曰、天之周圍三百六十五度有餘者也。借以太陽日度言之。其初上升。自地之下。轉而運上於天之上。運而後下於地之下。遍過三百六十五度。謂之一周。一日一周。而明日又一周。積三百六十周而爲一年煉金丹之火候。當神炁逆行之初。亦從地下運升於

天之上古聖謂之黄河水逆流一謂之曹溪水逆流
一謂之洞庭水逆流而亦順降地之下。一周於天者
也然三百六十度、又象一年三百六十日。即此一年
之象。使能復還一年之炁也問曰身中造化如何合
得天地度數。答曰許真君云。二百一十六。用在陽時
自子至巳。六陽之時。名三十六爲度也。又云一百四
十四行在陰候。自午至亥。六陰時名二十四爲度正
合三百六十之數也。問曰古聖又稱小周天大周天

之説。果何所用而分大小、子答曰。鍾離祖云。一年沐浴防危險者。大周天也。

紫陽祖云、只此大周天一場。大有危險。不可以平日火候例視之也。其言平日火候者。小周天也。小周天用於化炁時。真中玄妙。有子午二時之陽火陰符。然卯酉二時之沐浴也、大周天用於化神時。其中之妙有不息、即有無之息是也、如是而言火候、少有彷彿其迹者。而玄妙天機。猶在參悟。自有真機。而言不能

盡述
從姪太乙伍達行一問曰天仙正理直論之鼎器以爲下丹田中丹田也。今日教旨以乾坤爲鼎器可是一說二說伍子曰非有二說也。用之時異也。今言乾坤爲鼎器者。是百日煉精化炁時也。凡採下之炁必自上至於天頂之土取上之炁。必自下至於地腹之中。斯有歸着。故云歸根自有歸根竅。復命寧無復命關。雖欲舍乾坤不能也。問曰何故有上自下之理答曰元精屬水。本往下流易於灌根。而五臟皆有精焉。皆有系管而行於二十四椎之間。欲逆之而回。故必由之以向上。向上則離息焉。而得真炁矣。元神發動於思慮本如火而炎上。界於云耳眼鼻舌。欲逆之而回故向下依於精焉。自下則離舊境而盡脫回生矣。問曰中不二田謂之丹器之理如何。答曰下田即煉精之時說中田即煉炁化神之時也。前化炁時。用上田之乾。下田之坤極至其上下二田。而虛其中田。化神時用在中田。而上下特所經行之虚道耳而三田各有所當所用之時。故亦名爲之説有緣之此者見聞此説當識之爲定論。

太乙二問曰、直論中云當呼而闢不降不升當吸而闔不升不降、此言幻妙是不能測。願再詳之伍子曰昔鍾離祖師度純陽呂祖已言可升之時不可降。可降之時不可升矣謂之一陽初動。元精流動而欲下故六陽時從子後之升。以升之升採取也。無可降之理則不降也升而於歸於本根矣。至六陰時從午前皆降。以降之降而烹煉矣。無可升之理。則不升也。所以妙於升降顛倒用之。始得其妙 此萬古不傳之天機也

太乙 三問曰藥物之首。世人皆用交姤以取精如是妖人淫心邪說惑世誣民不必論矣。今言精氣雖眞而不得爲眞精用。願聞何肯。伍子曰。不得爲眞精用之妙。有兩句仙機。一是眞種時至。而神不知則無配

合、而不能留。一是知眞精時至而不能配合。採取之時過早。焉嫩而不成丹。所以萬劫之人。修之無成問曰上聖只說時至神知之。果有眞機之妙乎。伍子曰然。此上天帝眞大聖所共秘。萬劫不傳之旨。正在於此。絶於世法所談者不同。所以世無金丹之道。生不能長者、皆爲無此。是淸眞之中又有辨其至淸至眞。易修易成之仙機也。得此句後全要謹言。我雖多言者。不過摹古竅其粗迹指人尋究之門。令人咸入至道。如遇後輩入道之淺。信道不深。雖然問爲所以辨。我則遵天命而應之曰。別有辨法。非敢輕言。言者聞者。皆有天責。前聖獲禁戒之報。詳傳記矣。後世必有真心悟道者。吾傳度之。吾又恐其不知求所以爲辨。故當留此以爲後賢憤悱。

太乙四問曰。上古聖真傳藥不傳火。從來火候少人知。今更問藥有不傳火之秘。聞之果不聞其人人有聞。是聞之信有前因主主之也。而火之不傳。又何以言之。伍子曰火伍再要自悟悟其順時合則非言所可罄也。亦非有之所可肖也。何以火不可傾。不可言也且言所當起之候。隨藥生之候。固然矣。於其火候同用之機。有兩情相知之微意。果同用不同用歟。果相知不相知歟。未可言其侶也。文柔之候用進而升。武剛之候。用退而降。文不過柔。武不過剛。剛變而柔柔變而剛升而不離二炁。降而能順四時。前此之所以言者。柳會以是爲言乎。而謂胎息。又可易言乎。其肇也、結胎之息從無入有矣。而是若無。於不息之中、而成其有。有無兼用之際也。其既也脫胎之息從有入無矣。而是無無息中、而靜定寂滅者正所謂無餘涅槃之際也。天以不息之功爲胎。謂之萬法歸一矣。有一在則爲目之所易見心之所易知。亦猶可易言易傳者也。以無息大定而圓胎。則又歸於無矣無者無其先天後天之二炁也。無其心之生滅動靜之環也。無其六脉而寂滅盡定也無之見目有所妙其見無之知心有所妙其知。而謂無之無知見也不可何也嫌於晦昧。非妙覺也。而謂無之不可知見也不可何也嫌於不知復性真之體也。若此者此妙悟深入。密修密証。而致言者乎余斯多言。猶是摹寫祖迹之教也。猶是所到之萬一也。子弗執此傳火便是以聞為得。以知為得也萬幸萬幸。

太乙五問曰、法中有五龍捧聖前此未聞。果前此凡爾不得抑前此聖真無此法之可聞乎。伍子曰、有且多。皆功法之喻耳。昔世尊喻之曰。蘆芽穿膝。豈磬石之能長蘆芽乎。達摩喻之曰。折蘆過江。豈航海之僧海不以蘆。而江以蘆乎。皆其妙喻。而獨惡愚夫執之妄言以誑世可羞也乎。問曰。此五龍捧聖之喻亦喻古人乎。抑今日之喻也。答曰。前玄帝證道。於軒轅黃帝五十九年。甲子歲。當離凡質。以養神胎之際。用此法留爲法象於武當山。號捨身岸。超脫凡胎也。曰。五龍捧聖。人聖位也。喻此以示後人。度人之心何殷也。

故修仙傳道者得聞而謂惡無聞也豈虎皮座張真人。靜虛幽栖於武當。其後口傳於蘆江李虛庵。虛庵口傳於南昌縣武陽里之曹還陽。口授止我、及汝父真陽。得與聞者。還陽有熊秀庵名守虛、鄧紹光名守空。皆新建縣西山之仙種也。並曹還陽之子希、名守玄者。數人。虛庵以此得仙。大顯神通。濟民救世。仙隱於萬歷乙卯年。還陽以此證道。含光太虛。又仙隱於天啓壬戌年。當此欲藏迹於西山之時。已形於筆矣。

吾亦因之以筆代爲口授。普開後學。而凡夫修仙佛最上乘妙道。只此是聖凡分路。他人縱説能仙有証。非此一着。無以透關。脫凡證聖。盡是誑語。妄口胡説。邪人惑世誣民。迷心自悞者耳。奚有於是哉。惟此至要當祕之機。不得不露一句、令後人知此叅求。有志仙佛者不得輕議斯言。背此不求者。設修萬刼終難逃其六道。可不思之爲急務哉、

太乙六問曰、如何是養胎。如何是成胎伍子曰、養胎

者煉烝化神之喻非是有胎也。問曰、既無胎。何云養
答曰、以其初養胎之時。如無呼吸矣。而又是有呼吸
若胎孕將產時。生滅之相尚在。出入之迹猶存。名二
乘又名曰如來。謂之如理而來。如理而去。故名如來、
天仙道微。妙難可知。而華嚴之言不可驗乎。燃燈佛
謂諸行無常。是生滅法。是也入涅槃而未是。証由此
而漸超者也。又稱爲漸法仙家謂之養胎。其修成也。
無呼吸而滅盡定矣。若胎始而未成胎。渾然無物也。

生滅之相滅已。出入之迹寂滅。心爲不生不滅之心。身爲不生不死之身。從此頓悟。真與虛空同過此以上則爲真頓門。不隨天地同壞者。仙家謂之胎成。而後脫胎出神。所以楞嚴經云既遊道胎親奉覺徹。如胎已成。人相不缺。身心合成。日益增長。形成出胎親爲佛子。是也。夫既喻之曰胎宜若有佀於胎矣。何也生人之理。胎嬰在腹。修仙之理胎神在心。世人但聞胎之名。而遂謂胎中是有嬰兒。此又可笑可甚也有

志仙佛者不可不以此破疑

太乙七問曰。如何出陽神。伍子曰。先天元精。謂之真陽。得此真陽。而煉性通神入定。得定。謂之陽神。不得真陽之精配。合以入定。得定。者。只有陰神。止習枯禪。當下了得。息無出入。心不生滅。到真空境界。方出得個陰神。猶有死生。不免輪迴之小果耳。所以四果之徒。則生天生人之階者。以此陰神出而慧光發現。止有漏盡通神境通。宿命通。他心通。能全通之四。所少於陽神者。乃天眼通。天耳通。二者不與者也。以其不合純陽之天理陰性不能違天。故也。若天仙之道。煉精得精。煉炁得炁。顧悟真正陽神。乃陰陽二炁合一之道者也。入而靜則神通太虛出而顯則通天徹地。千變萬化。眼見宇宙。手轉乾坤。是爲真陽也。真陽神卽真空性體也。不能見性。則不得真空。不成陽神。不到見性真空實地必不能出陽神也。問曰若何知是真空實地出陽神之時。答曰性合虛空而不神用不

係不染一塵不動絶無出入生滅已是真空實地一
是天花亂墜神念湧出頂門陽神超矣向上煉神还
虚而合道矣問曰天花亂墜古聖真旨遺言何也答
曰不肯輕言洩道者有之不知者亦有之昔藍養素
養胎於南嶽十月功成而不知此久定於中而不能
出劉海蟾祖師假李玉溪十顱寄之曰功成須是出
神景內院繁華勿累身會取五仙超脫法養成仙質
離凡塵養素遂撫掌大笑而出世尊說法至天花亂

墜而入證道者。　丘祖云若到天庭忽有天花。方出陽神。得初果也。學者當知仙與佛仝一功夫。同一景象。同一陽神証果。彼嘐嘐然強談爲二者。眞下愚不移者也。

太乙八問曰何爲乳哺。伍子曰煉神之喻也。神烝定而爲一神神出矣。所謂常定者正當在是也。不常定則失定矣。乳之養孩。養臟腑而令俱足。養形軀而合成人。乳哺之功乃大矣。蓋初定之陽神易搖必定而

久定而後了。以煉神還虚之義明之。煉者即乳哺之
義也。煉而又煉。至合乎自然虚空。即乳而又乳成其
全體者也。倘不常定於上田。則止上乘而非上上。頓
而非頓神而不神。或退迷於小果者有之。或墜陷於
異趣者有之。所謂無色界尚有生死者此也。乳至還
虚同虚空體矣。出三界之外。生死不能縛。天地不能
拘。又皆乳哺之力也。乳哺豈可忽乎哉
太乙九問曰。李虚庵、曹還陽相傳以來有何言句。伍

子曰虛庵有絶句詩二首。律詩三首絶句第一云一陽初動漏遲遲正是仙翁採藥時速速用功依口訣莫教錯過這些兒　二云一陽初動即玄關不必生疑不必難正好臨時依口訣。自然有路透泥丸。律詩一云識破乾坤顛倒顚。金丹一粒是天仙要尋莫向深山裡說破無非在眼前。忙裡偷閒調外藥。無中生有採先天。信來認得生身處。下手功夫自口傳二云若無火候道難成。說破根源汝信行。要奪人間真造化不離天上月虧盈。抽添這等分銖兩進退如斯合聖經此是。上天梯一把憑他扶我上蓬瀛　三云偃月之。爐在那方蛾眉現處是他鄉。色中無色塵先覚身外有身道更香先取元陽爲丹粒薫蒸真炁醞黄深其間。釀就長生酒一日。撇來醉一塲。　曹還陽絶句詩云。一陽初動是其時。其時時至我自知謹依師指臨爐訣自然擒住那些兒。　二云一陽初動本無心無心撥動指南針。仔細臨爐分老嫩。送歸土

金結姻親。二真人詩句。皆重宣大藥者耳金丹大道
至難明者真火真藥也。二真人不得不爲之反覆。悉
言之詳也矣故、並書以余言之考証。
太乙十問曰鍾離真人謂仙有五等天仙神仙地仙
人仙鬼仙之目。世人固知之猶未知何所修。証之異
而不等也伍子曰、仙有五等。其種則二二種者何也
陰神陽神之不同也。鬼仙者、陰靈之種類也。天地神
人四仙者陽神之種類也大修行人能採取腎中真

精陽炁配合心中本性元神。宰運呼吸而爲小周天之火候。薰蒸補助補得元炁充滿。如十六歳純陽之體者。此煉精已成炁者也。炁足於下田。須不用超脱離下而居中。但能守在下田即是長生不死之果。而名曰人仙。人仙者不離於人者也。此不過初機小成之果耳。守之則永保長生。若不守真炁復洩其精則與常人生死無異。爲其不離於人猶不異於人也。所以神馳則炁散。精竭則人亡古人云留得陽精。決定長生。人仙者、已有焉。地仙者、從人仙而用功不已。進一階者。精已化炁。則採取此炁而服食之淫根除矣。出離欲界矣無炁絶之生死。仙行於陸地猶有重濁凡質者。故不離於地者也。但不能敵三災。田有呼吸乃爾也。水之災可以塞呼吸之竅也火之災可以化呼吸之臭也。刀兵之災可以解呼吸之形也。皆爲尸解。若不尸解與神炁爲二。終不能久行於地者也此地仙之名。不虚也從此以進。自一月至十月。行大周天之火以不息爲息煉炁化神神合矣是名神仙無呼吸之炁。而入水不溺又名水仙。神仙不離於神者也。由中田以証果後天呼吸之炁已無。先天眞陽之一炁盡化入守於中而不趨於上田。卽昔之藍養素胎神十月而不能出之類。亦所謂壽同天地一愚夫之類也於此火足神全。神炁大定則出陽神出陽神則爲神通變化。煉其能變化之神而還虛合道。則曰天仙。天仙體同天之清虛。合德同天之無極不屆。名於東天西天。起於三十三天之上上與天仙齊其會。久不可以復加也。此人仙、地仙、神仙、天仙、同一陽神之所証也。他如不知眞精陽炁。則無周天伏煉。所修者一性之陰而已。性須寂靜。而不動於妄。當下眞空。不起念作輪迴種子不隨境入輪迴窠臼。出得陰神不受生死。久爲靈鬼沉空滯寂。爲禪宗之所極証者故曰鬼仙。而亦不能紾天地之鬼者乎。由入門之不正眞無陽炁而不足以終天地者也又有一等在世之人。不爭名利。不事繁華。不羣人世。隱居深山窮谷而亦自謂之仙。以之居名山也。人也山也。人山兩字。合則爲仙。乃有五等之外等乎。猶有不能枚擧者。而皆謂之仙。不足以爲仙者也。後之學者。幸無見此不仙而名仙者。遂輕視天仙等焉則亦可謂羨慕而進者矣是願是願。

許古類

一問曰。張紫陽白玉蟾。皆言凝神入炁穴。葆眞子直議之曰。神至靈妙。如何凝聚得他。蓋息念而返神於身。（息念一句是紫陽眞人自釋凝神二字之語。）則炁亦反於身。漸漸沉於炁穴矣。其說不同如何是。伍子曰、彼言神反於心則凝歸本位矣。炁亦反於身。只歸得本位。不侶張白二眞人所說。神入炁穴。是神炁有交姤在此。正有修爲處。非神反炁反。而不合一。便謂可証者不必從直議況二眞人之言。出於鍾離祖化神後之言。安可妄議之歟。

二問曰葆眞子又議無炁穴謂元陽眞炁散於四肢百骸又爲視聽言動。豈區區藏一穴之理。此議如何

伍子曰人當生時自具一性命。則元神本體。原自有着落處。故雖發明曰炁穴。其在四肢百骸視聽言動時炁緒餘爲用也。猶有本體及在。不爲身外之用。亦有本體在且人之元炁者。元炁卽自有所在。人不能見元炁。亦不能見內有穴無穴。不能辨何必議有穴無穴哉。不過煉精化炁時以下田爲主。煉炁化神時。

以中田爲主皆曰三田反覆有行所當行往所當往化炁時固在下丹田。而炁穴又豈在下丹田之外而別議之耶元精藏於腎。元精不發動時。即是元炁。而可謂炁穴遠於下丹田乎。強議無炁穴自已落空亡。後學無所惑也。

三問曰元太虛議凝神入炁穴、只是收視反觀同光內照而已葆眞子議云非是執着所在而用意觀照不反。是虛靜以反神於內。其師徒二説是否。伍子曰

仙眞所謂回光內照者異於是當煉精化炁時即回
照精炁當煉炁化神時。即回照神炁當煉神還虛時
即回照還虛固不可着相於處用照亦不可着內用
照皆落空、之境耳去仙機頗遠。獨喩吾所云。回光內
照呼吸太和是煉精化炁時之內照。以其有呼吸太
和四字、而知之至煉炁化神。非呼吸可言。元葆二說。
不足以語者

四問曰昔李虛庵云畢竟如何是道須向二六時中

校勘。不與諸緣作對的。是個什麼。伍子曰此禪家套語耳。不知仙眞上聖之所謂道者。無形無情無名。至虛至極之妙。其所謂道生一一生二。今言緣言對當知緣一也。對緣者我又一也則二矣。不與諸緣對者。去緣而尚有我在。我爲道中之一物。一爲道中之一數。一在故未至虛極之妙。安可指一便謂之道。一在卽神在世。化神時此心着不得緣境。一着緣境。卽隨六道雖化炁時對緣而着之則不化炁。何莫非不對緣而遠稱爲道哉。殊不知煉神還虛。還之無極而至極方爲與道合眞齊肩於仙佛者也古今尚無。又豈於二六時爲言也。

五問曰坐忘論云勿定於急急求慧急則傷定傷定則無慧矣此說是否。伍子曰此言非也。蓋人之性體靈照是慧動而發用。從耳曰聽。從目曰明。不用聰明於耳目。而回光復其本體。則名慧名定。是名慧於定。不名慧於不定。定此慧則名定不定此慧則不名定。

彼云定中求慧定是何物又以何物求得何慧。此所以非我天仙頓法道理一性而稱者。同語也

六問曰、金丹必言鼎爐。如何卽是伍子曰先把乾坤爲鼎器。此天仙家之定論。問曰、李虛庵乃云。身心爲鼎器。又曰、乾心也、坤身也、是否答曰、乾非心也。乃易所謂乾爲首。坤爲腹者是也。行得三田反覆之功者。方能眞知爐鼎之妙。

七問曰昔紫陽眞人云。元性非他物者亦炁凝耳得

靈此言如何。伍子曰但看天、地亦無凝而矣。而人之小天地者。即是此。張眞人發萬古之未發令人一貫之旨不改

八問曰、昔有一人究玄関一家李清庵云。二六時中。行住坐卧。着功夫問内求之語默視聽是什麼、此言是否。伍子曰、大修行人。頓修於語默視聽一無所着。着了即爲有相虚忘。豈可生心求甚麼隨於外道耶。

問曰、除却語默視聽、是傍門外道如何則是答曰、玄

關者、古人言至玄至妙之機關是也一竅者非是以一竅着形相而言。如云一些兒幻妙機關也事事法法。皆有一些兒玄妙在。且云藥生。古今人人能談。所謂有時有處。是一些兒幻妙火候調息呼吸。人人盡談所謂進時不退。退時不進。可升之時不可降。可降之時不可升。行有當行之道。住有當住之處。亦是一些幻關。如煉烝化神。十月養胎。人人盡談。不知前有煉烝之有爲沐浴。後之純陽無爲沐浴。亦是一些幻妙神有將出之景亦有所出之法如何是煉神如何是還虛超過虛無寂滅於無極至極皆一些玄妙今畧舉以宣示未可疑於一竅而小視先聖之教言也若必求一竅以實之非藥生之地何以當言

九問曰古云知心息相依久成勝定神炁相合久致長生二者何能得否伍子曰勝定長生皆先天之炁爲心之依爲神炁之合非止言出入息之炁也以出入息是後天幻化之物有成壞故問曰隨息之法與

息倶出與息倶入随之不已一息自住此言亦是心息相依久成勝定之説豈亦非與答曰仙家眞息之妙只有升降而至於無升降不可以出入言有出入者即凡夫非仙聖上上頓法也所以莊祖云凡夫之息以喉眞人之息以踵

十問曰息息歸根金丹之母陳虚白曰此言如何伍子曰息能歸根還於靜矣則能生先天眞炁所謂系陽眞人云敲竹喚龜鼓琴招鳳世人不知招喚故亦

不知金之由生也

十一問曰何謂眞人呼吸處伍子曰人之呼吸是天地故呼亦出天根乾闢是吸亦出於地根坤闔是旋乾轉坤是眞人呼吸至妙之機非脣腎中央口鼻之處范德昭云内炁不出外炁不入非閉炁也似知呼吸之妙若不知呼吸之處則不能煉鼎中之丹去仙道斯遠矣最宜究竟

十二問曰有云修煉必至於胎息而後炁歸元海方

是純陽十月之功此言是否伍子曰非也凡十月之上息不歸於下田者煉炁與息皆至於無而爲神矣不可以炁歸元海言問曰如何是炁歸元海答曰元精先炁生於元海每將順去而爲後天交感之精真人依法採取歸於元海烹而煉之漸長漸盛成服食金丹故先聖之炁歸元海壽無窮者是也此百日煉精化炁時事非十月煉炁化神時事故曰非也

十三問曰葆真子直議曰三宮升降乃其自升降非

人升降周天運用乃其自運用非人運用此議是否

伍子曰全是邪説悞人太甚豈不聞古聖人神運河車然了期存古人教人升降要在自然運用要在自然非言不用人力而自升降運用也凡人不行道者升降由經絡管系非三田也非周天也惟能三田反覆首尾方能三宮升降得仙師之火候者方能周天運用也

仙佛合宗　終

特別附録

周天法関連秘図

第一口訣安神祖竅

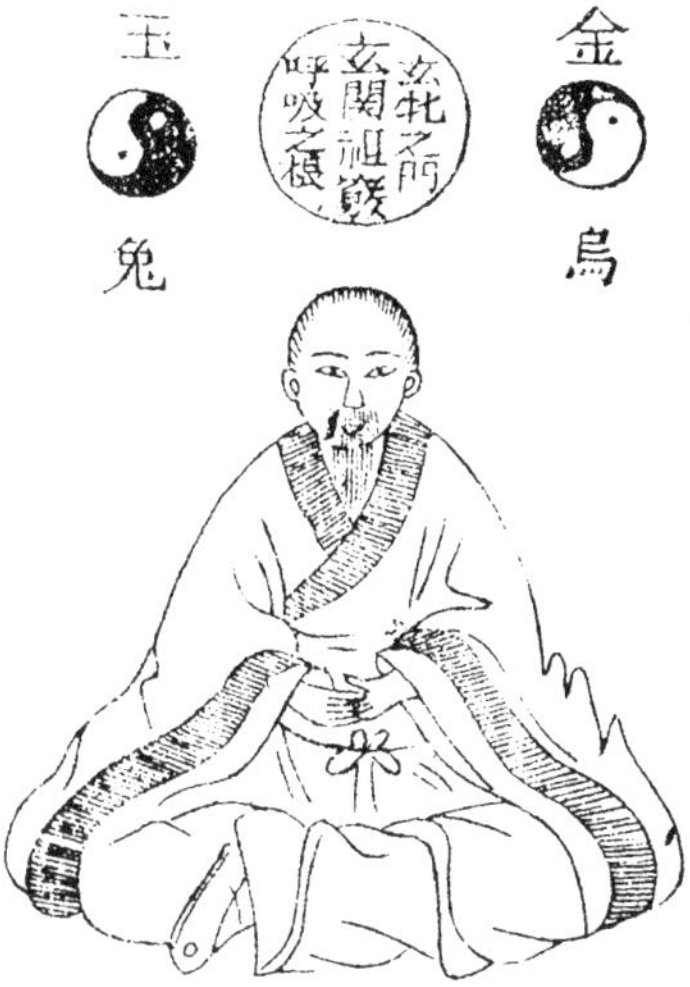

第二口訣玉鼎金爐
前對臍輪後對腎　中間有箇眞金爐
十字街前安玉鼎　神炁之宅呼吸根

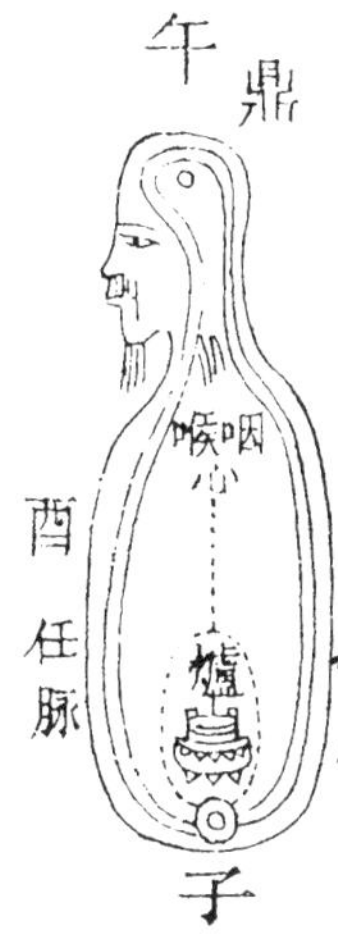

第三口訣開通八脈
前通肚脈後通腎　横通帶脈中通衝
下通陽關上通心　上前通臍後通腎

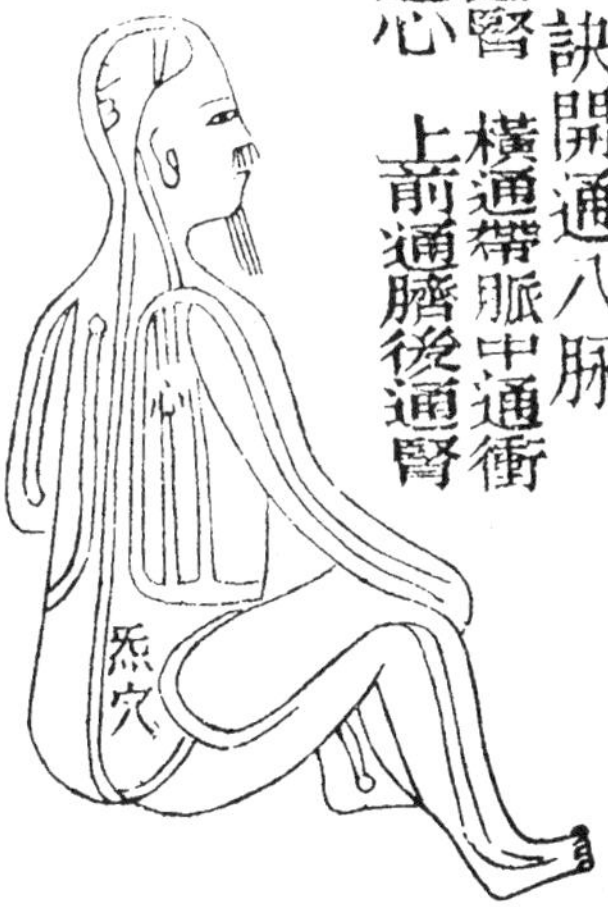

第四口訣採外藥訣
採外藥有形無和　督脈開舌接任督
巽風坤火闔闢轉　六候橐籥轉崑崙

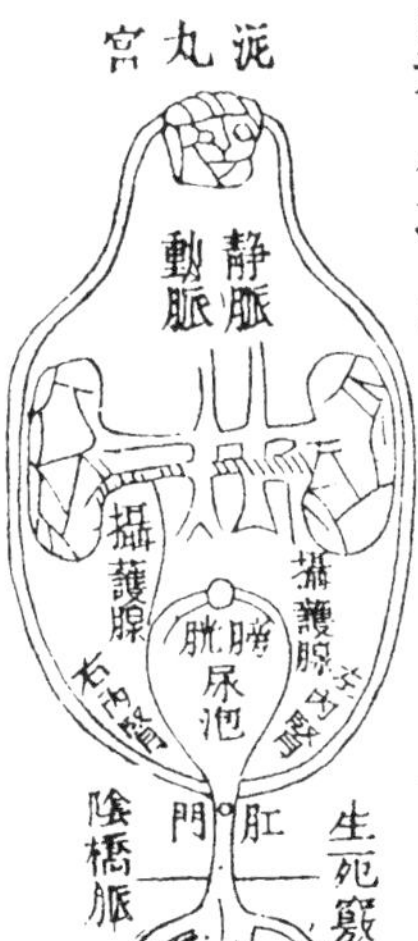

第五口訣

一柱真香本自然
空中結就浮雲篆
黄庭爐内起香烟
上柱本身壽萬年

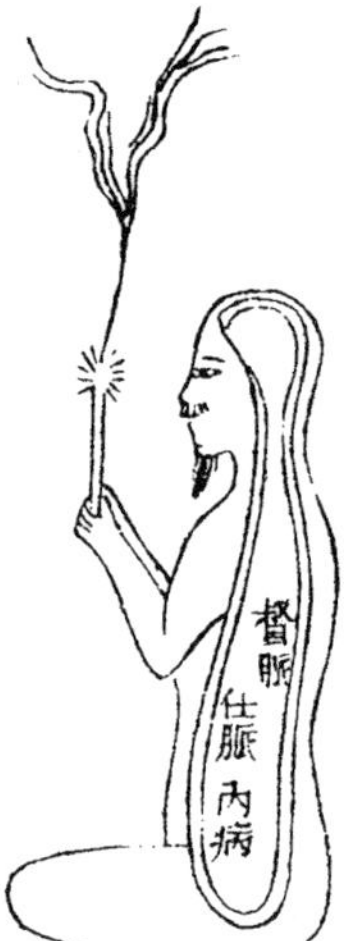

第六口訣

行動日月轉法轉
三十六轉進陽火
左旋右轉炁歸中
二十四旋退陰符

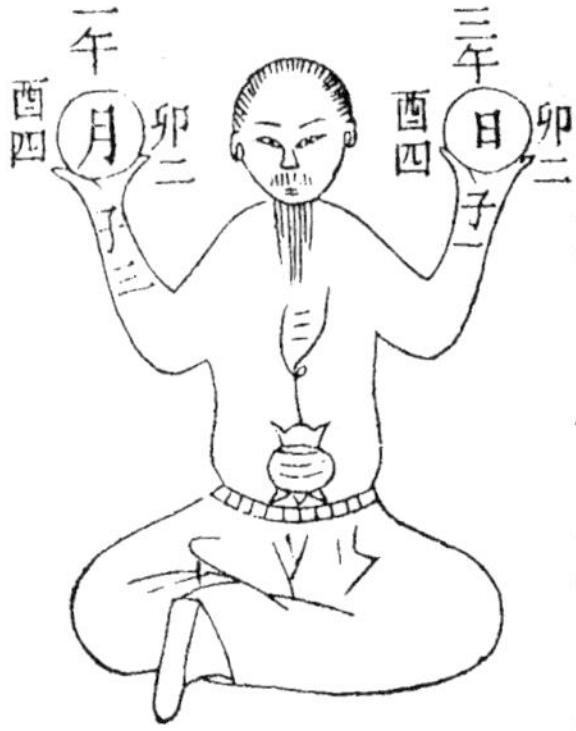

第七口訣
翕聚祖炁

守中抱一是全功
祖炁聚會性命同
坎戊離己日月合
龍虎一體光中升

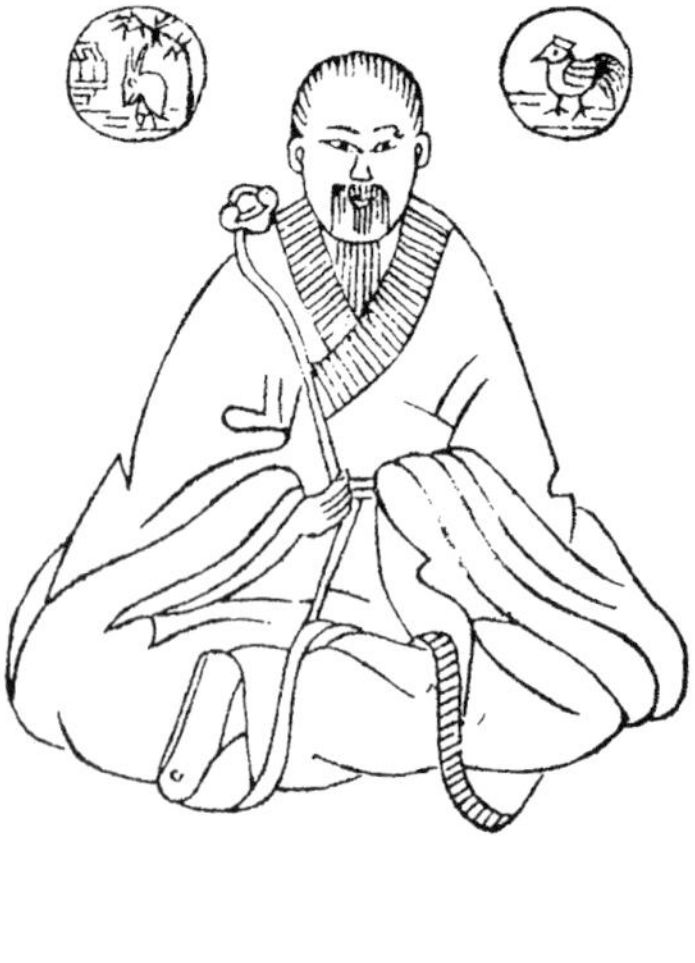

第八口訣蟄藏炁穴

翕聚蟄藏祖炁中
真人呼吸裡邊存
竅内有竅名炁穴
息往息來神入中

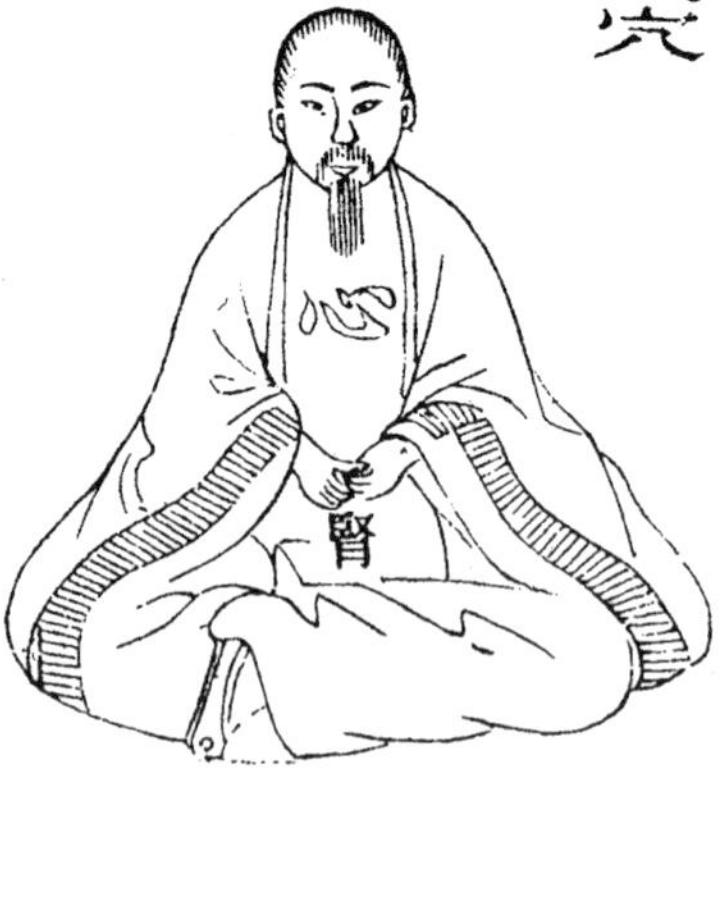

妙合圖

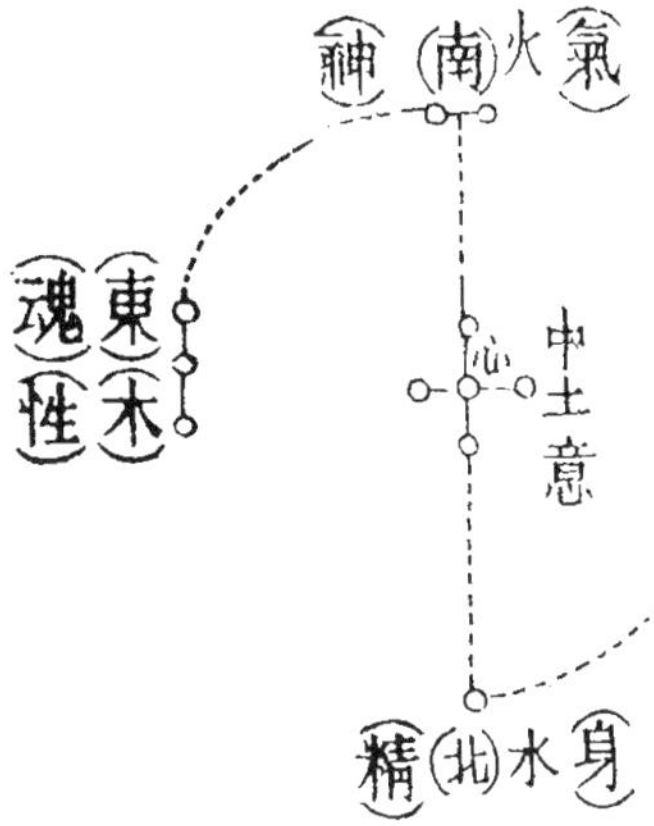

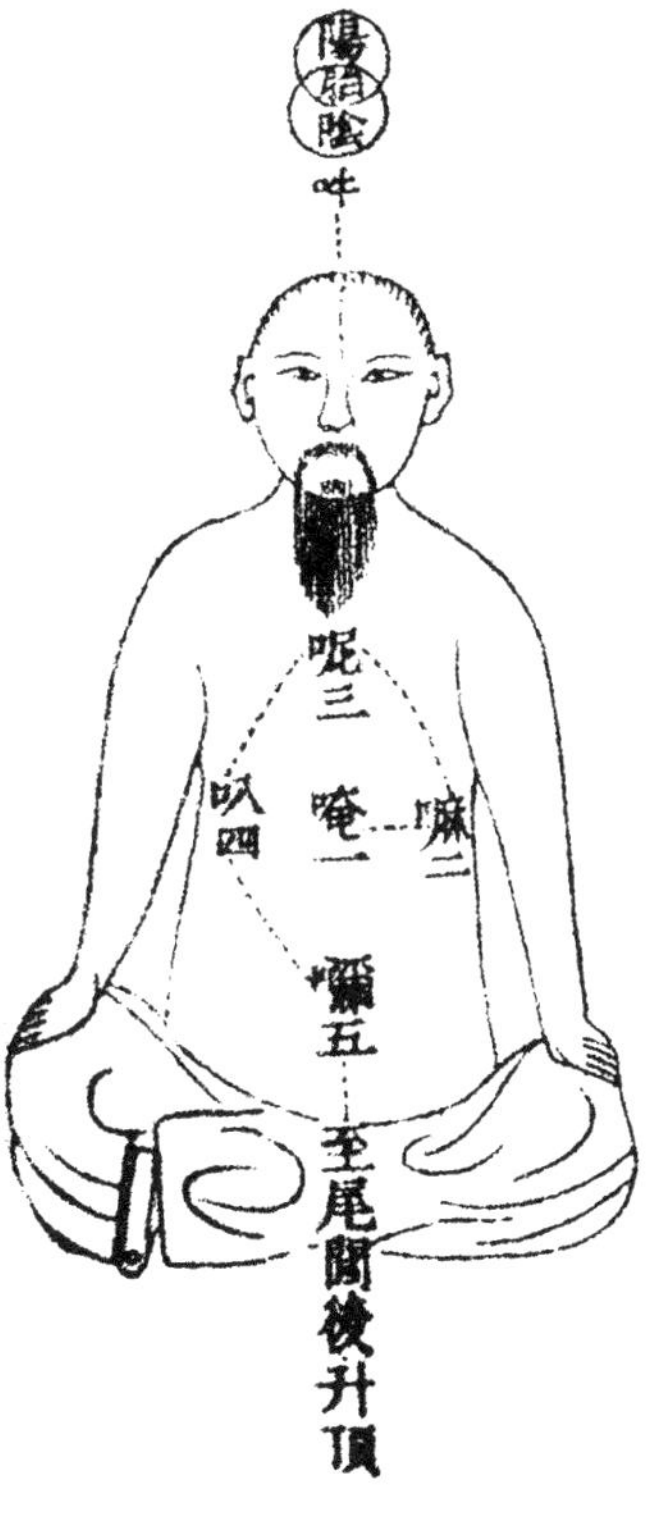

出神圖

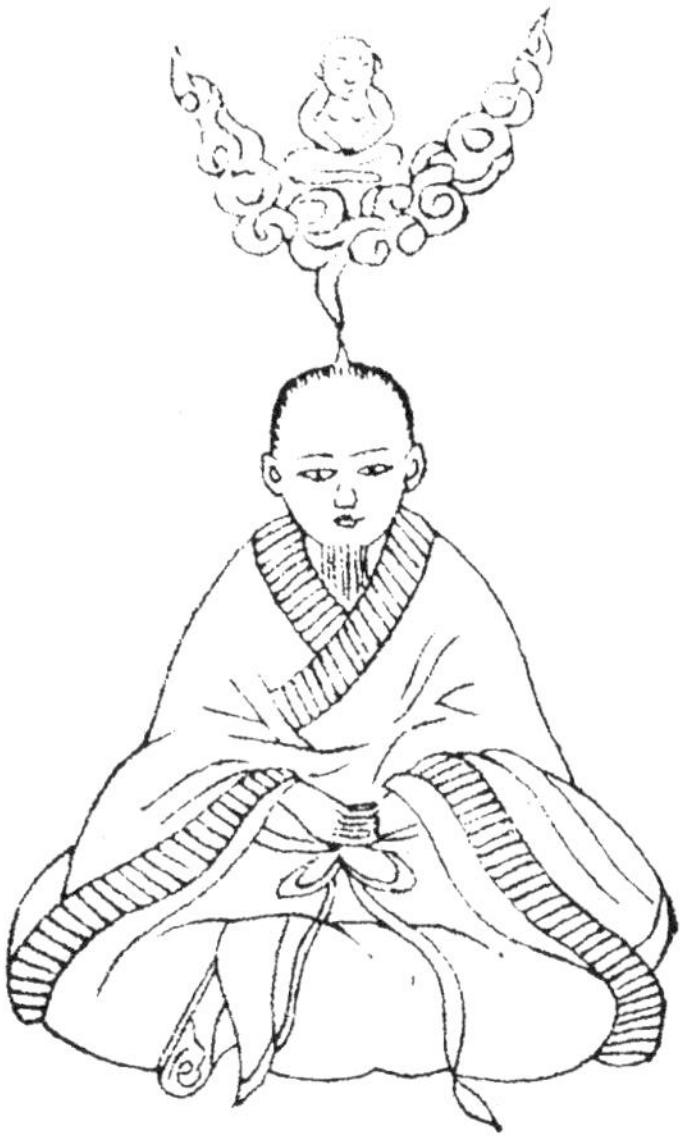

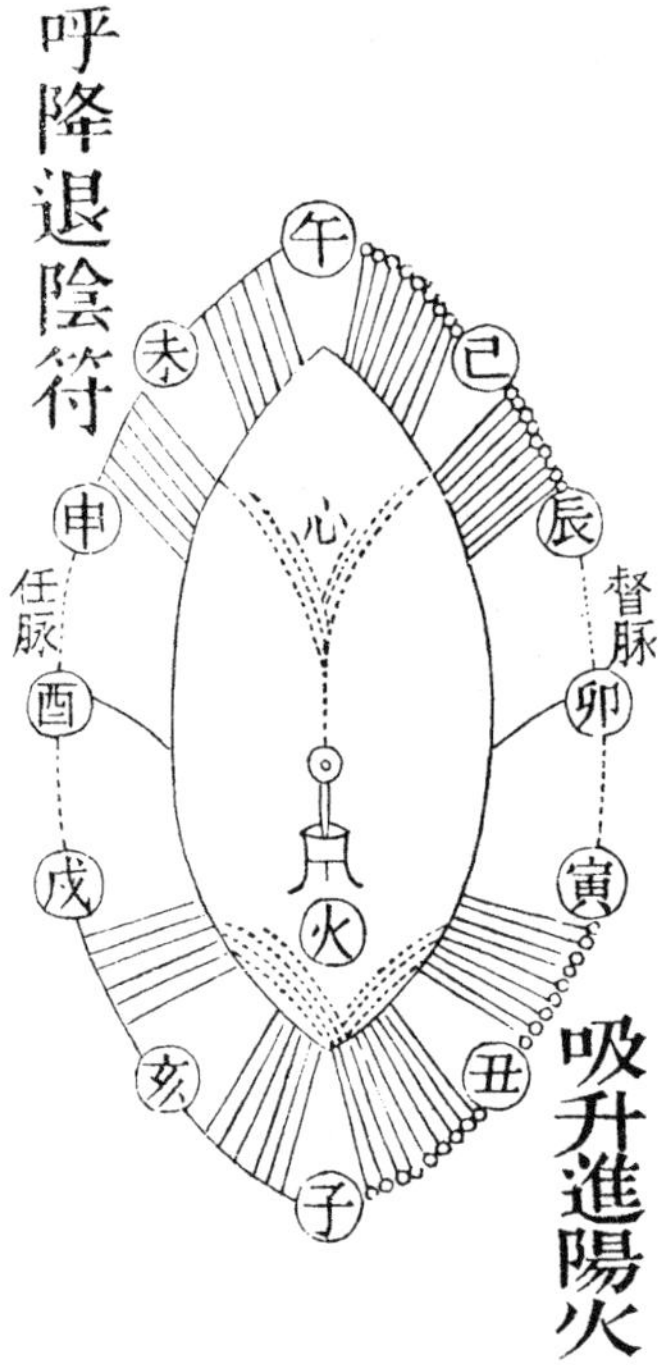

踵蒂吸呼圖

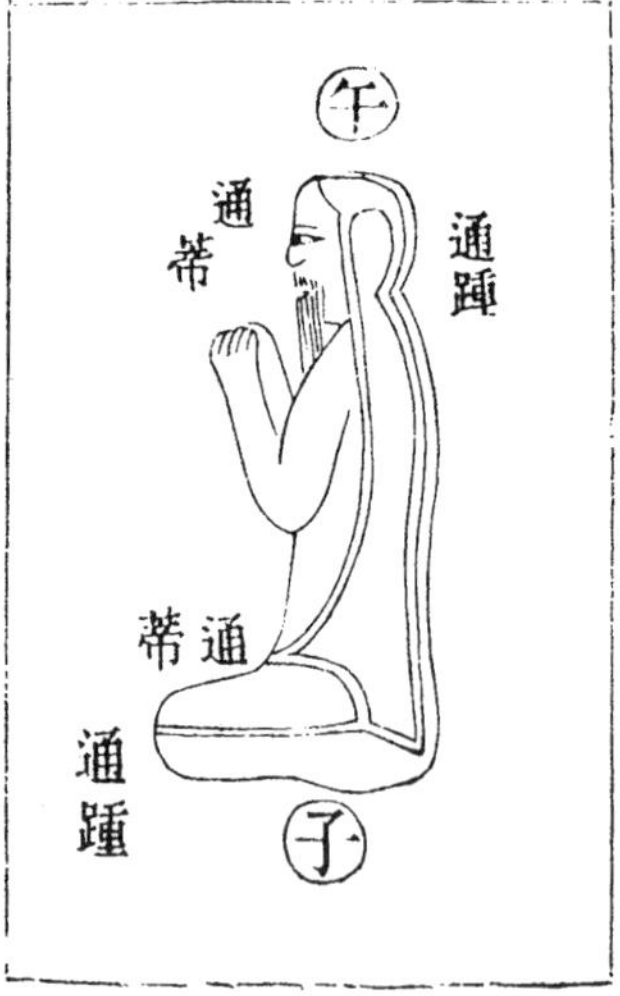

小周天坎離交姤圖

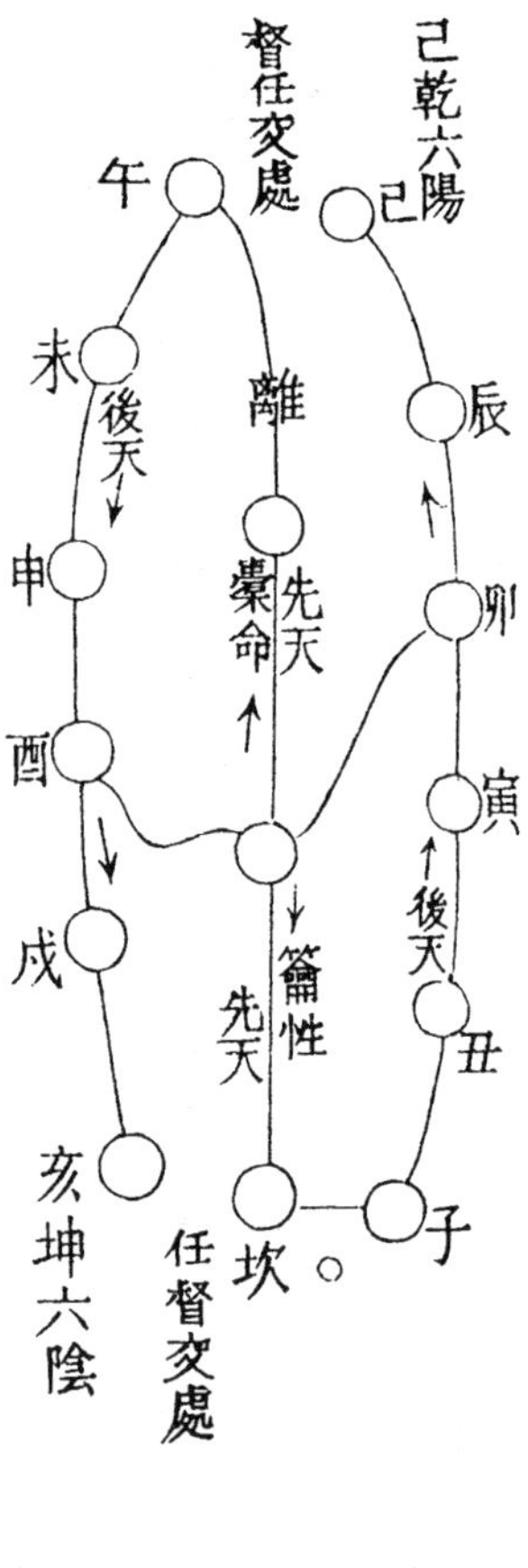

漏盡圖

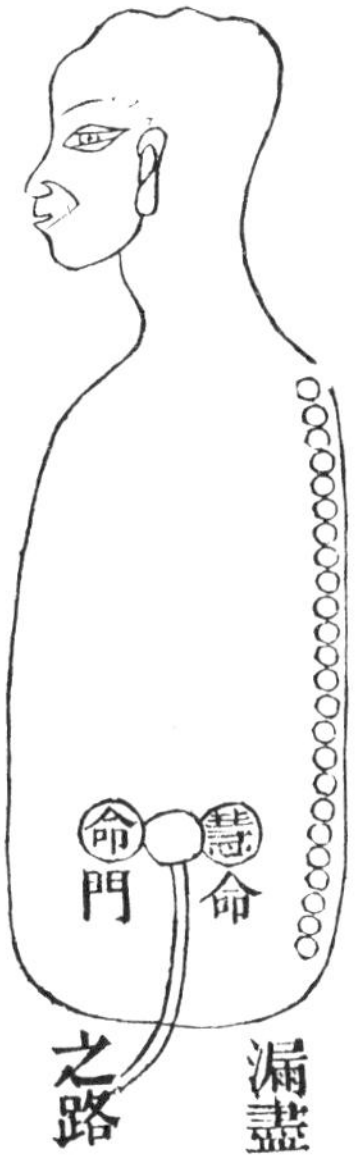

法輪六候圖

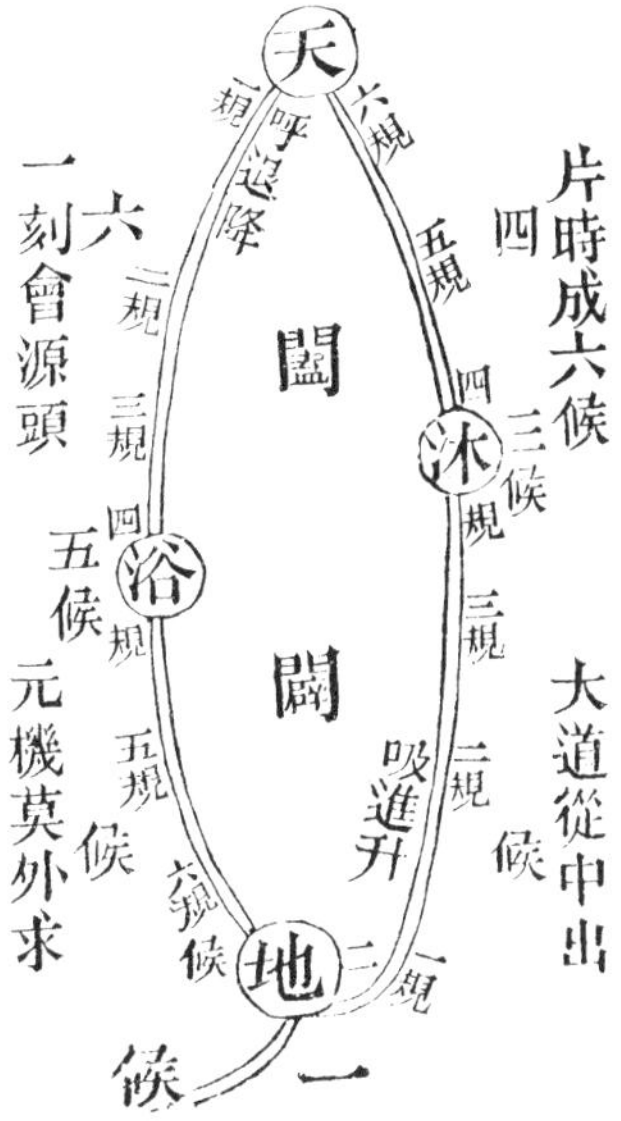

任督二脈圖

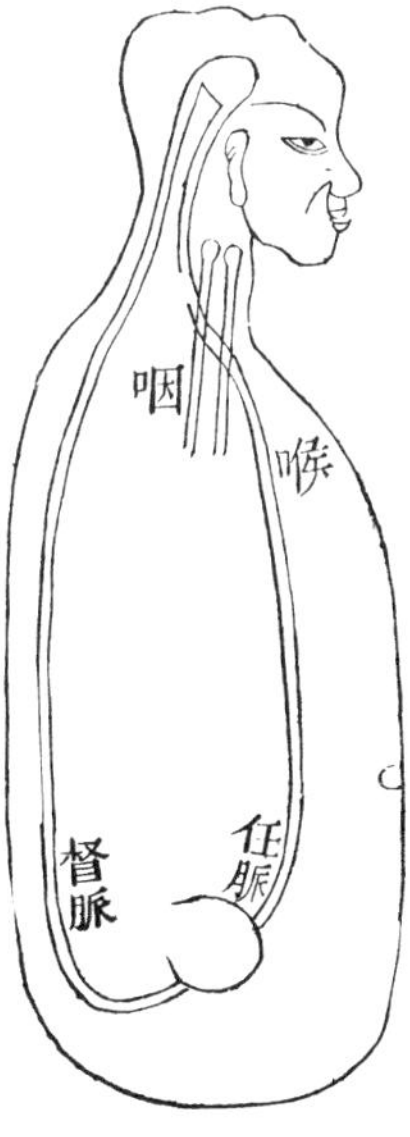

道胎圖

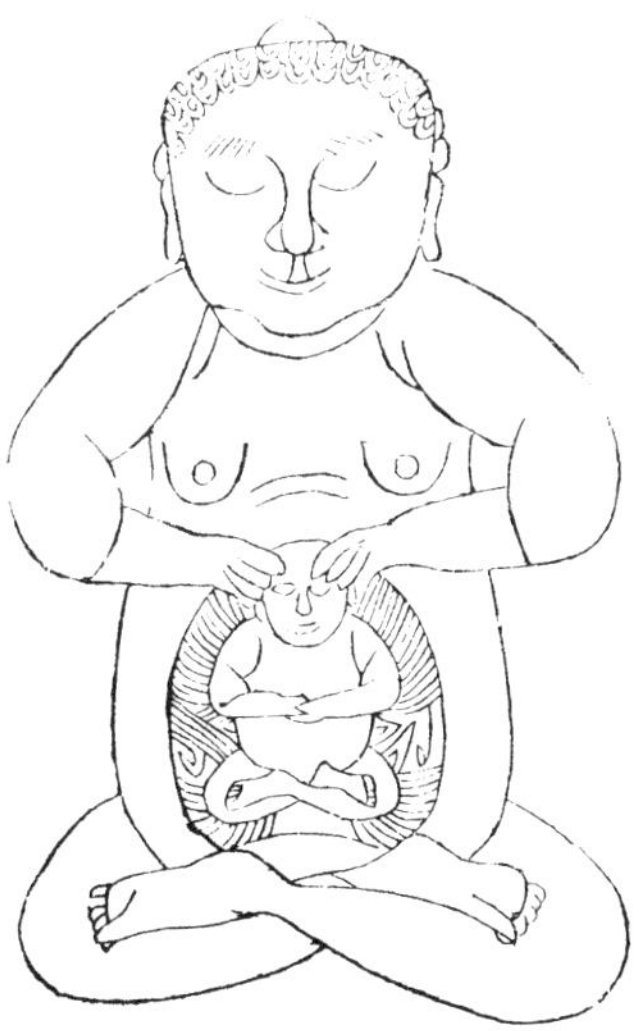

面壁圖

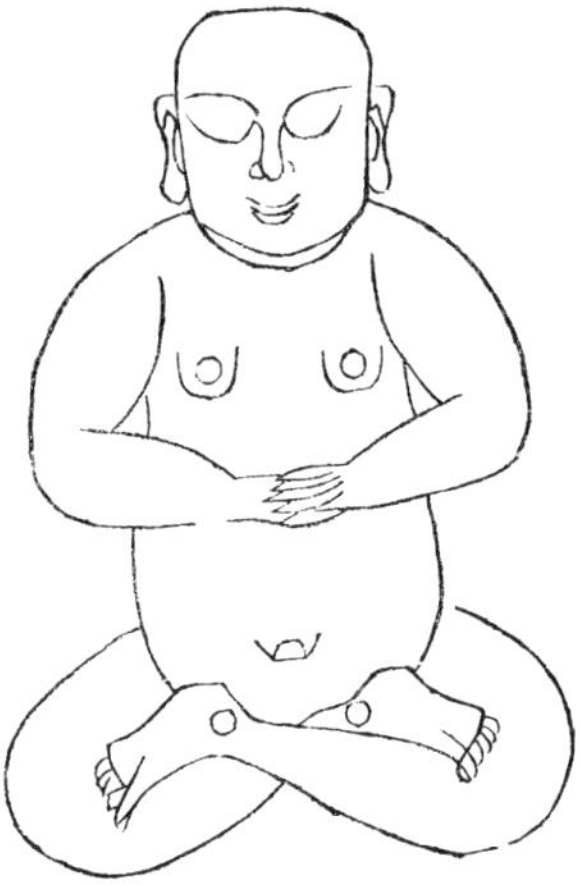

出神圖

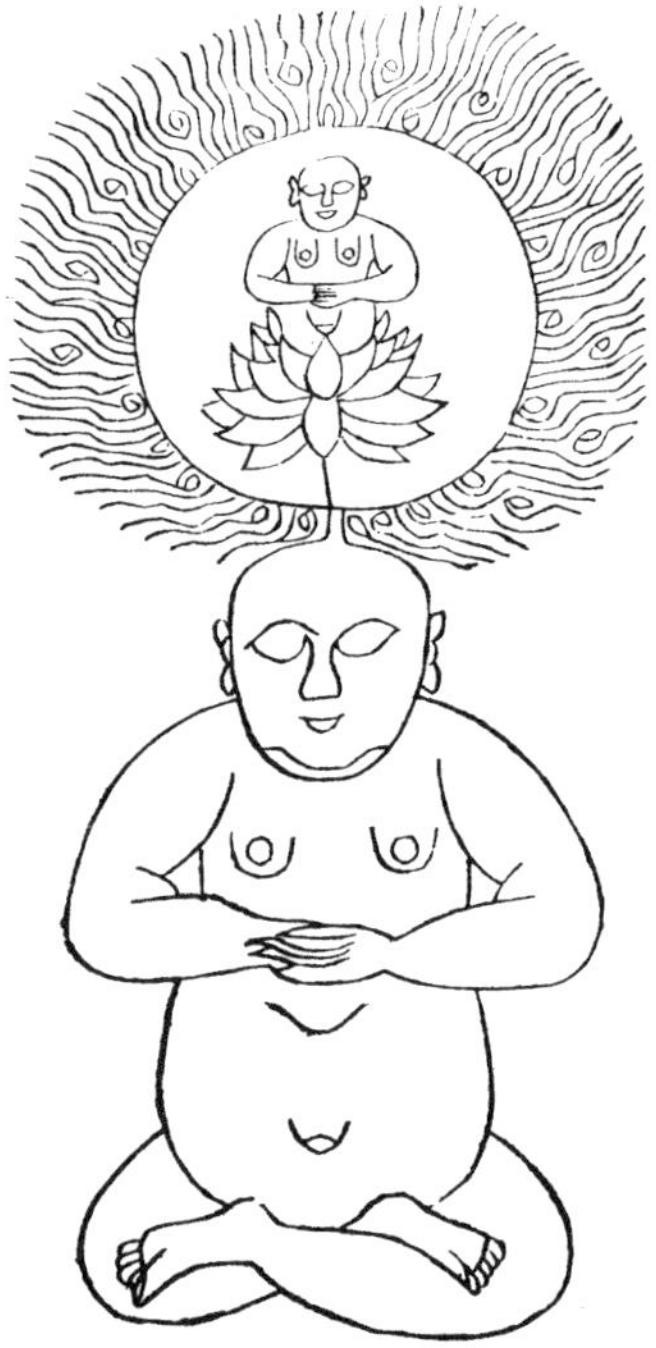

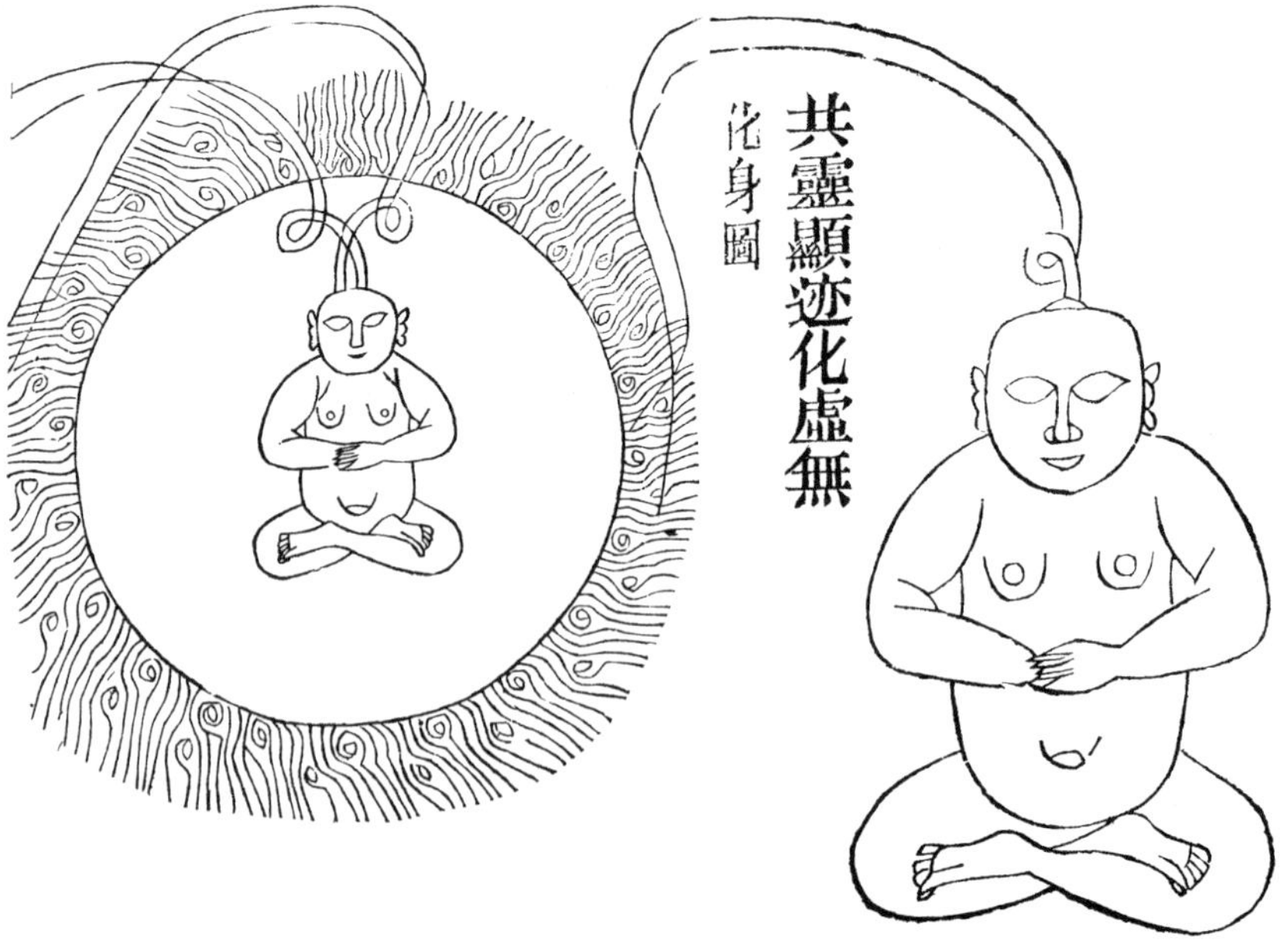

化身圖

共靈顯迹化虛無

煉己還虚圖

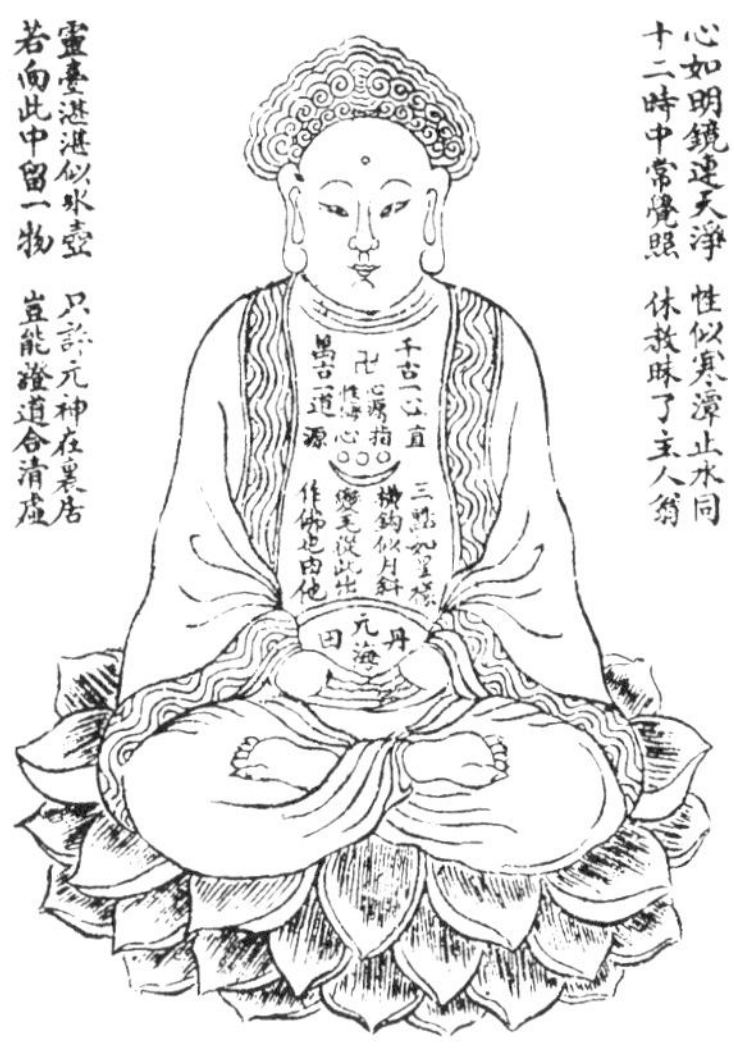
心如明鏡連天淨　性似寒潭止水同
十二時中常覺照　休教昧了主人翁
靈臺湛湛似冰壺　只許元神在裏居
若向此中留一物　豈能證道合清虛

採取封固圖

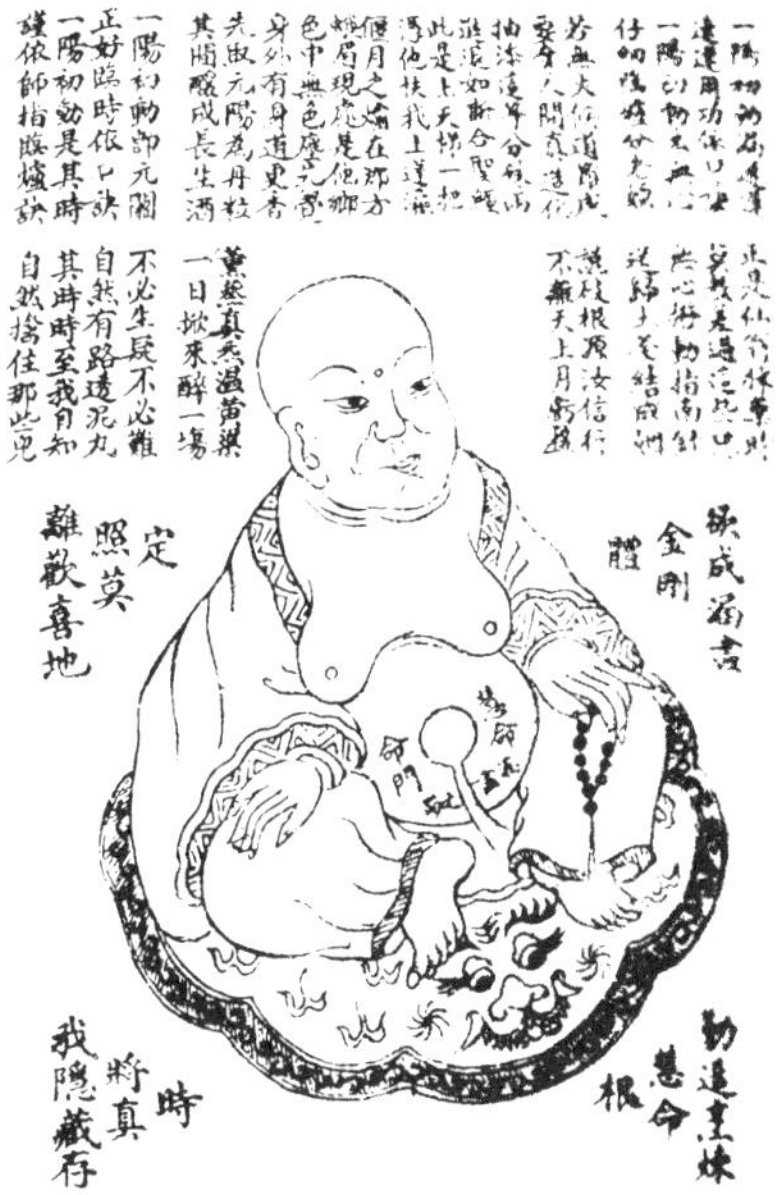

性命合一圖

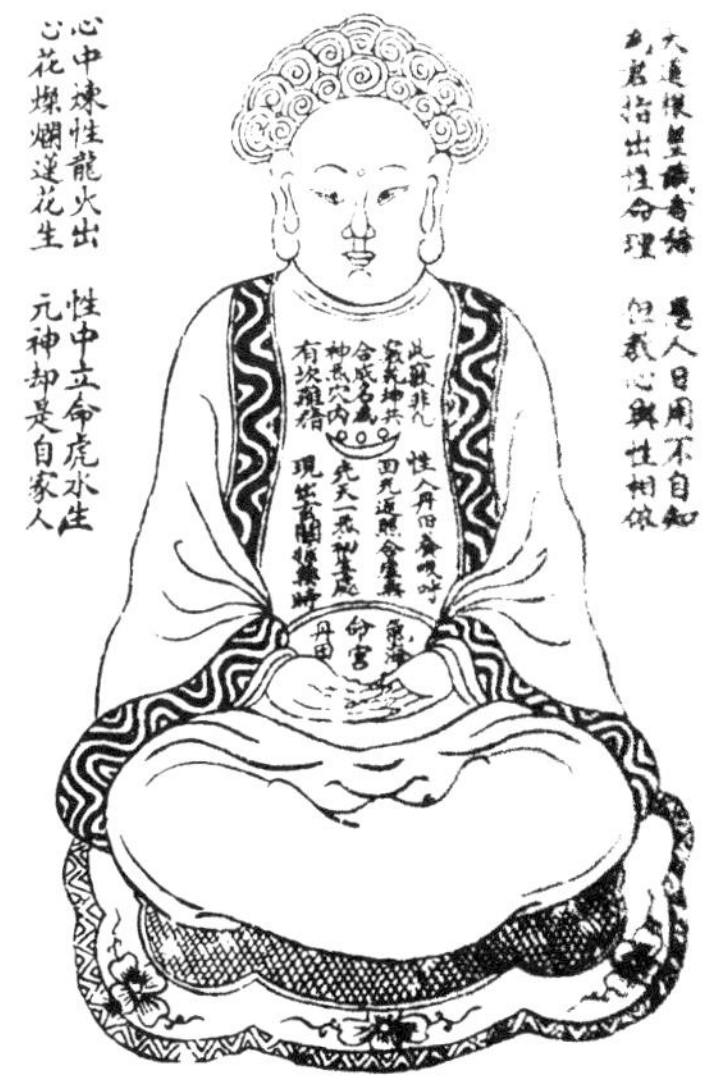

六候煉丹圖

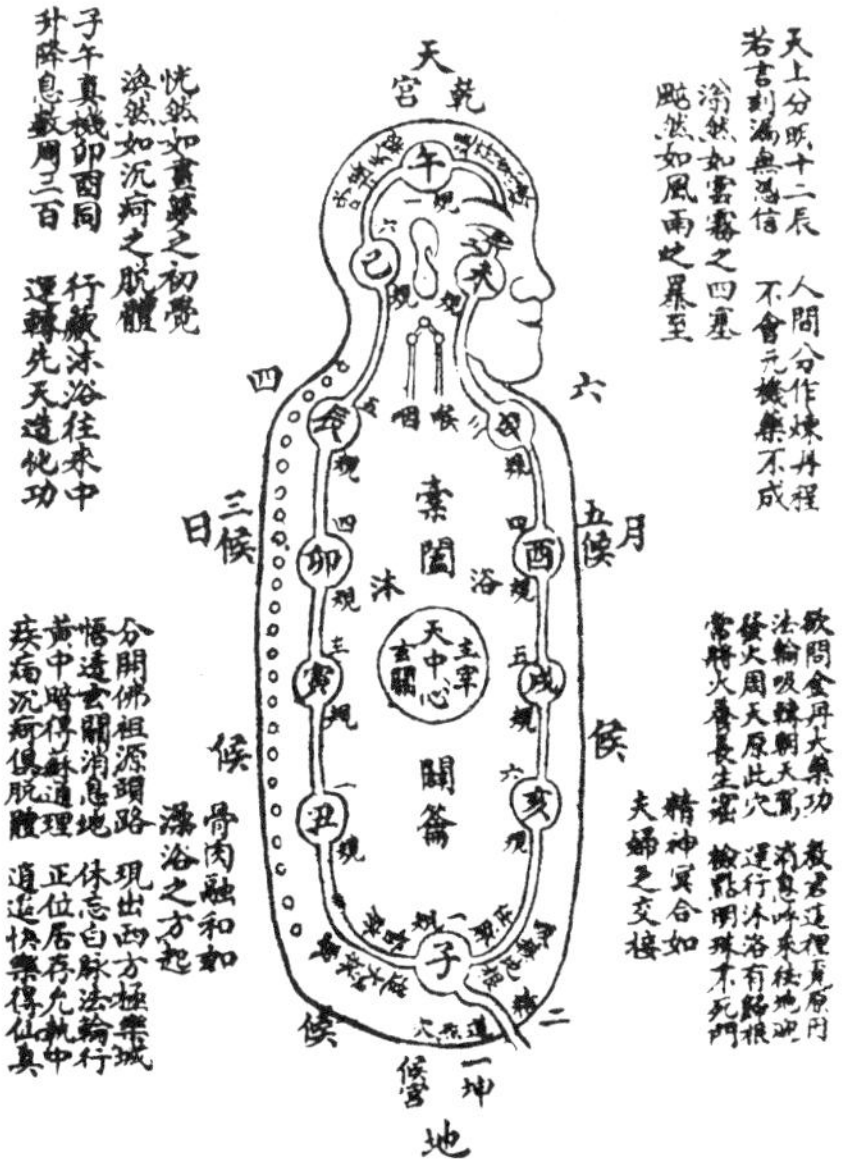

大藥過關服食圖

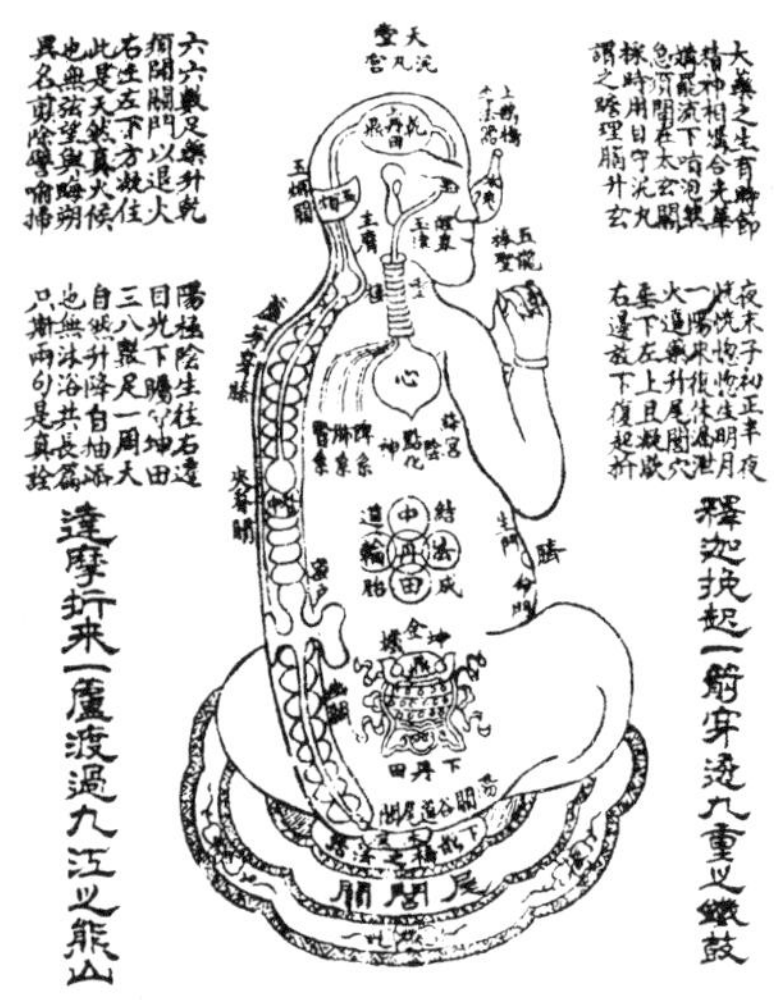

胎足出神圖

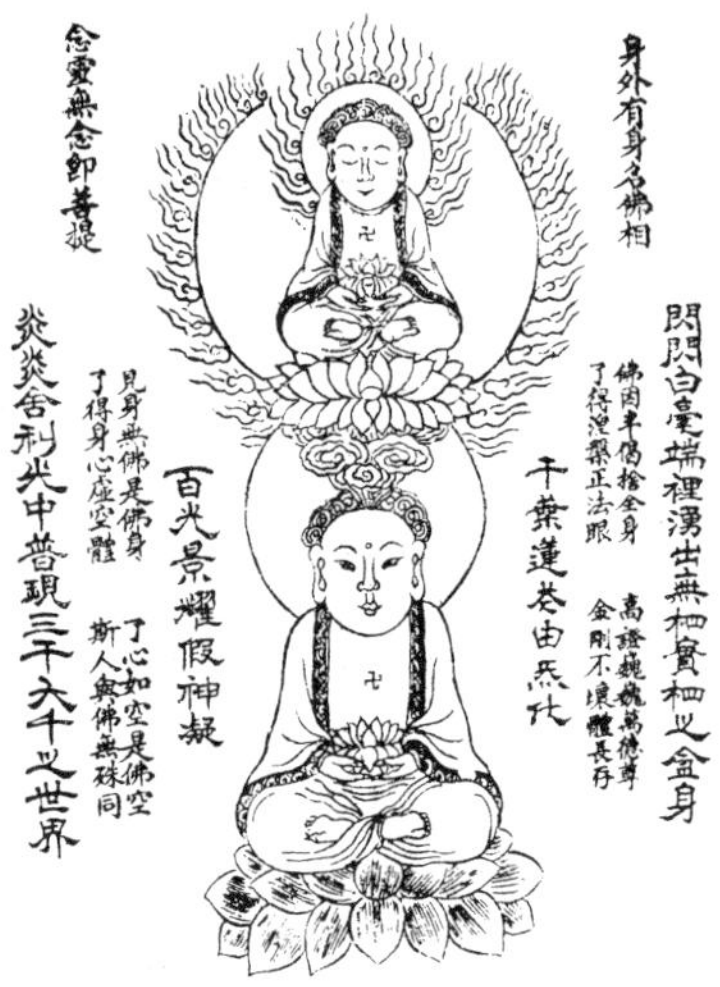
身外有身名佛相
閃閃白毫端裡湧出無相實相之金身
佛因半偈捨全身
了得涅槃正法眼
高證巍巍萬德尊
金剛不壞體長存
千葉蓮花由炁化
念靈無念即菩提
百光景耀假神凝
見身無佛是佛身
了得身心虛空體
了心如空是佛空
斯人與佛無殊同
炎炎舍利光中普現三千大千之世界

十月道胎圖

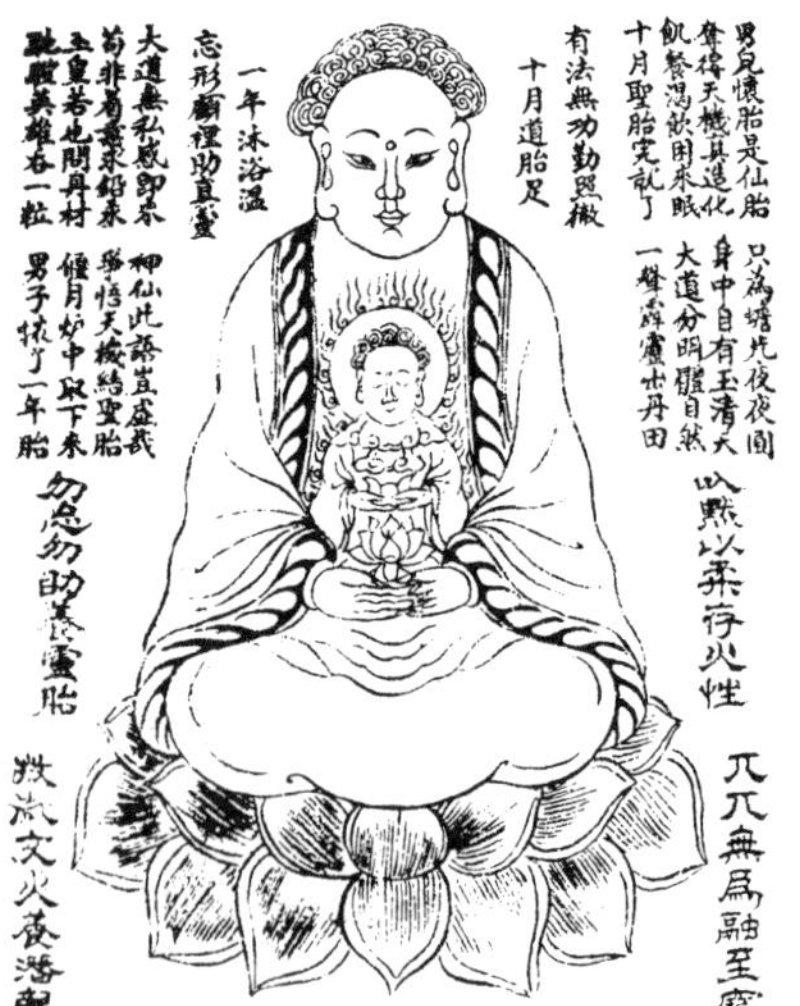
男兒懷胎是仙胎
奪得天機真造化
飢餐渴飲困來眠
十月聖胎完就了
只為蟾光夜夜圓
身中自有玉清天
大道分明體自然
一聲霹靂出丹田
以默以柔存心性
兀兀無爲融至寶
有法無功勤照徹
十月道胎足
一年沐浴温
忘形顧裡助真靈
大道無私感即示
苟非苟求鉛汞
玉皇若也聞丹材
配體真雄各一粒
神仙此語豈虛哉
爭悟天機結聖胎
鐘月爐中取下來
男子懷了一年胎
勿忘勿助養靈胎
微微文火養潛龍

三載化身圖

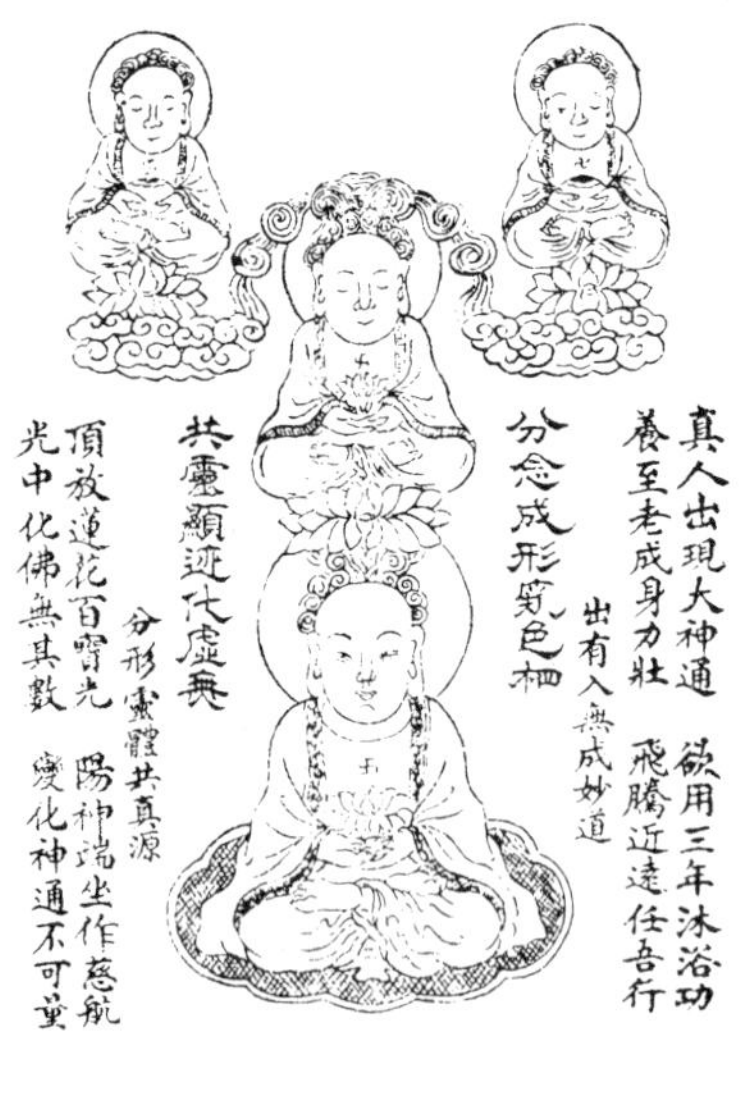

九載面壁圖

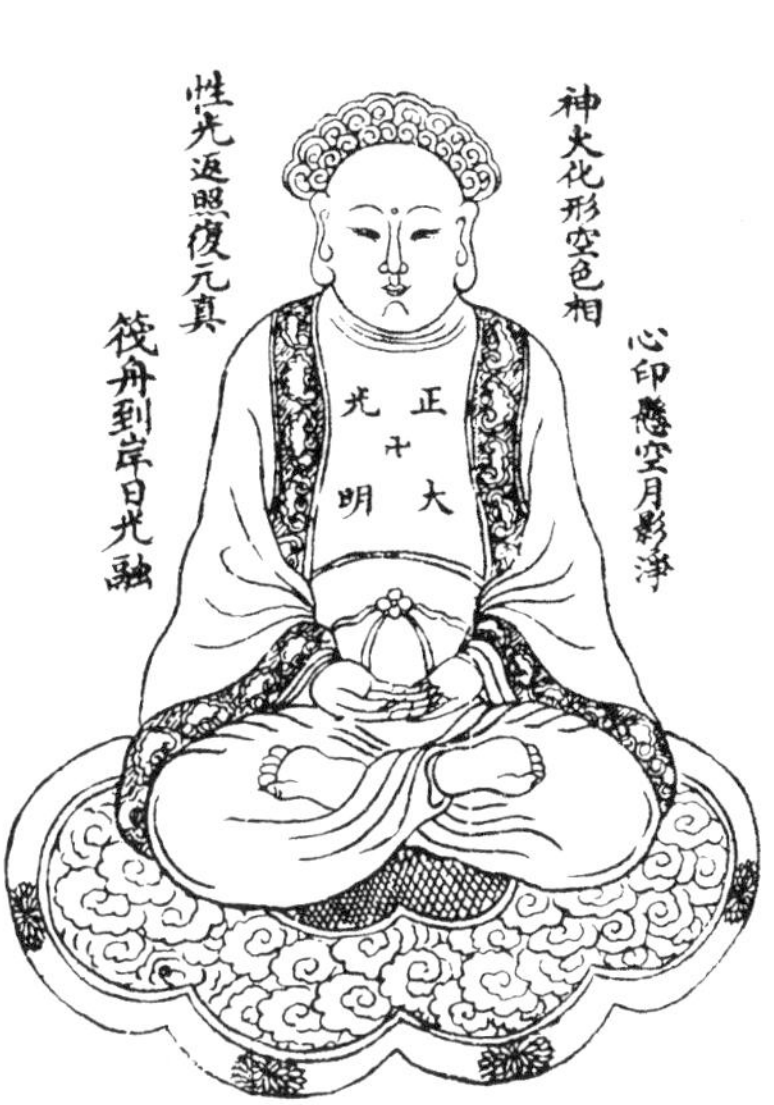
神火化形空色相
心印懸空月影淨
性光返照復元真
筏舟到岸日光融
正大光明

周天符火圖

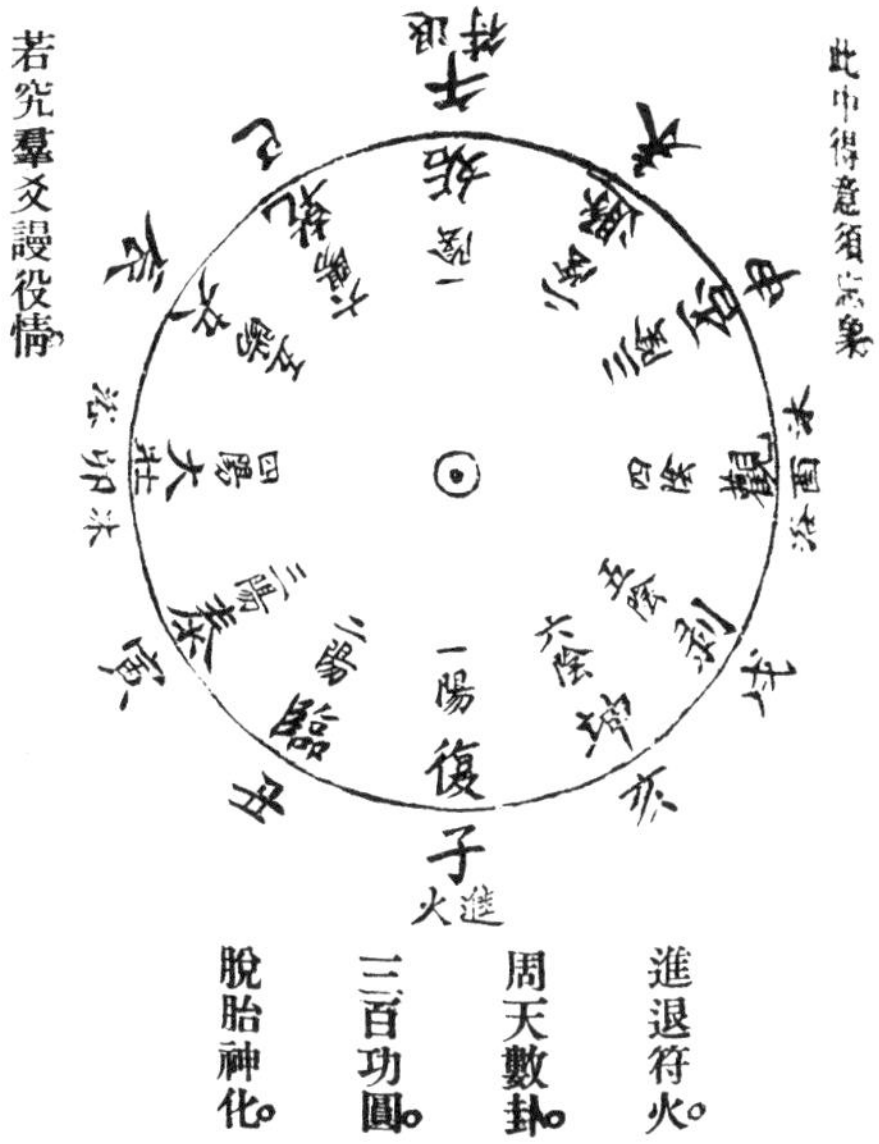

虚空粉粋圖

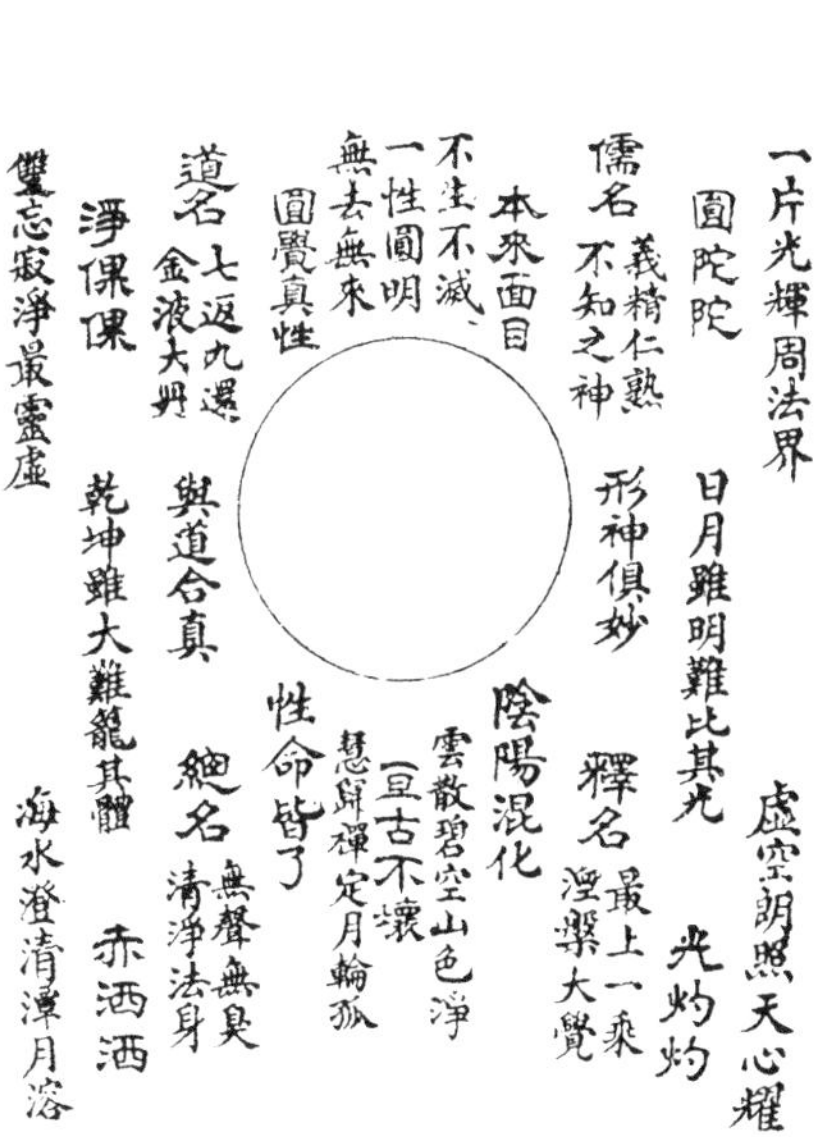
一片光輝周法界
虚空朗照天心耀
圓陀陀
日月雖明難比其光
光灼灼
儒名 義精仁熟 不知之神
形神俱妙
釋名 最上一乘 涅槃大覺
本來面目
陰陽混化
不生不滅 一性圓明
雲散碧空山色淨 亘古不壞
無去無來 圓覺真性
慧歸禪定月輪孤
性命皆了
道名 七返九還 金液大丹
與道合真
總名 無聲無臭 清淨法身
淨倮倮
乾坤雖大難籠其體
赤洒洒
雙忘寂淨最靈虛
海水澄清潭月溶

温養聖胎圖

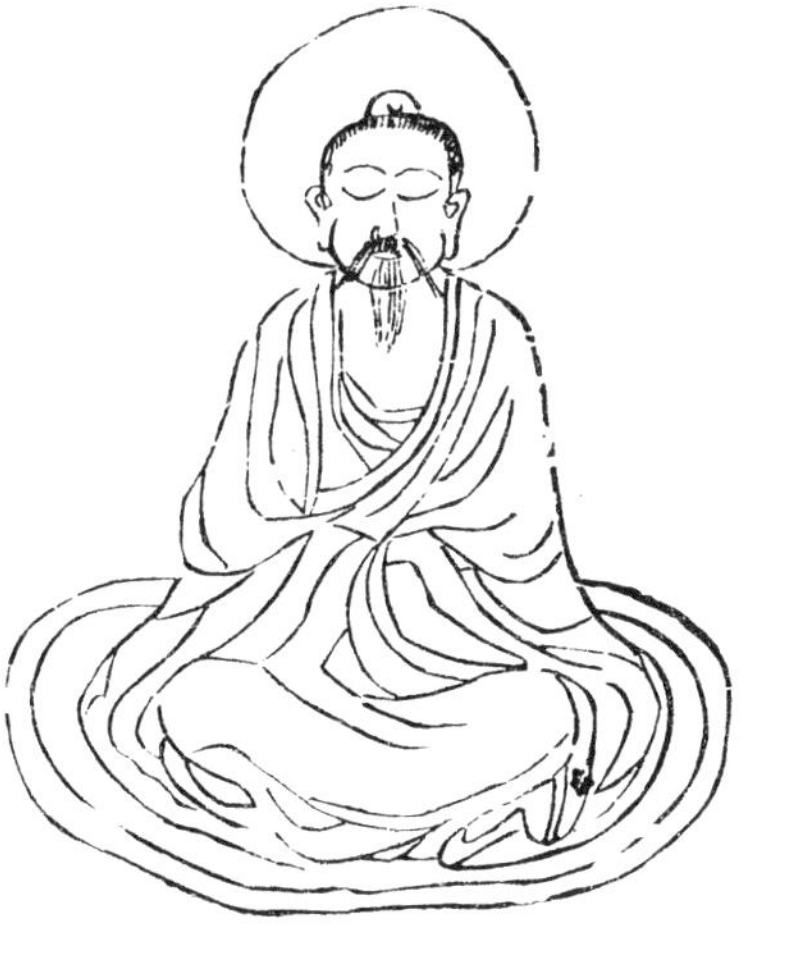

三極會源圖

三乘四果即乾坤坎離、

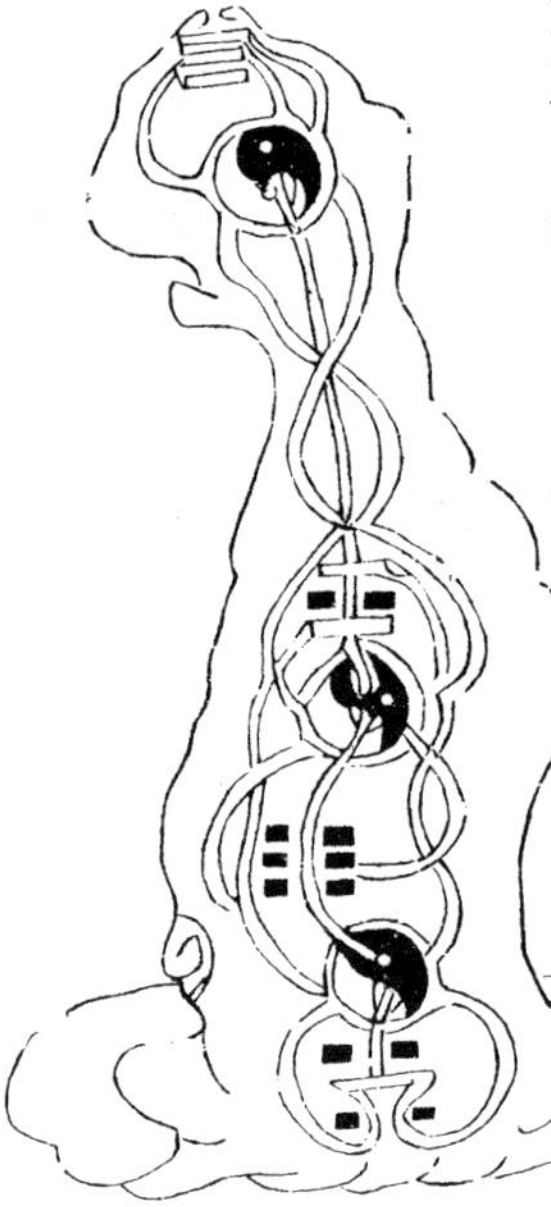

周天火候圖

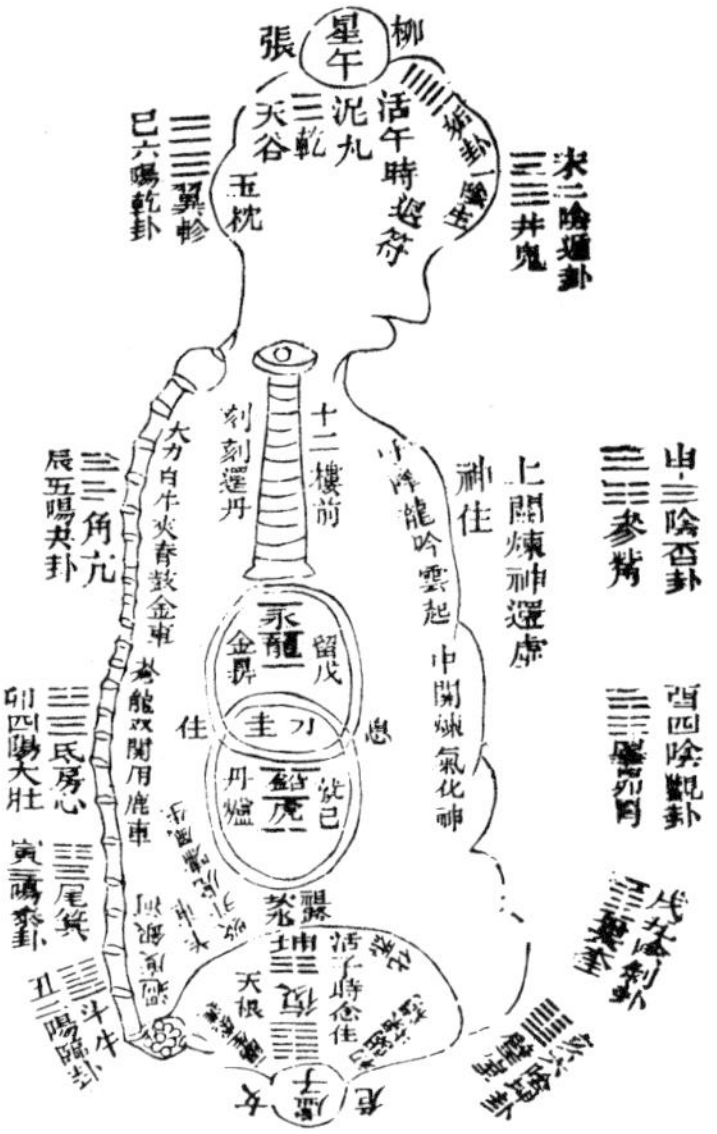

二五妙合圖

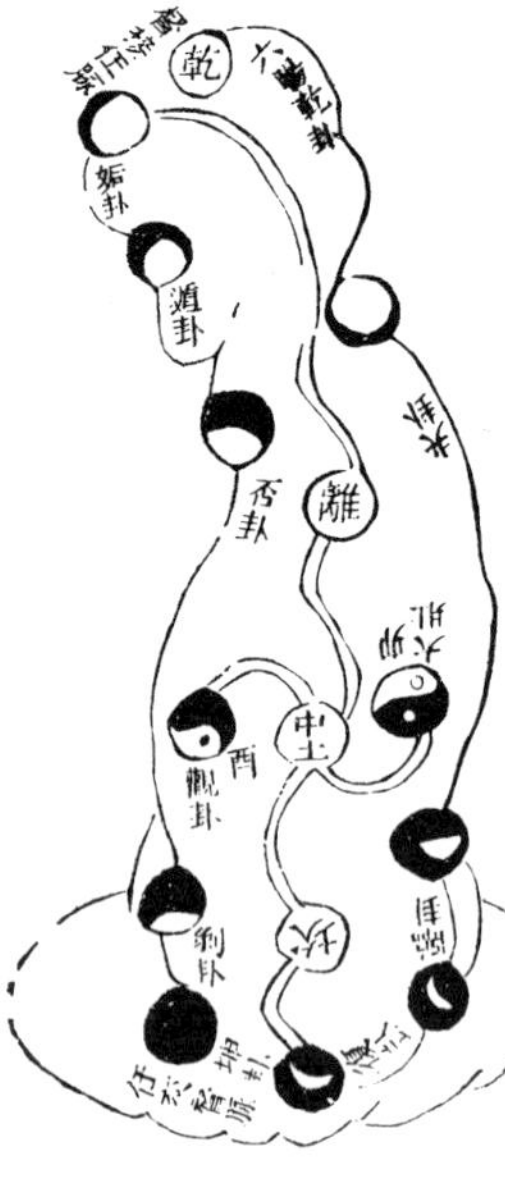

大衆玄机圖

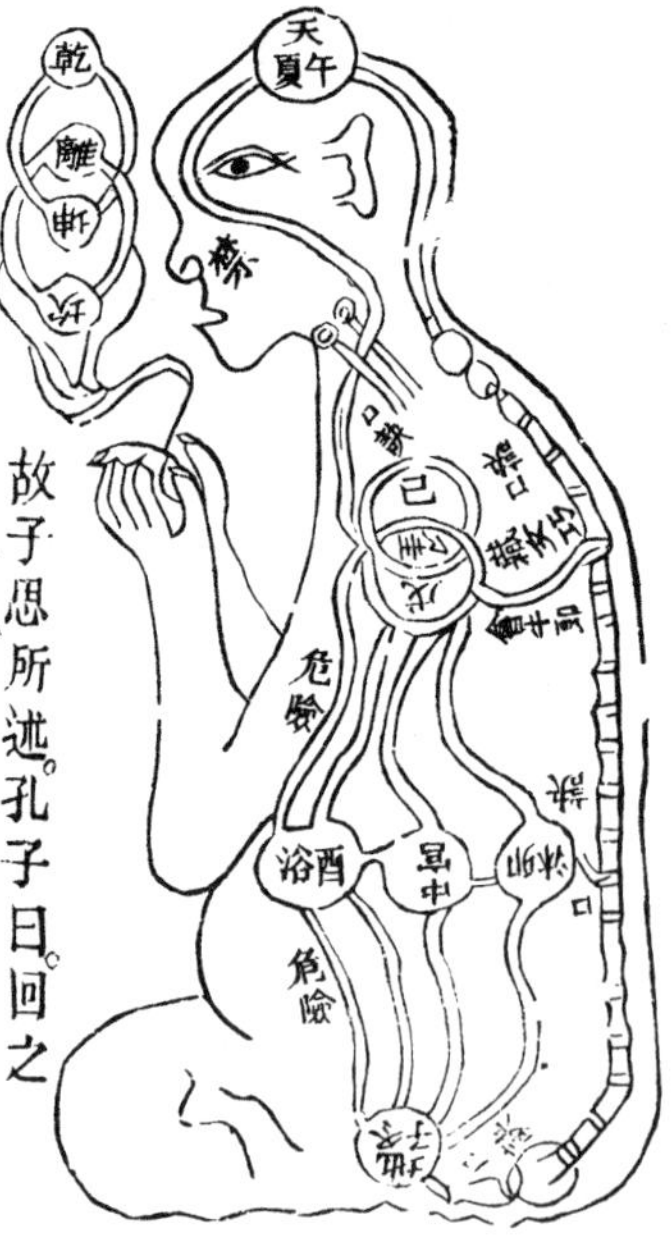

故子思所述孔子曰回之爲人也擇乎中庸得一善則拳拳服膺而不失之矣夫今時爲學讀而不悟物溺枉廢失之也

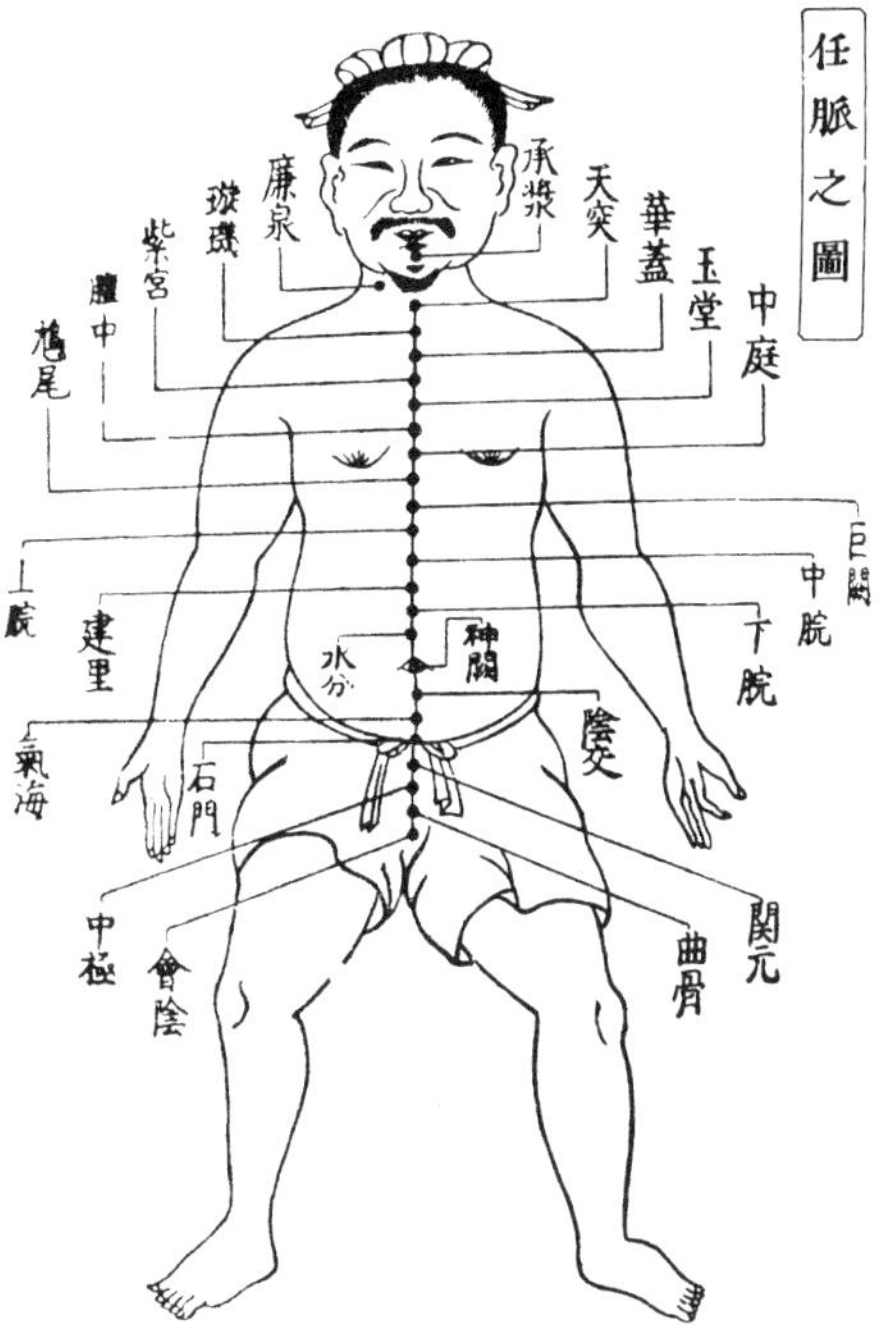
任脈之圖
承漿
廉泉
天突
璇璣
華蓋
紫宮
玉堂
膻中
中庭
鳩尾
巨闕
上脘
中脘
建里
下脘
水分
神闕
陰交
氣海
石門
關元
中極
會陰
曲骨

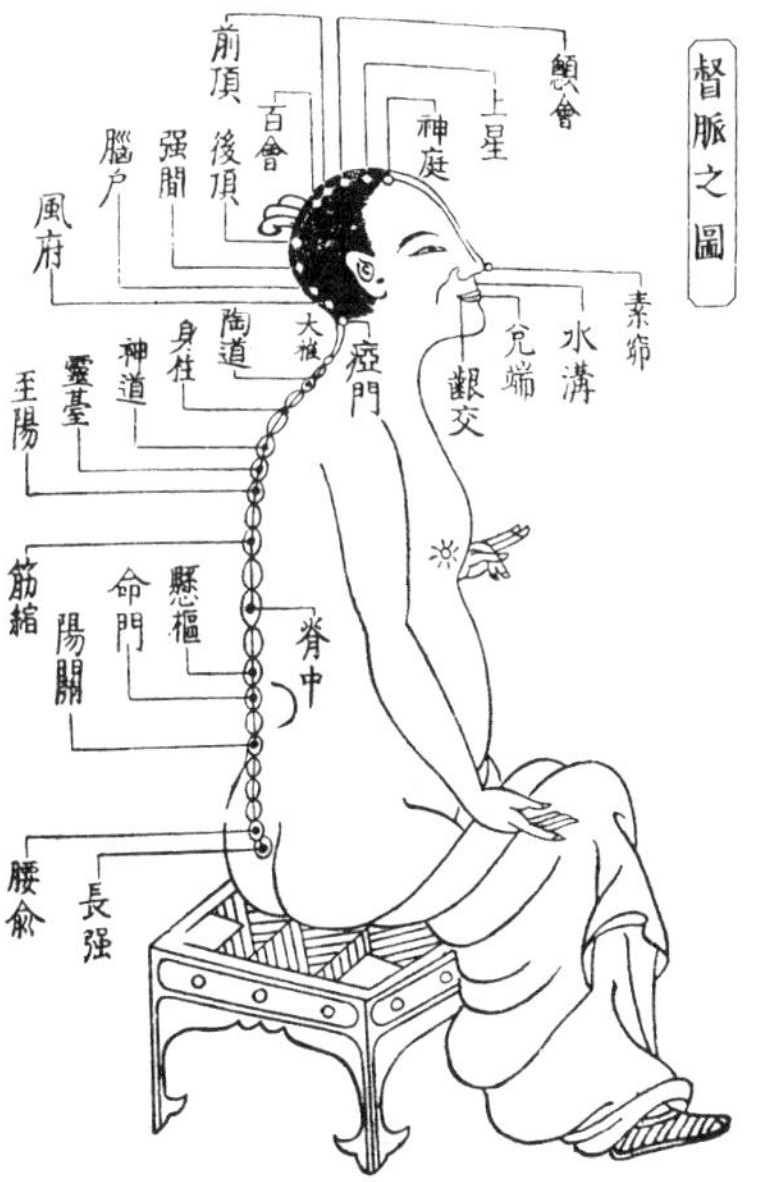
督脈之圖
顖會
上星
前頂
百會
神庭
後頂
强間
腦户
風府
素髎
水溝
兌端
齦交
瘂門
大椎
陶道
身柱
神道
靈臺
至陽
筋縮
懸樞
命門
脊中
陽關
腰兪
長强

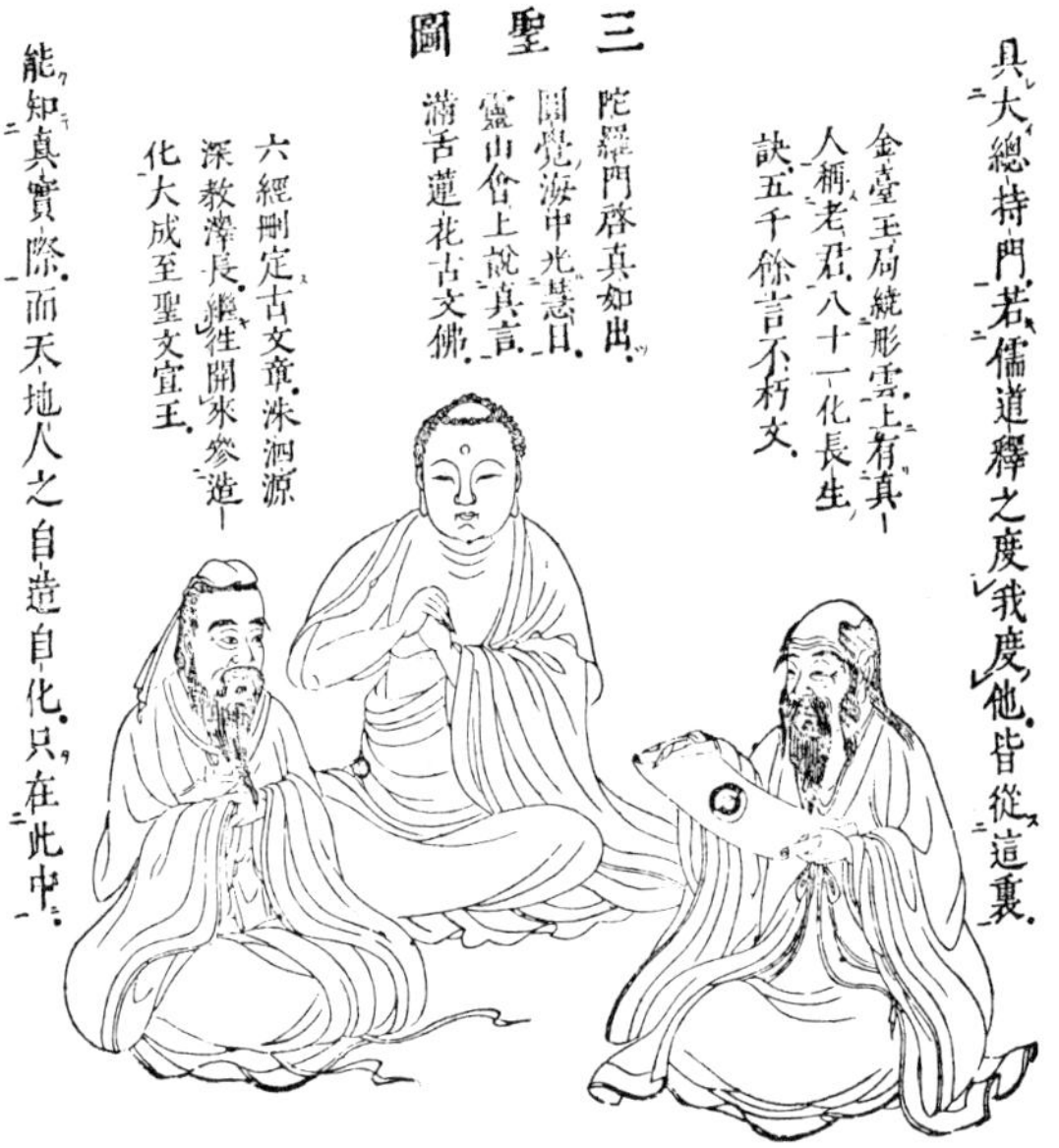
三聖圖
具大總持門、若儒道釋之度、我度他皆從這裏。
金臺玉局繞形雲、上有真人稱老君、八十一化長生訣、五千餘言不朽文。
陀羅門啓真如出、圓覺海中光慧日、靈山會上說真言、滿舌蓮花古文佛。
六經刪定古文章、洙泗源深教澤長、繼往開來參造化、大成至聖文宣王。
能知真實際、而天地人之自造自化、只在此中。

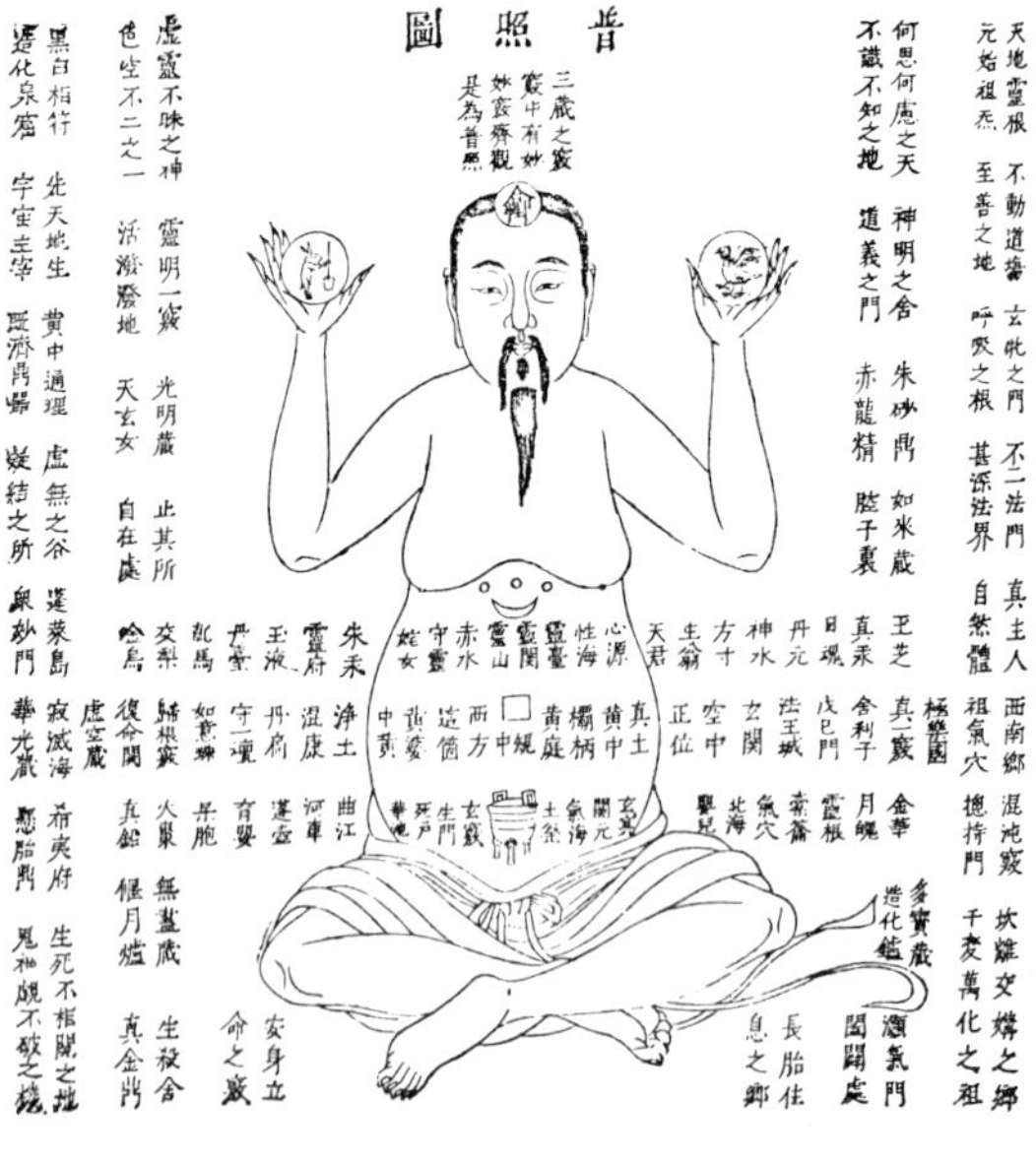
普照圖
三藏之竅
竅中有妙
妙竅齊觀
是為普照
天地靈根 不動道場 玄牝之門 不二法門 真主人 西南鄉 混沌竅 坎離交姤之鄉
元始祖炁 至善之地 呼吸之根 甚深法界 自然體 祖氣穴 總持門 千変萬化之祖
何思何慮之天 神明之舍 朱砂鼎 如來藏
不識不知之地 道義之門 赤龍精 腔子裏
極樂國
多寶藏
造化爐
瀕氣門
閶闔處
長胎住
息之鄉
王芝 真一竅 金華
真汞 舍利子 月魄
日魂 戊己門 靈根
丹元 法王城 黄芽
神水 玄關 氣穴
方寸 空中 北海
生翁 正位 嬰兒
天君
心源 真土 玄牝
性海 黄中 關元
靈臺 爛柄 氣海
靈關 黄庭 土釜
靈山 中規
西方 玄竅
赤水 造徧 生門
守靈 黄婆 死戶
姹女 中黄 華池
朱汞 淨土 曲江
靈府 混康 河車
玉液 丹扃 蓬壺
丹臺 守一壇 育嬰
龍馬 如意珠 昇胞
交梨 歸根竅 火棗
陰烏 復命關 真鉛
安身立命之處
生殺舍 真金鼎
無盡藏 偃月爐
止其所 自在處
虚靈不昧之神 靈明一竅 光明藏
色空不二之一 活潑潑地 天玄女
虚空藏
黒白相符 先天地生 黄中通理 虚無之谷 蓬萊島 寂滅海 希夷府 生死不相關之地
造化泉窟 宇宙主宰 既濟鼎器 凝結之所 衆妙門 華光藏 懸胎鼎 鬼神覷不破之機

反照圖

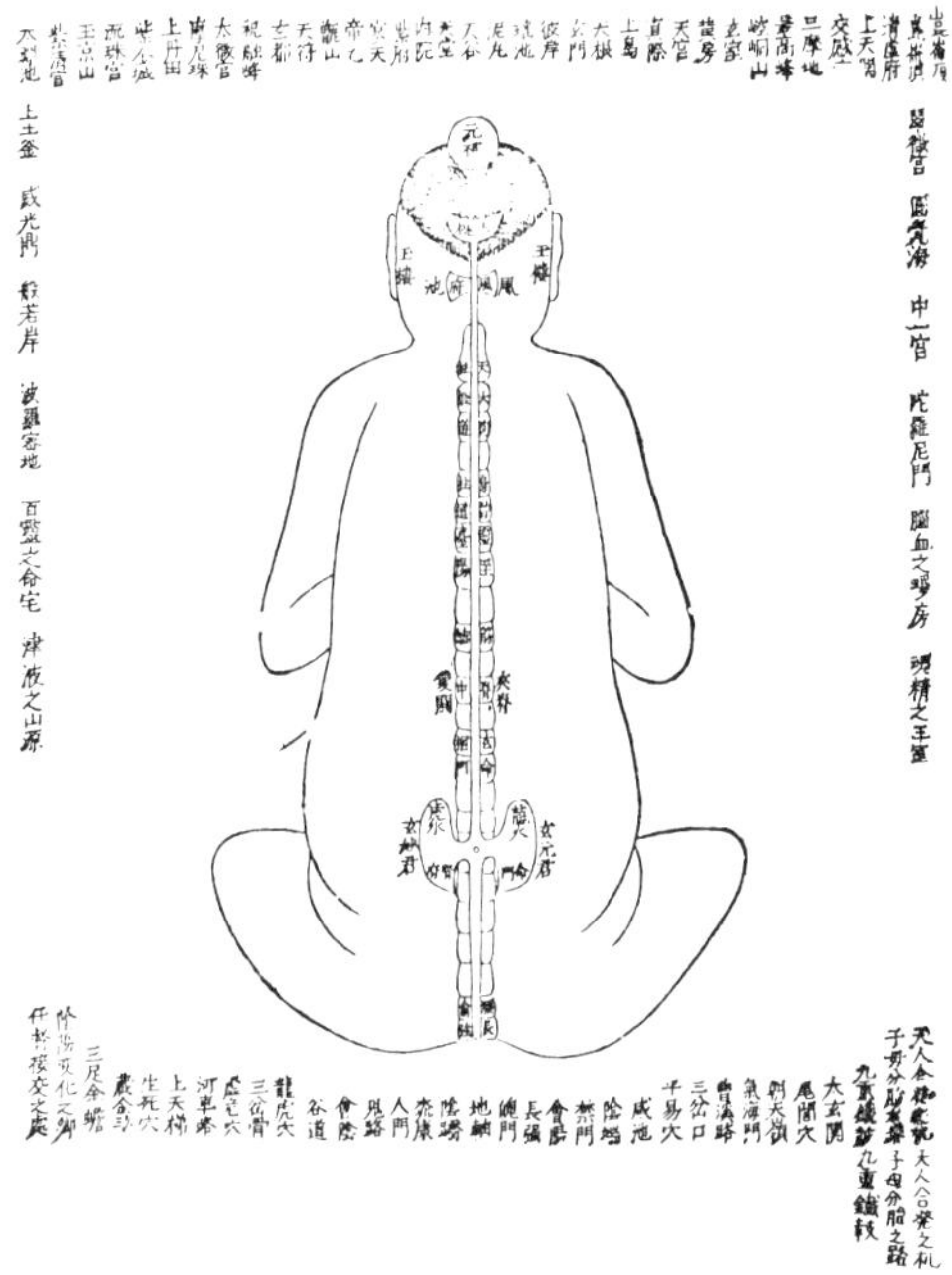

時照圖

人之元氣逐日發生。子時復氣到尾閭。丑時臨氣到腎堂。寅時泰氣到玄樞。卯時大壯氣到夾脊。辰時夬氣到陶道。巳時乾氣到玉枕。午時姤氣到泥丸。未時遯氣到明堂。申時否氣到膻中。酉時觀氣到中脘。戌時剝氣到神闕。亥時坤而氣歸於氣海矣。

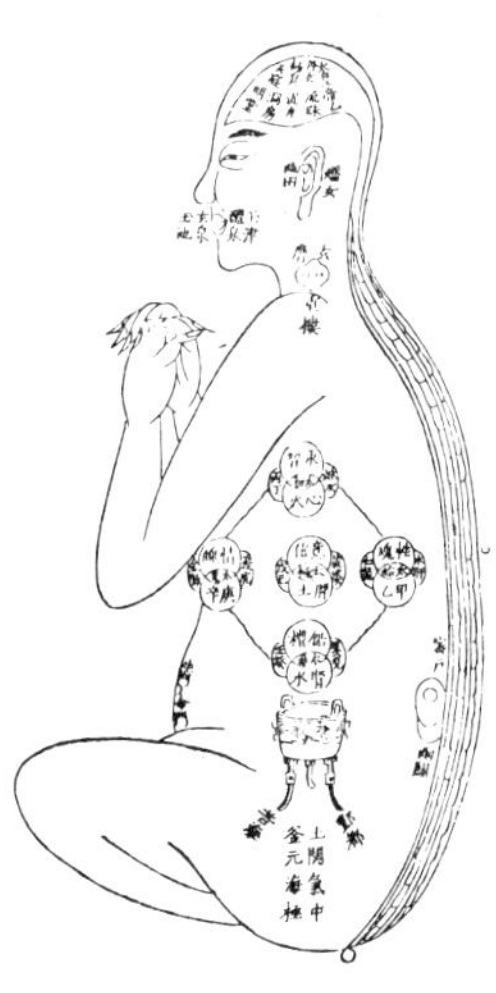

人身有任督二脈。爲陰陽之總。任脈者起於中極之下。循腹裏上關元。至咽喉。屬陰脈之海。督脈者起於下極之腧。穿脊裏上風府。循額至鼻。屬陽脈之海。鹿運尾閭。蓋能通其督脈也。龜納鼻息。蓋能通其任脈也。人能通此二脈。則百脈皆通而無疾矣。

心者君主之官也。神明出焉。肺者相傳之官。治節出焉。肝者將
軍之官。謀慮出焉。膽者中正之官。決斷出焉。膻中者臣使之官。
喜樂出焉。脾胃者倉廩之官。五味出焉。大腸者傳道之官。變化
出焉。小腸者受盛之官。化物出焉。腎者作強之官。伎巧出焉

内照圖

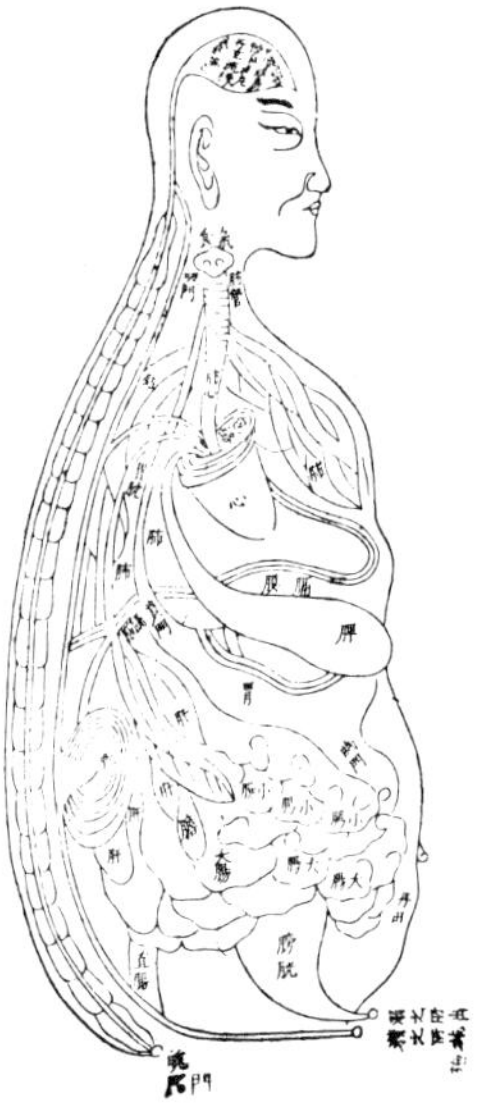

腦者髓之海。諸髓皆屬之。故上至泥丸。下至尾骶。俱腎主之。
膻中在兩乳間。爲氣之海。能分布陰陽。爲生化之源。故名曰海。
膈膜在肺下。與脇腹周圍相着。如幕。以遮濁氣。使不熏烝上焦。
幽門在大小腸之間。津液滲入膀胱。滓穢流入大腸。變化出矣。

此○者。釋曰圓覺。道曰金丹。儒曰太極。所謂無極而太極者。不
可極而極之謂也。凡人始生之初。一點靈光而所以主張乎形
骸者太極也。父母未生以前一片太虛而所以不屬乎形骸者
無極也。虔師曰。欲識本來真面目。未生身處一輪明

太極圖

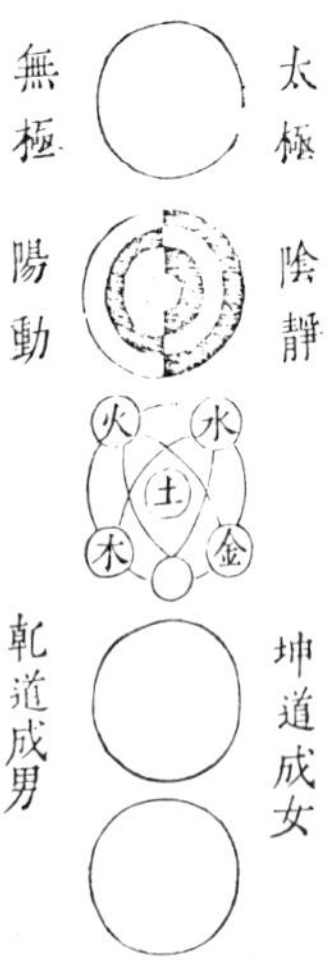

尹公曰。太極有一理。自運行而言則曰時候。雖天地不外乎一
息。自凝結而言則曰真種。雖一黍可包乎天地。宿蟄歸根宴息
杳冥。是爲時候太極。孕字結實。交媾結胎。是爲真種太極。人能
保完二極而無失。則可以長生不化。豈止盡年令終而已哉

中心圖

天之極上處至地之下極處總八萬四千里自天之極上處至地之上四萬二千里自地之上至地之極下處亦四萬二千里人身亦然故曰天地之間亦曰黄中黄乃土之正色而仁在其中也故曰安土敦仁至於義也禮也智也皆根於此故曰仁義禮智根於心渾然在中粹然至善故曰在止於至善知止而后有定君易之艮其止書之安汝止者止之義一也亦謂之密故曰聖人以此洗心退藏於密其中本虚原與太虚渾而爲一故曰聖人與太虚同體

易曰天下何思何慮論語曰天下歸仁此天下下字與宇天地之間間字天地之心心字皆指此中而言所謂孔顔樂處在也

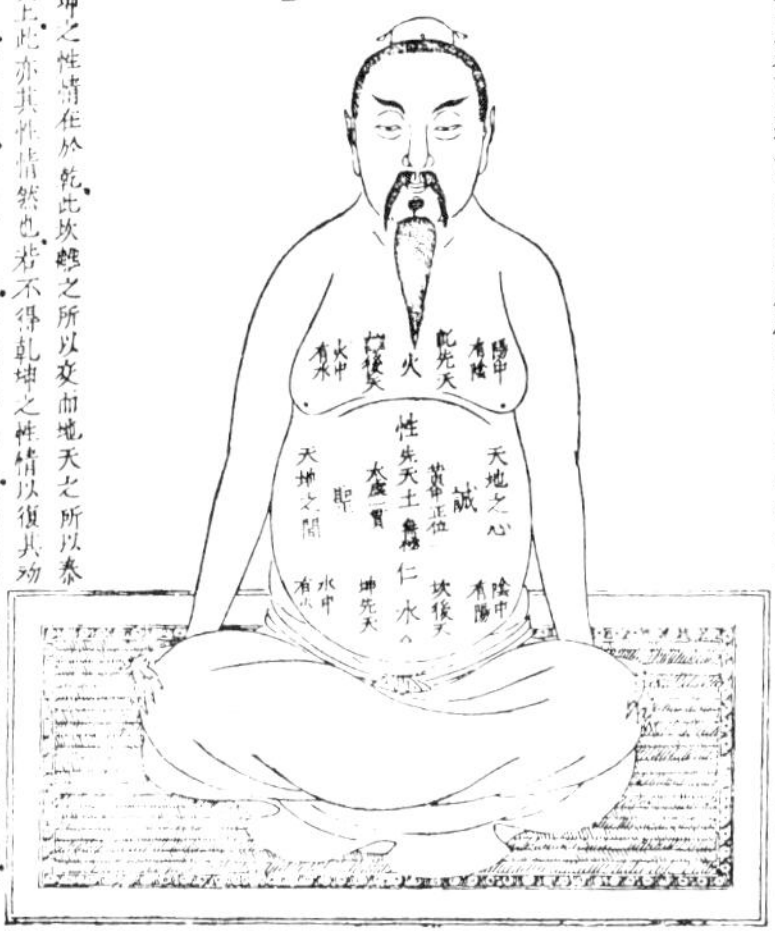

乾之性情在於坤坤之性情在於乾此坎離之所以交而地天之所以泰也若水潤下而火炎上此亦其性情然也若不得乾坤之性情以復其始焉則水自水而火自火不升不降不相爲用矣先天雖不屬氣而太和元氣浩然之氣皆由此中出所謂無氣而生氣也而凡有血氣莫不賴之以生以長而配天配地矣虞舜允執之中即孔子中心之中也譬之磨焉心在其中者中心也故中心之心既實則五行之心自虚矣所謂聖人無心而有心者此也

火龍水虎圖

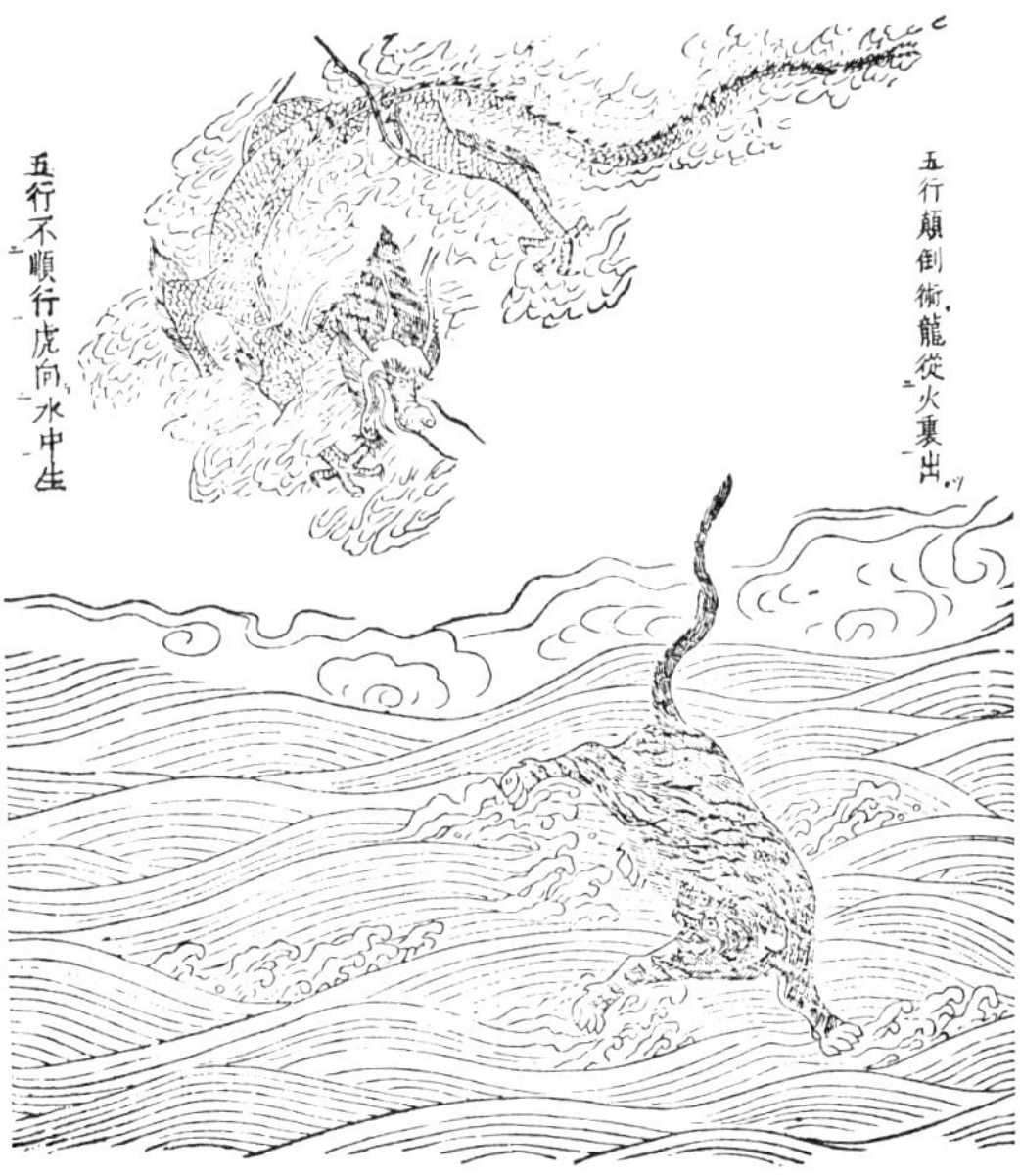
五行顛倒術龍從火裏出
五行不順行虎向水中生

日烏月兎圖

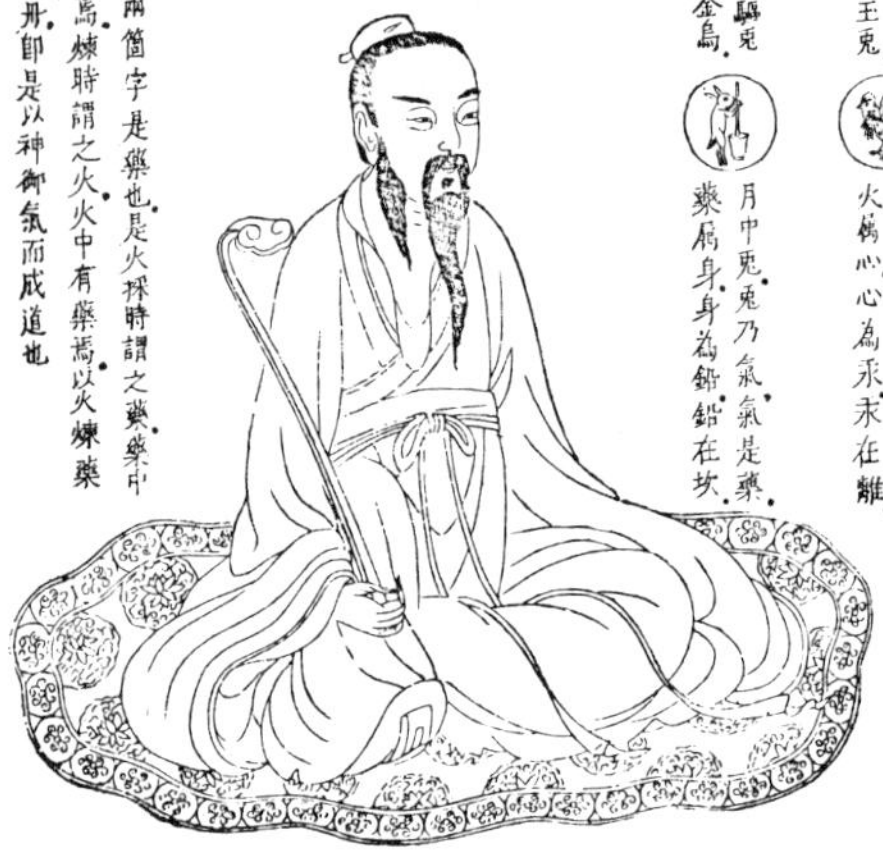
姹女捉烏而吞玉兎
日中烏烏乃神神是火火為心心為汞汞在離
嬰兒騎兎以吸金烏
月中兎兎乃氣氣是藥藥爲身身為鉛鉛在坎
身心兩箇字是藥也是火採時謂之藥藥中有火焉煉時謂之火火中有藥焉以火煉藥而成丹即是以神御氣而成道也

大小鼎爐圖

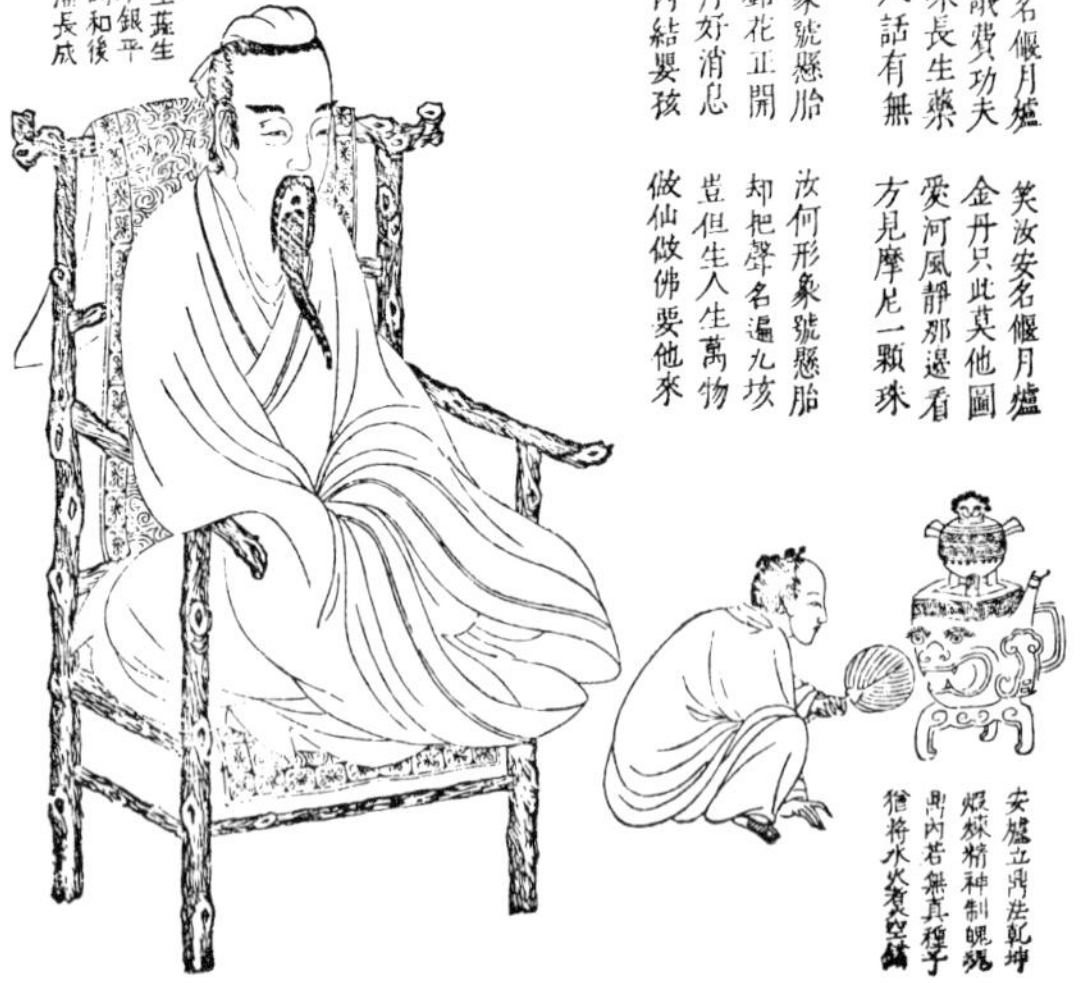
笑汝安名偃月爐
聖人思議費功夫
其中一味長生藥
不與凡人話有無
汝何形象號懸胎
一朶真鉛花正開
只為金丹好消息
取歸鼎內結嬰孩
笑汝安名偃月爐
金丹只此莫他圖
愛河風靜那邊看
方見摩尼一顆珠
汝何形象號懸胎
知把聲名遍九垓
豈但生人生萬物
做仙做佛要他來
偃月爐中玉蕊生
硃砂鼎內水銀平
只因火力調和後
種得黃芽漸長成
安爐立鼎法乾坤
煅煉精神制魄魂
鼎內若無真種子
猶將水火煮空鐺

內外二藥圖

上藥三品神與氣精其體則一其用則二何謂體本來三寶一體是也何謂用內外兩般作用是也故悟真篇云內藥還同外藥內通外亦須通丹頭火候自然紅温養兩般作用此漸教也權法也接中根及下根人

大藥雖分神氣精三般原是一根生凡夫生死如輪轉只因迷却本來心本來心即性也故朗然子曰本來真性號金丹四大爲爐煉作團此頓教也實法也接上根人及上上根人

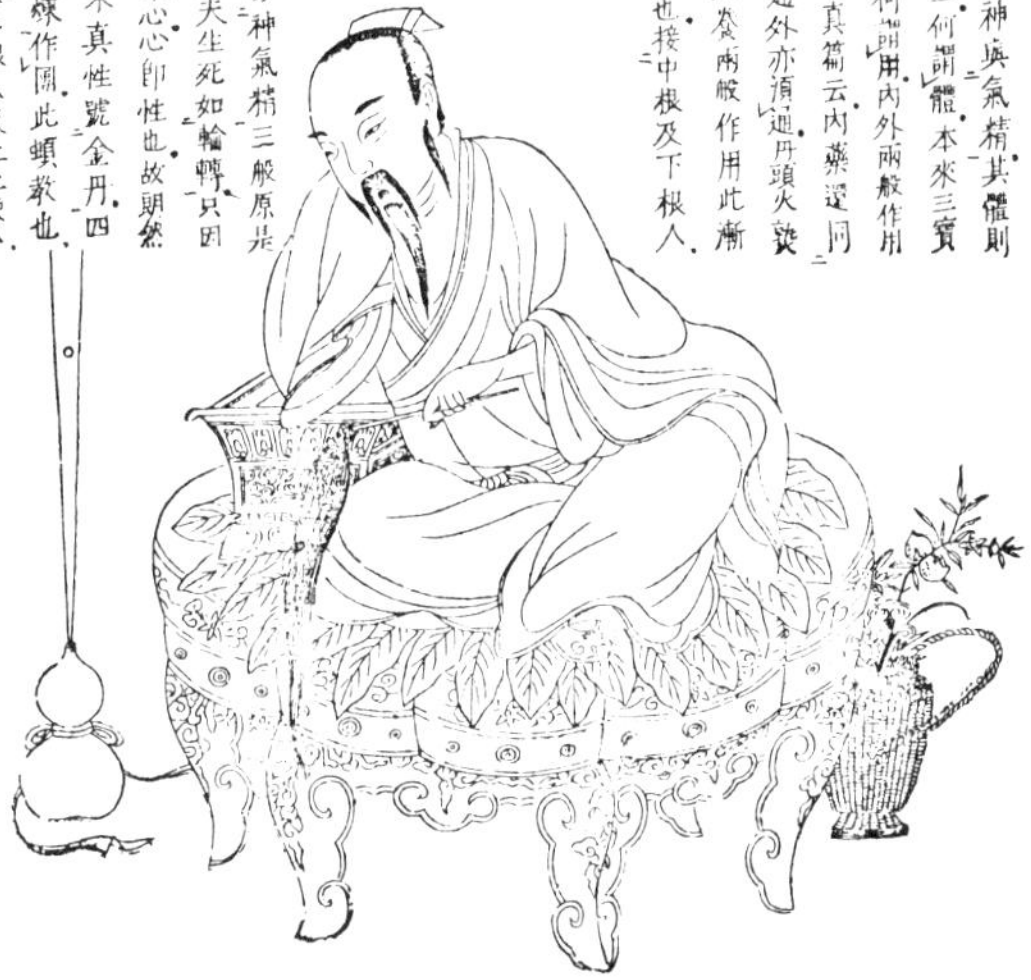

順逆三關圖

順

心生於性意生於心意轉爲情情生爲妄故靈潤禪師曰只因一念妄現出萬般形

我法甚深深
妙用人難識
順逆兩俱忘
虛空鎮長寂

逆

檢妄回情情返爲意攝意安心心歸性地故伯陽真人曰金來歸性初乃得稱還丹

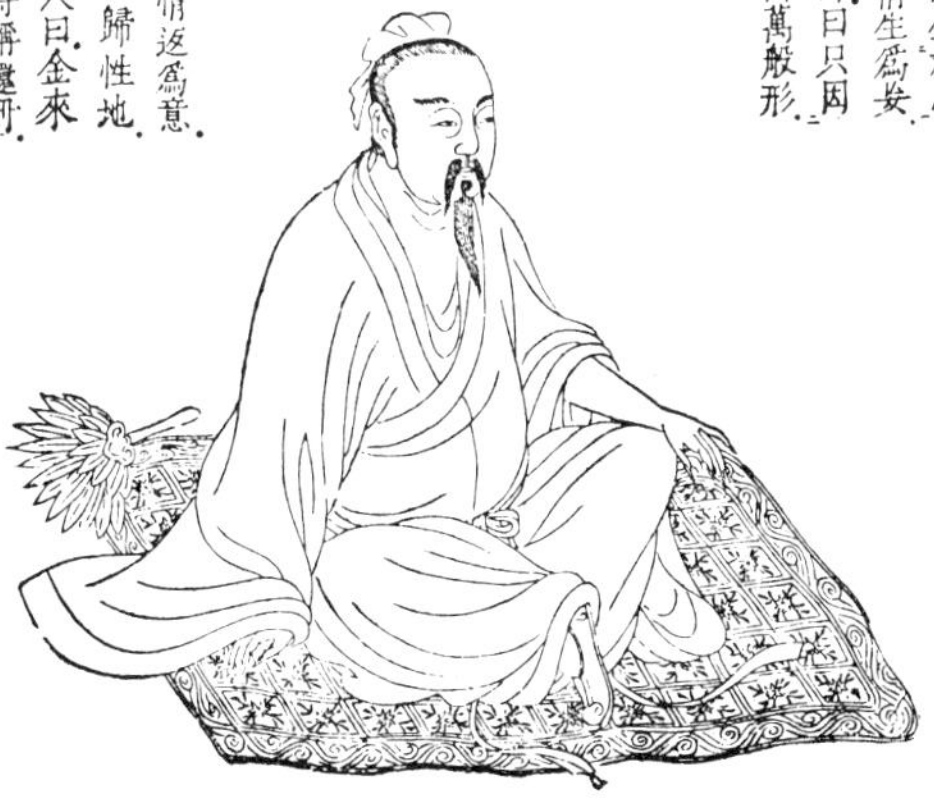

盡性了命圖

人性之善也。此言天命之性。性相近也。此言氣質之性。天命之性論其本源。氣質之性論其稟受。天命之性無不善。氣質之性有不善。程子曰。在「天為」命。在「人為」性。故知性然後能盡性。盡性然後能了命。性命不二謂之雙脩。

性命雙脩是的傳
冥冥杳杳又玄玄
誰知本體無生死
死死生生孰使然

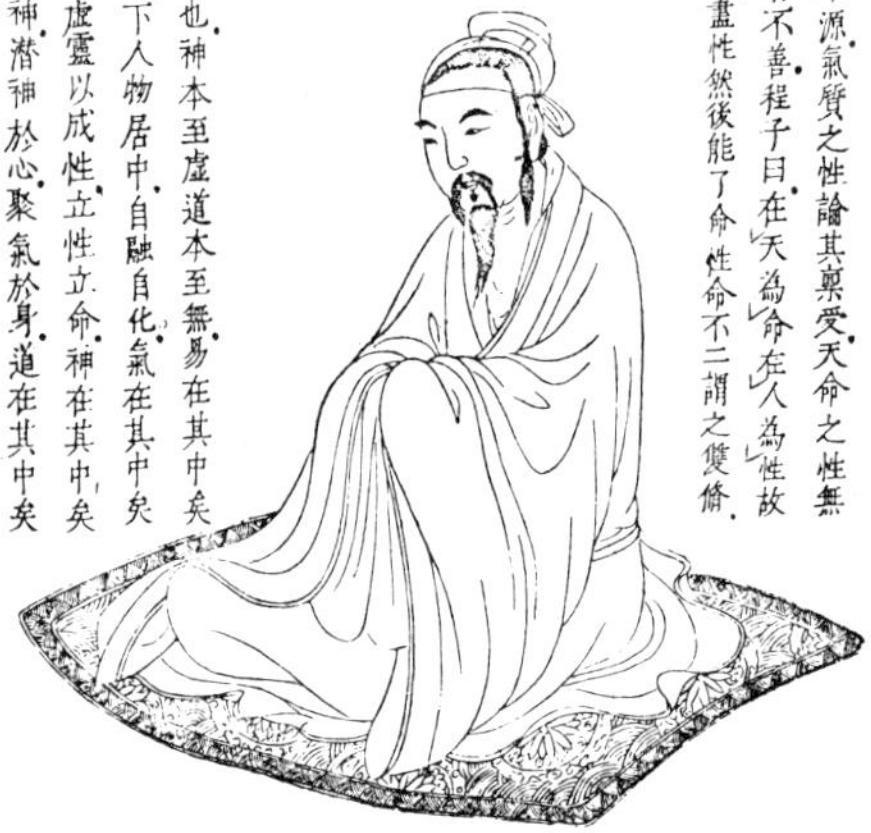

世間萬物本一神也。神本至虛。道本至無。易在其中矣。天位乎上。地位乎下。人物居中。自融自化。氣在其中矣。天地而立命。稟虛靈以成性。立性立命。神在其中矣。命係乎氣。性係乎神。潛神於心。聚氣於身。道在其中矣。道者神之主。神者氣之主。氣者形之主。形者生之主。無生則形住。形住則氣住氣住則神住。神住則性珠明矣。命寶凝矣。元神靈矣。胎仙成矣。性命雙脩之道畢矣。

真土圖

心安真土。以誠以默以柔。

牝牡鎮鄉倚太空
威風凛凛武英雄
聖凡不敢擡頭看
兩道神光射斗中

以物為藥療身之病
以法為藥療心之病
即以其人之心還治其人之病

寶劍雌和雄。雙雙揷真土。
雄降猙獰龍。雌伏猖狂虎。

氣養浩然。勿正勿忘勿助。

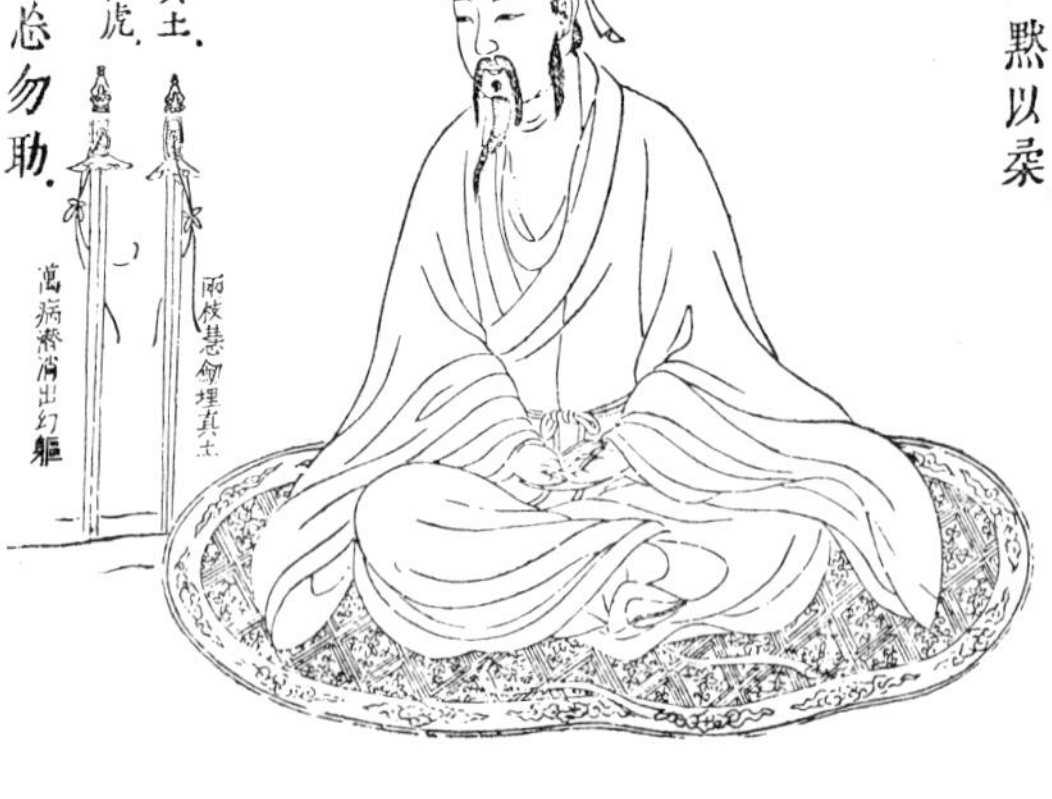

魂魄圖

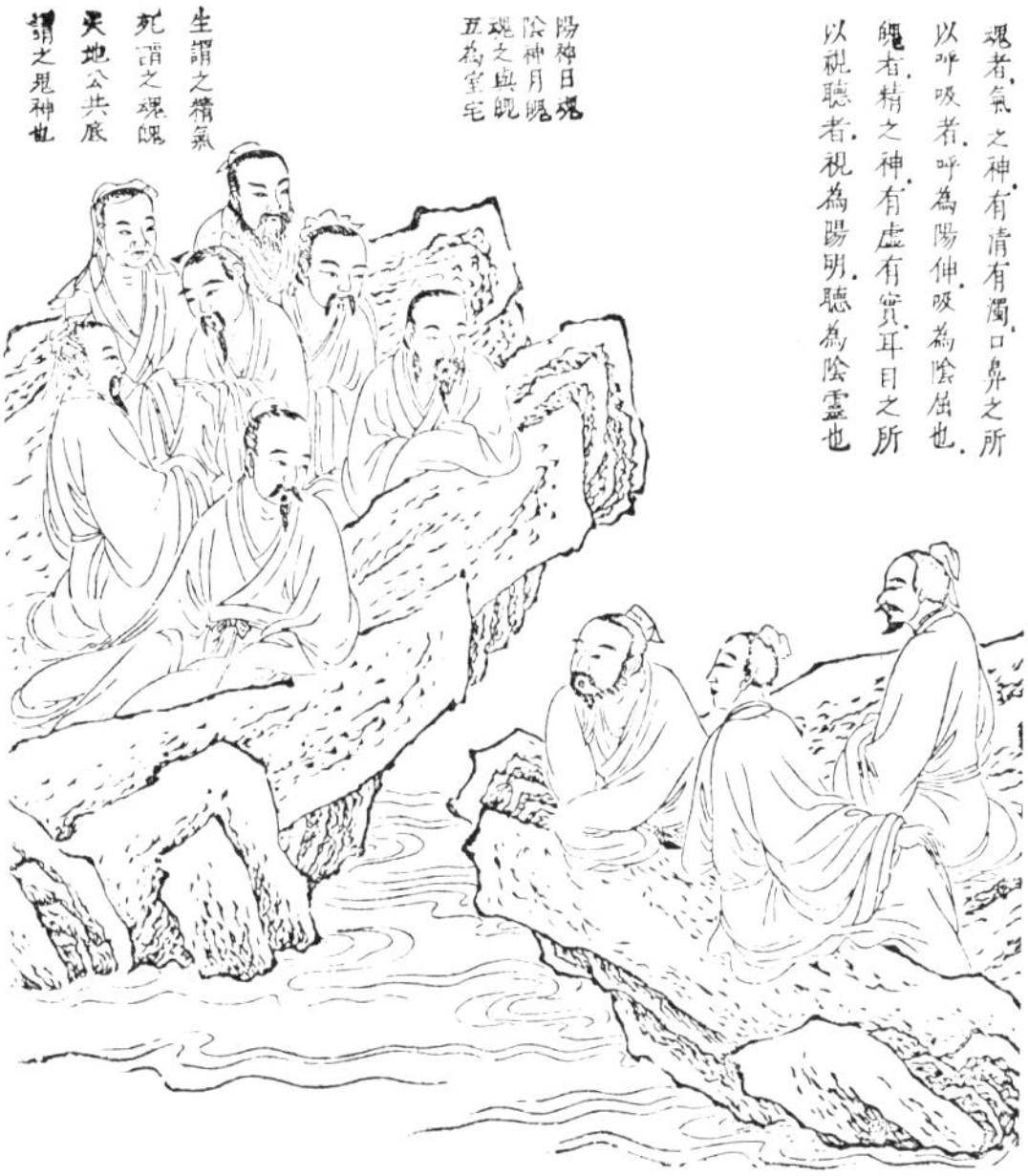
魂者氣之神有清有濁口鼻之所
以呼吸者呼為陽伸吸為陰屈也
魄者精之神有虛有實耳目之所
以視聽者視為陽明聽為陰靈也
陽神日魂
陰神月魄
魂之與魄
互為室宅
生謂之精氣
死謂之魂魄
天地公共底
謂之鬼神也

蟾光圖

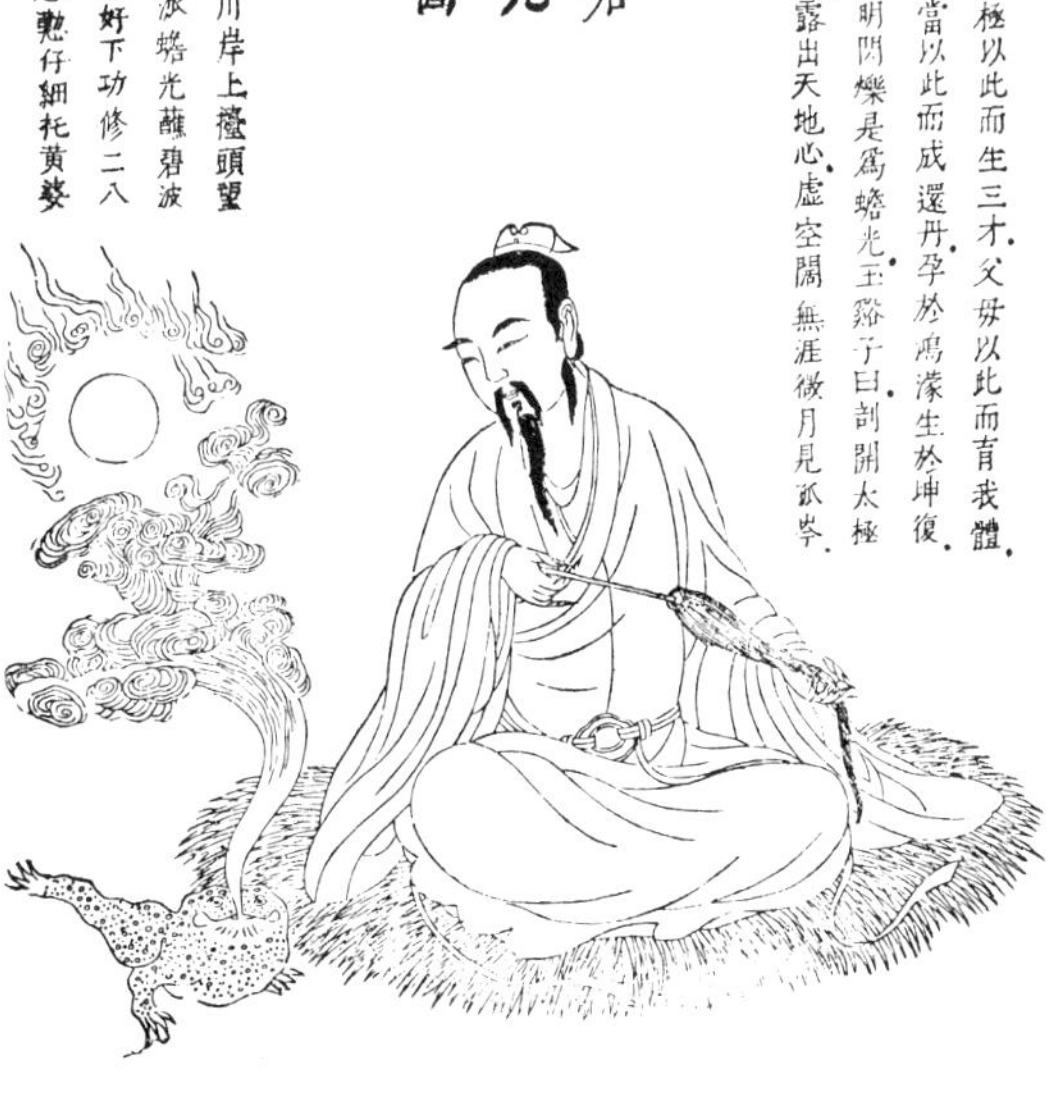
太極以此而生三才父母以此而育我體
我當以此而成還丹孕於鴻濛生於坤復
圓明閃爍是爲蟾光玉谿子曰剖開太極
包露出天地心虛空闊無涯微月見孤岑
西川岸上巍頭望
一派蟾光蘸碧波
便好下功修二八
慇懃仔細托黃婆

降龍圖

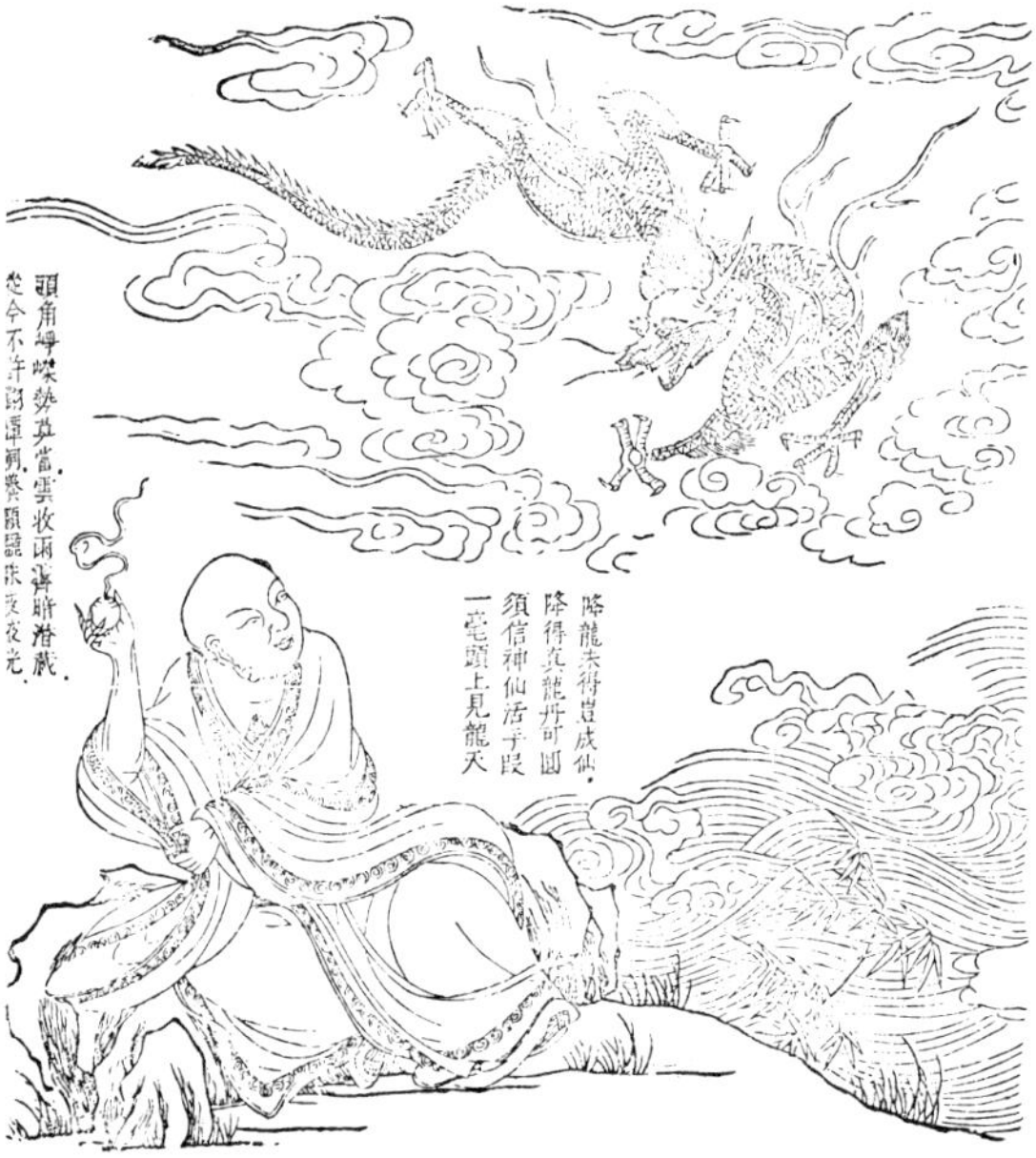
降龍未得豈成仙。
降得真龍丹可圓
須信神仙活手段
一毫頭上見龍天
頭角崢嶸勢莫當。雲收雨霽暗潛藏。
從今不許躍潭洞。豢顆驪珠夜夜光。

伏虎圖

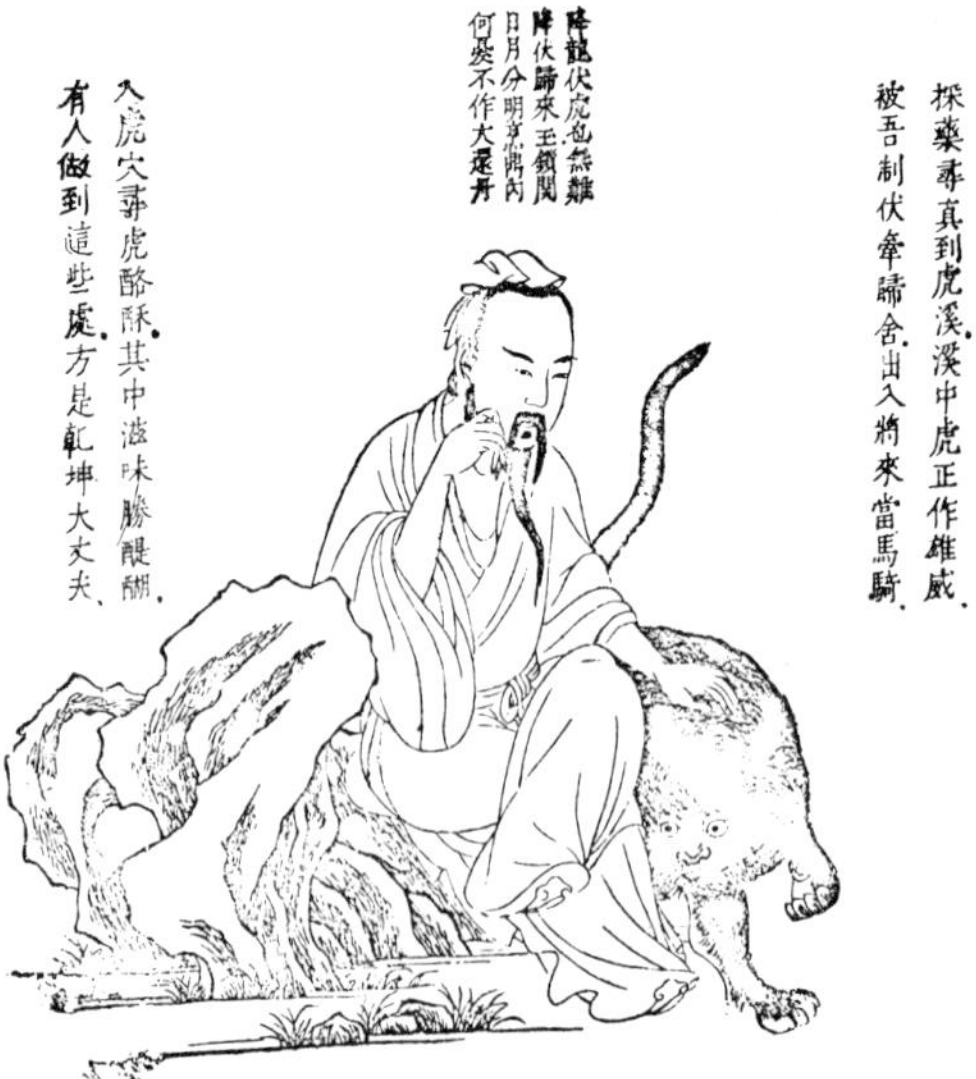
降龍伏虎色無離
降伏歸來玉鎖閒
日月分明方鼎內
何愁不作大還丹
採藥尋真到虎溪。溪中虎正作雄威。
被吾制伏牽歸舍。出入將來當馬騎。
入虎穴尋虎酪酥。其中滋味勝醍醐。
有人做到這些處。方是乾坤大丈夫、

三家相見圖

身心意是誰分作三家

大道玄微見此圖、分明有象不模糊、
先將一二為之用、三四中當共一都、

肝青為父
肺白為母
心赤為女
脾黄為祖
腎黒為子
子五行始
三物一家
都歸戊巳

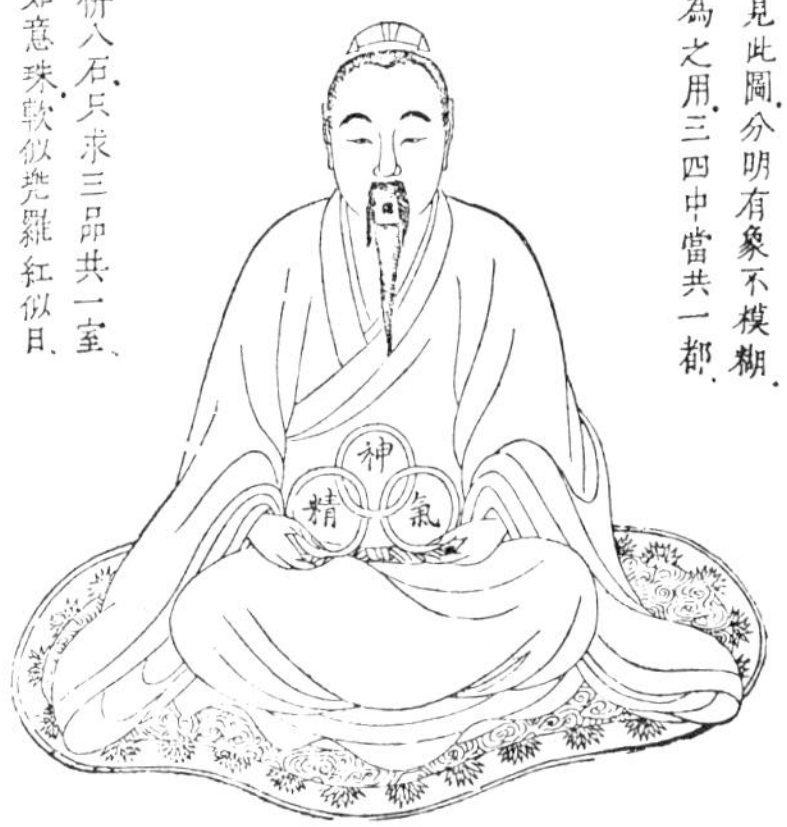

不用五金併八石、只求三品共一室、
燒成一顆如意珠、軟似兜羅紅似日、

精氣神由我合成一箇

和合四象圖

眼不視而魂在肝、耳不聞而精在腎、舌不動而神在心、鼻不嗅而魄在肺、四者
無漏則精水神火魂木魄金皆聚於意土之中、而謂之和合四象也

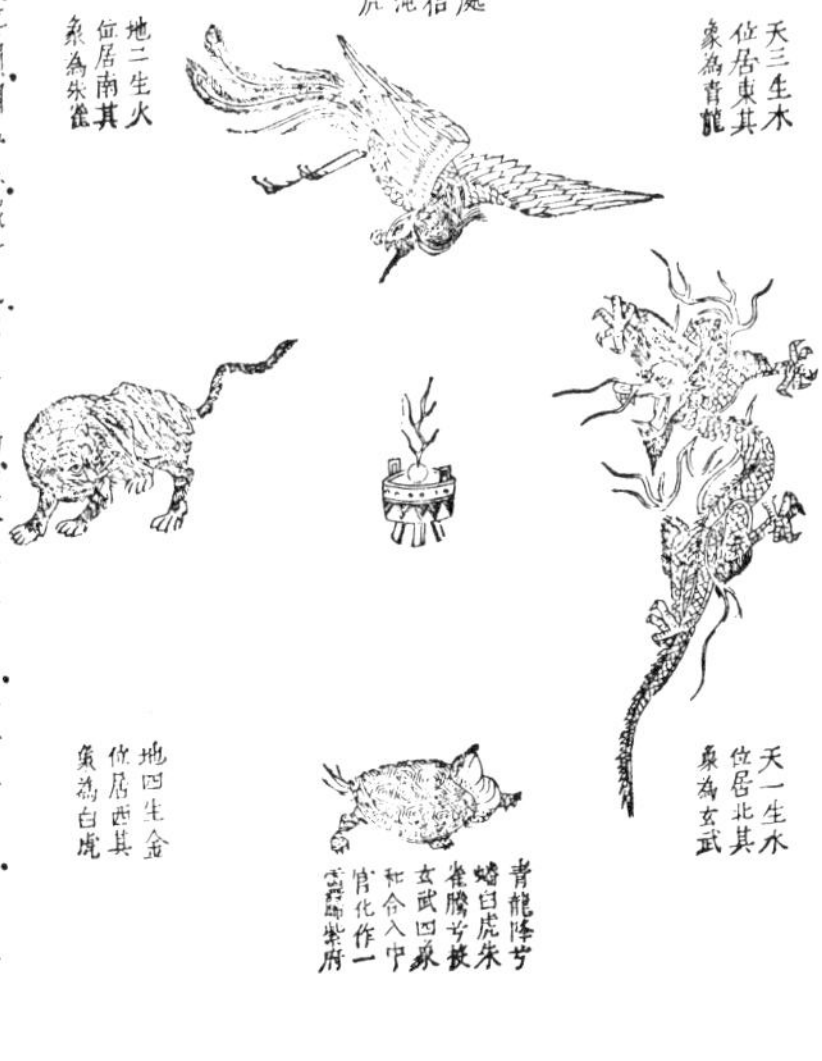
金水合處
木火為侶
四者渾沌
列為龍虎
天三生木
位居東其
象為青龍
地二生火
位居南其
象為朱雀
天一生水
位居北其
象為玄武
地四生金
位居西其
象為白虎
青龍降兮
蟠白虎朱
雀騰兮披
玄武四象
和合入中
宮化作一
歸紫府

含眼光、凝耳韻、調鼻息、緘舌氣、四大不動、使金木水火土、俱會於中宮、謂之攢
簇五行也、故曰精神魂魄意、攢簇歸坤位、靜極見天心自有神明至、

取坎填離圖

取出坎中畫補離。還復乾。
純陽命本固。靈妙性珠圓。
克念全天理。離塵合上禪。
採鉛知下手。三疊舞胎仙。

陽丹結在陰海中。猶如坎裏一爻雄。
捨來離內溫溫養。此即神仙顛倒功。

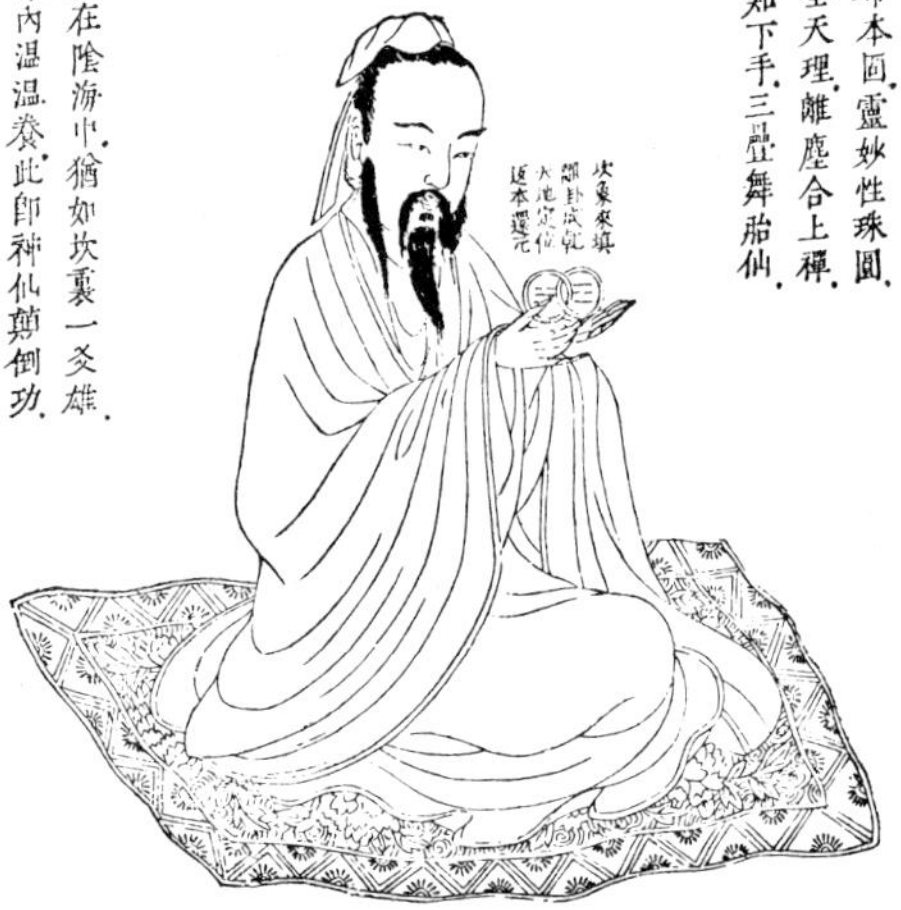

觀音密咒圖

始則自上而下至於臍中。

唵字須要到臍

終則自下而上至於喉內。

嘛字在臍之下

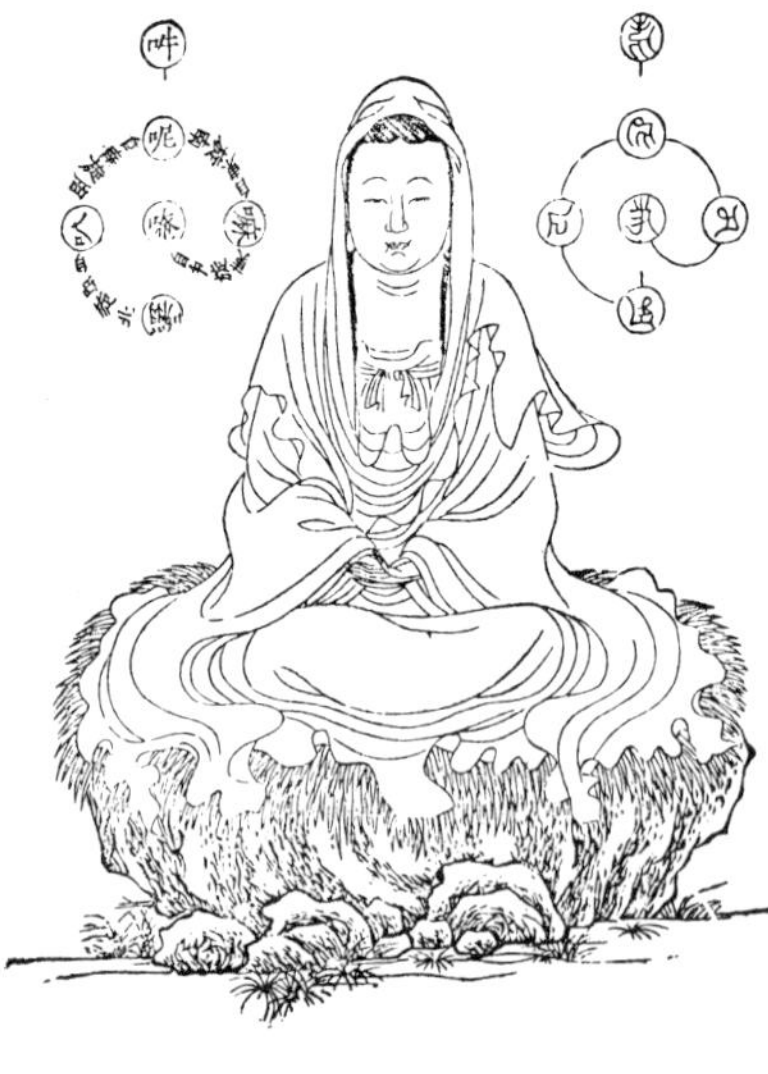

九轉煉心圖

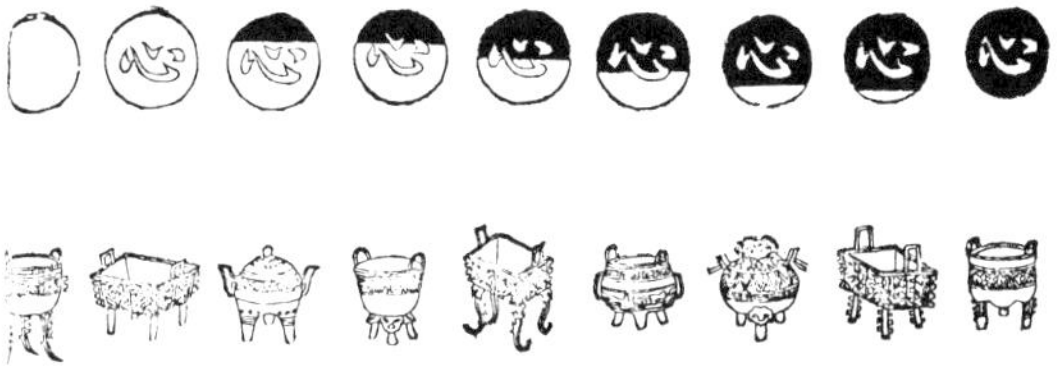

第一轉
掯磨心地煉金丹。止念當爲第一關。念斷自然情識斷。須知水靜没波瀾。

第二轉
祖竅開時入杳冥。坎離鉛汞自氤氲。天然真火知時煉。煉出西乾月半痕。

第三轉
外直中通世罕聞。惟求枝葉不求根。油從此處徐徐進。一點靈光漸漸明。

第四轉
陽烏海底奮神威。正是金丹四轉時。采得先天真種子。河車搬運過崑崙。

第五轉
時後金晶飛上來。霞光燦爛鬭門開。三花聚頂烹龍虎。珠落黃庭結聖胎。

第六轉
金烏飛入廣寒宮。白虎張威待赤龍。赤龍奮力歸金鼎。掌握神珠照眼紅。

第七轉
十月胎靈已躍然。嬰兒法乳要三年。雙藏住息温温養。猶龍潭底抱珠眠。

第八轉
陽極陰消丹已成。神光赫赫顯金庭。脱離苦海分胎出。自在昆崙頂上行。

第九轉
無丹無火亦無金。成却鈕鏈没處尋。

八識歸元圖

弟兄八個。一人痴。獨有一個最伶俐。五個門前做買賣。一個家中作主依。伶俐者。即第六意識也。此識爲五賊之主司。乃輪廻之種子。三界凡夫。無一人不遭此沉溺。故円覺經云。先斷無始輪廻根本者。斷此意識也。痴者指第七傳送識而言。主依者。即第八阿頼耶識是也。此識謂之總報主。投胎時是他先來。捨身時是他後去。故曰去後來先作主公。

軒轅稱九鼎　　如來標八識

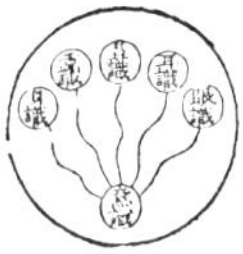

第七傳送識

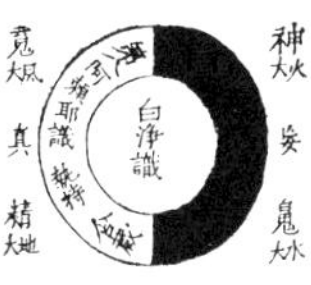

太極歸無極

境屬風。即五識　六識屬波。　七識屬浪。　八識屬心海　　九識屬湛性

八識者。皆屬無明色身已上事。外起九識名曰白淨識。不屬無明。不落因果。不假修証。不受一塵。故宗門謂曰。實際理地。離一切相。挹化門中。不捨一法。具足一切。實而言之。以上八個識屬漸。第九識屬頓。何則然色身幻化。故假修証。法身無相。猶若虚空。故不假修爲。今以圖像合意。揀妄明真。勿令認賊爲子

五氣朝元圖

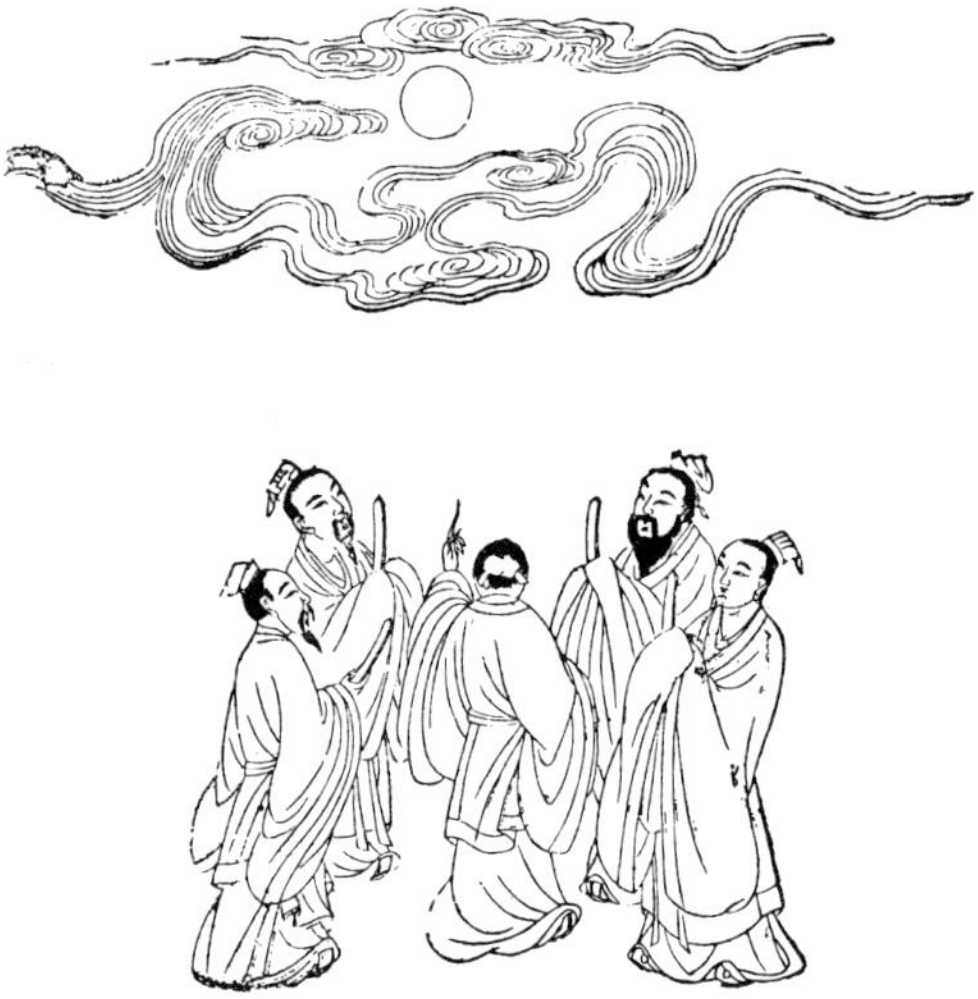

待詔圖

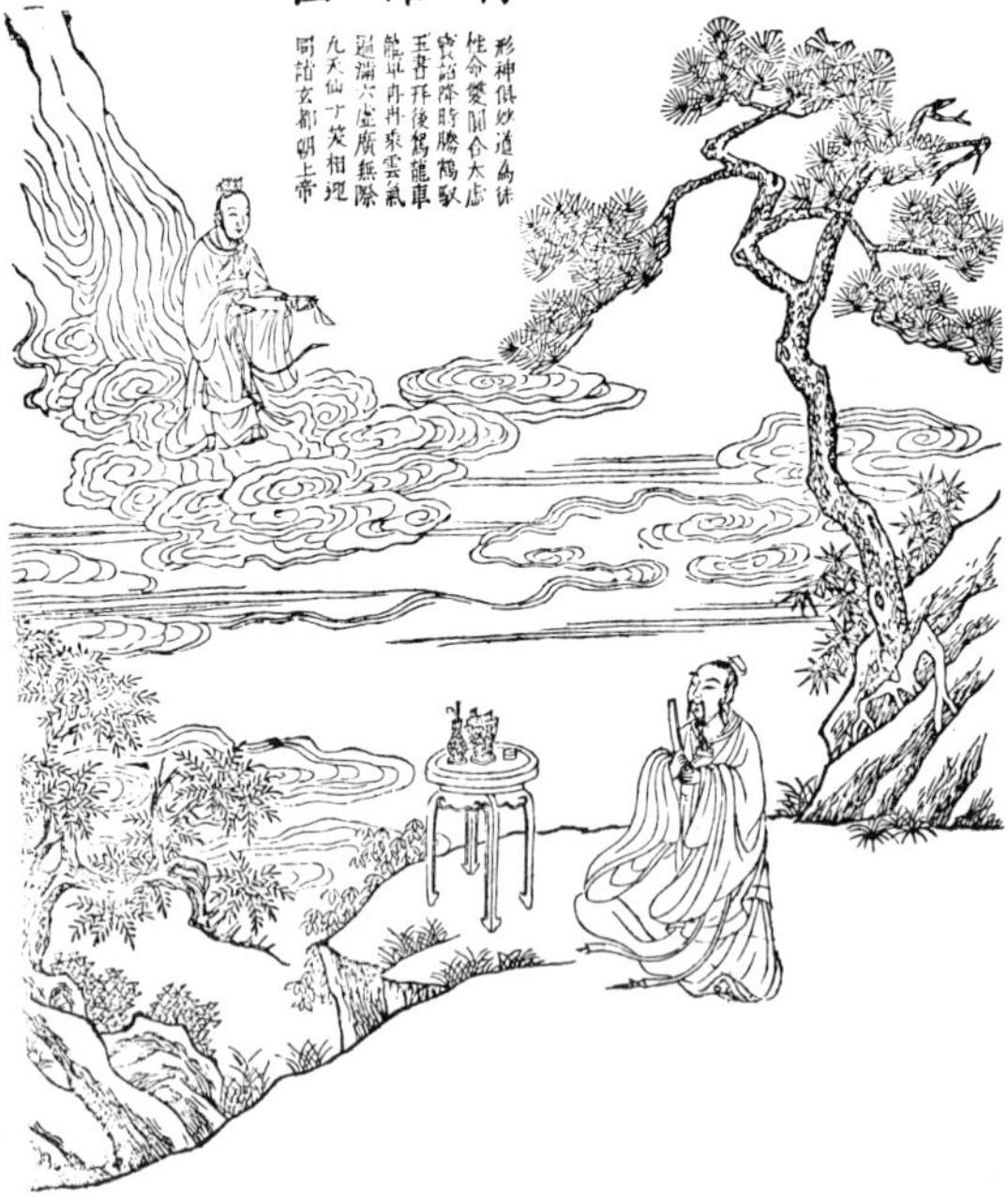

形神俱妙道為休
性命雙圓合太虛
寶詔降時騰鶴馭
玉書拜後駕龍車
飽卯丹丹乘雲氣
遍滿六虛廣無際
九天仙子笑相迎
同詣玄都朝上帝

飛昇圖

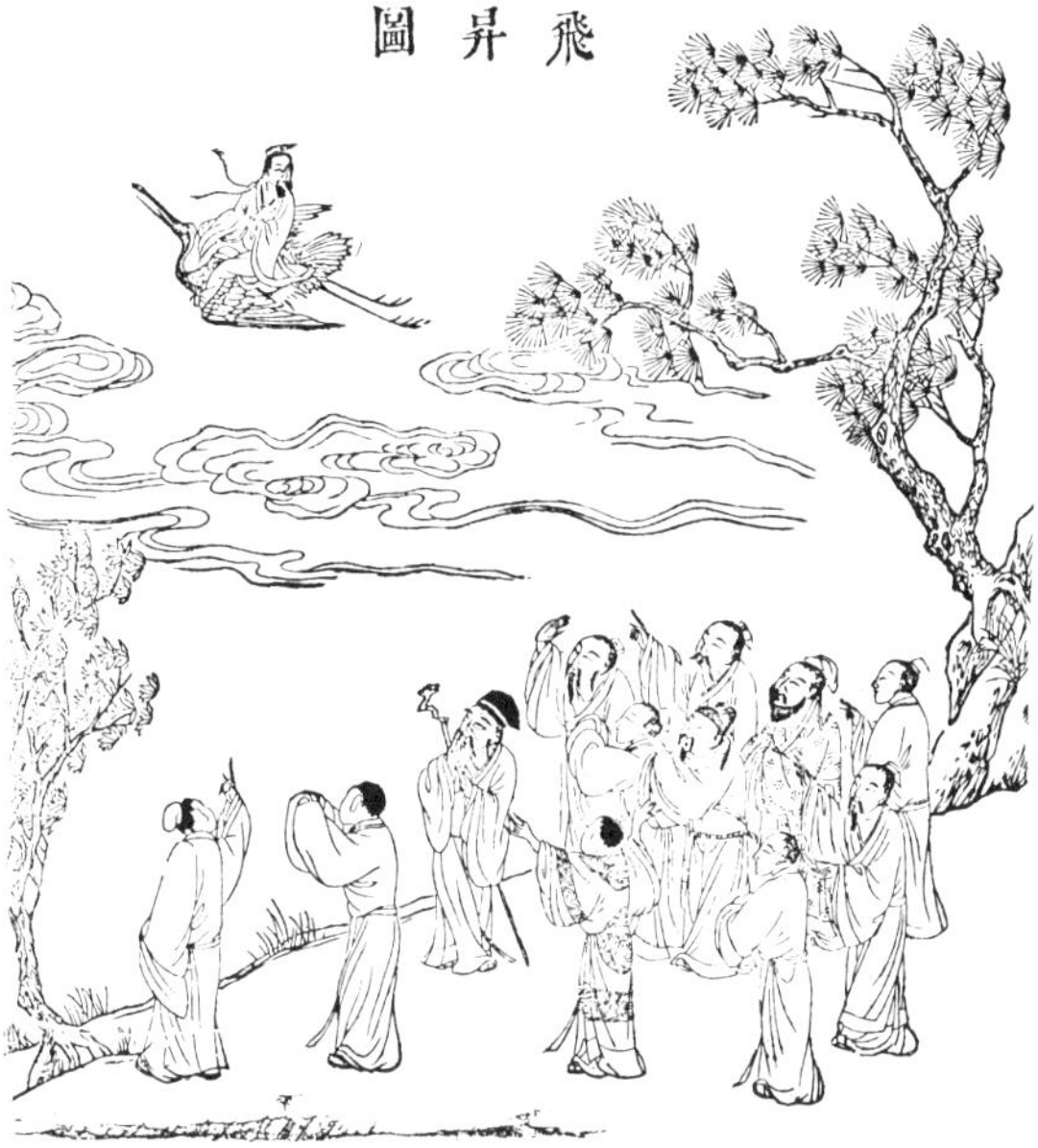

涵養本原圖

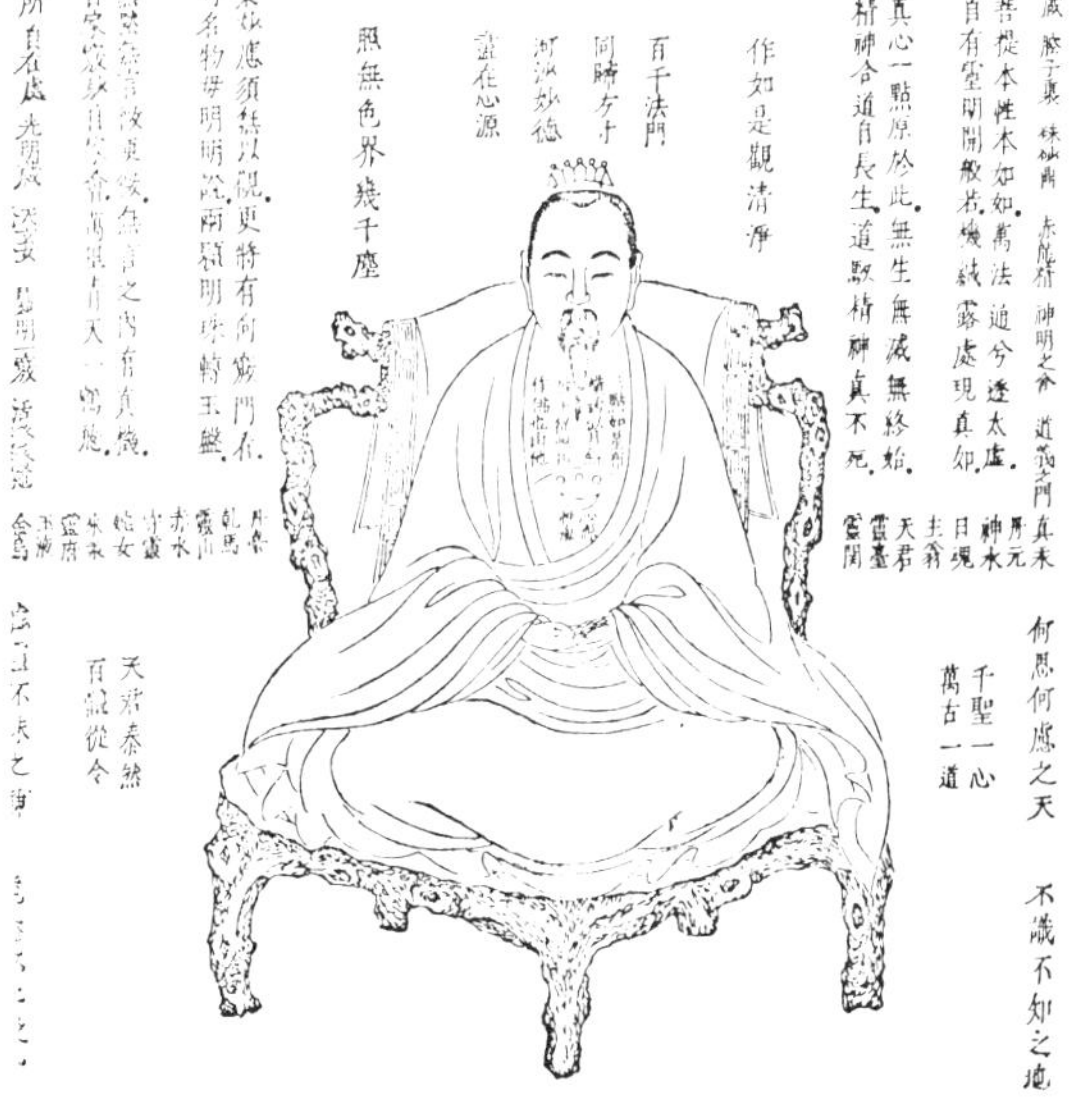
菩提本性本如如。萬法通兮透太虛。
自有空明開般若。機緘露處現真如。
真心一點原於此。無生無滅無終始。
精神合道自長生。道駁精神真不死。
作如是觀清淨
百千法門
同歸方寸
河沙妙德
總在心源
照無色界幾千塵
何思何慮之天
不識不知之地
千聖一心
萬古一道

洗心退藏圖

艮其背不獲其身　聖人以此洗心退藏於密

紅紅白白水中蓮
出汚泥中色轉鮮
莖直藕空蓬又實
條行妙理恰如然

時時洗濯常教玉
樹氣同根
日日栽培不使金
花精脫蔕

道乃天地心
愚痴不解尋
破衣要縫補
須用水磨針

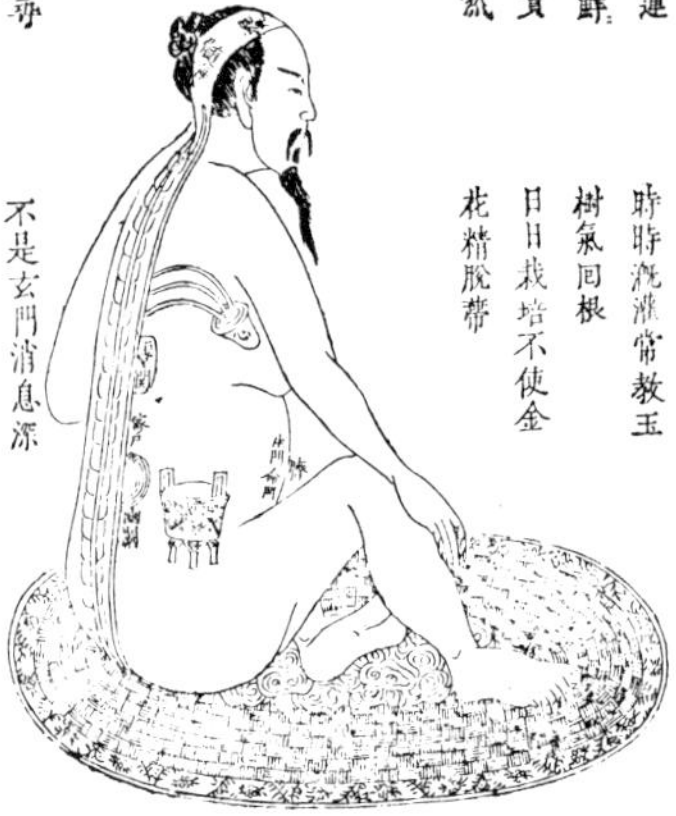

一條直路少人尋
尋到山根始入門
坐定更知行烝主
真人之息自深深

不是玄門消息深
高山流水少知音
若能尋着來時路
赤子依然混沌心

行其庭不見其人　聖人以此齋戒神明其德

玉液煉形圖

小小壺中別有天。鐵牛耕地種金蓮。
這般寶物家家有。因甚時人不學仙。

妙用如江河。
周流無窮已。
長養玄谷芝。
灌溉瑤池水。

煉液如泉曾有訣。安心是藥更無方。
積氣開關通大道。一渠流轉入瓊漿。

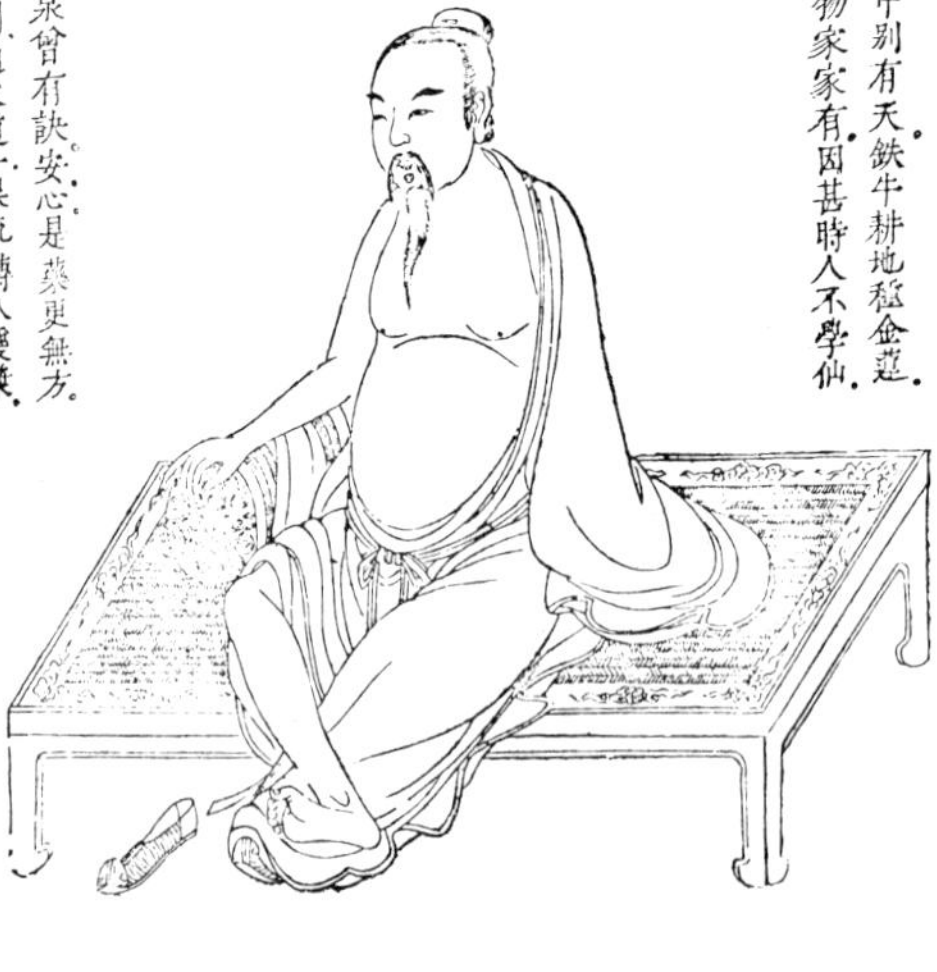

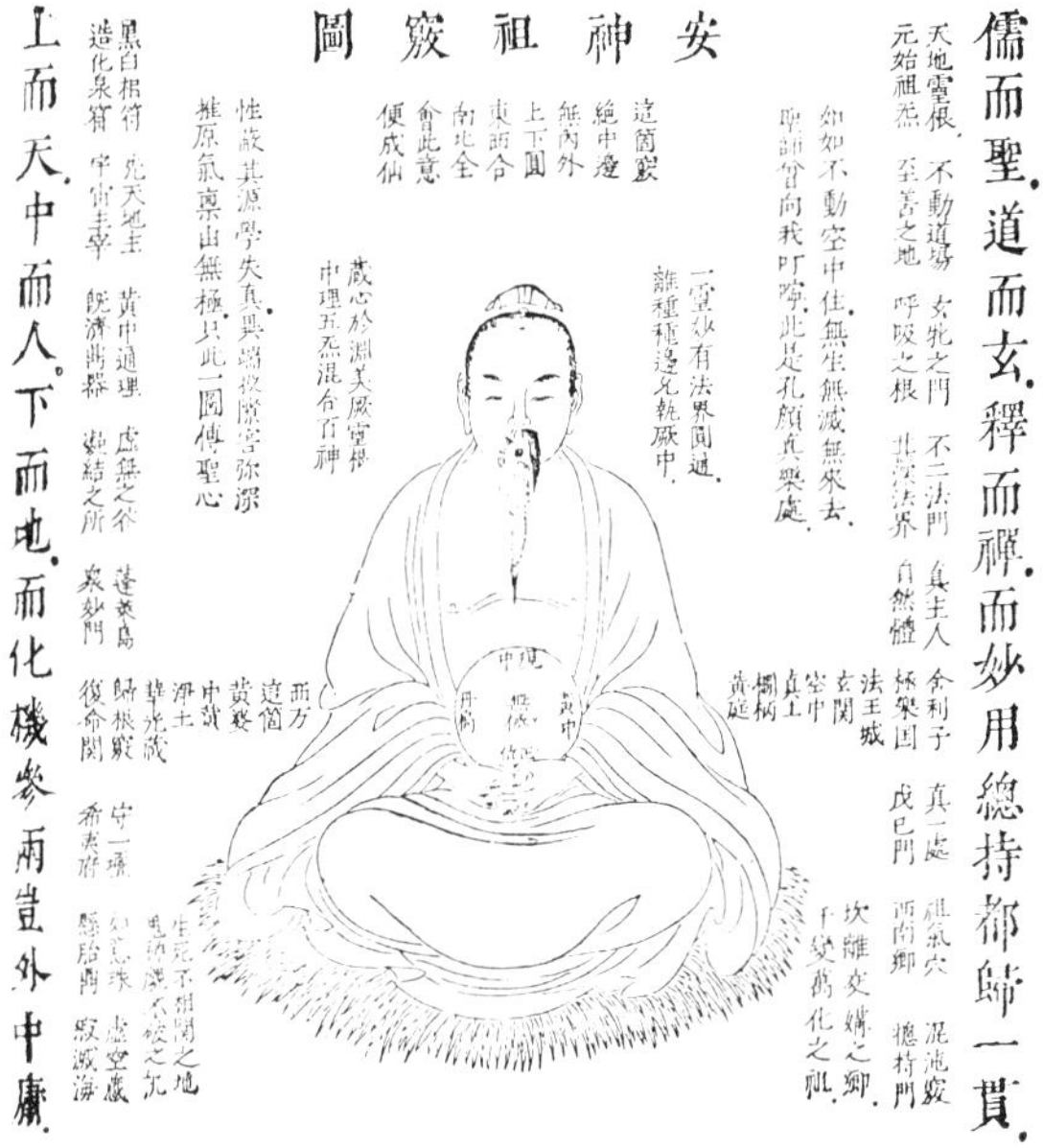
安神祖竅圖
儒而聖。道而玄。釋而禪。而妙用總持都歸一貫。
天地靈根　不動道場　玄牝之門　不二法門　真主人　舍利子　真一處　祖氣穴　泥洹竅
元始祖炁　至善之地　呼吸之根　非深法界　自然體　極樂国　戊巳門　西南鄉　總持門
如如不動空中住。無生無滅無來去。
喚醒眢向我叮嚀。此是孔顏真樂處。
一竅妙有法界圓通。
離種種邊允執厥中。
這箇竅　絕中邊　無內外　上下圓　東西合　南北全　會此意　便成仙
藏心於淵美厥靈根
中理五炁混合百神
性該其源學失真異端投際空弥深
推原氣稟由無極只此一圓傳聖心
法王城　玄關　空中　真土　欄柄　黃庭
坎離交媾之鄉。千變萬化之祖。
而方　這箇　黃婆　中黃　淨土
黑白相符　先天地主　黃中通理　虛無之谷　蓬萊島
造化泉窟　宇宙主宰　既濟鼎器　凝結之所　衆妙門
華池藏　歸根竅　復命關　守一壇　希夷府　如意珠　虛空藏　懸胎鼎　寂滅海
生死不相關之地　鬼神覷不破之机
上而天。中而人。下而地。而化機參兩豈外中庸。

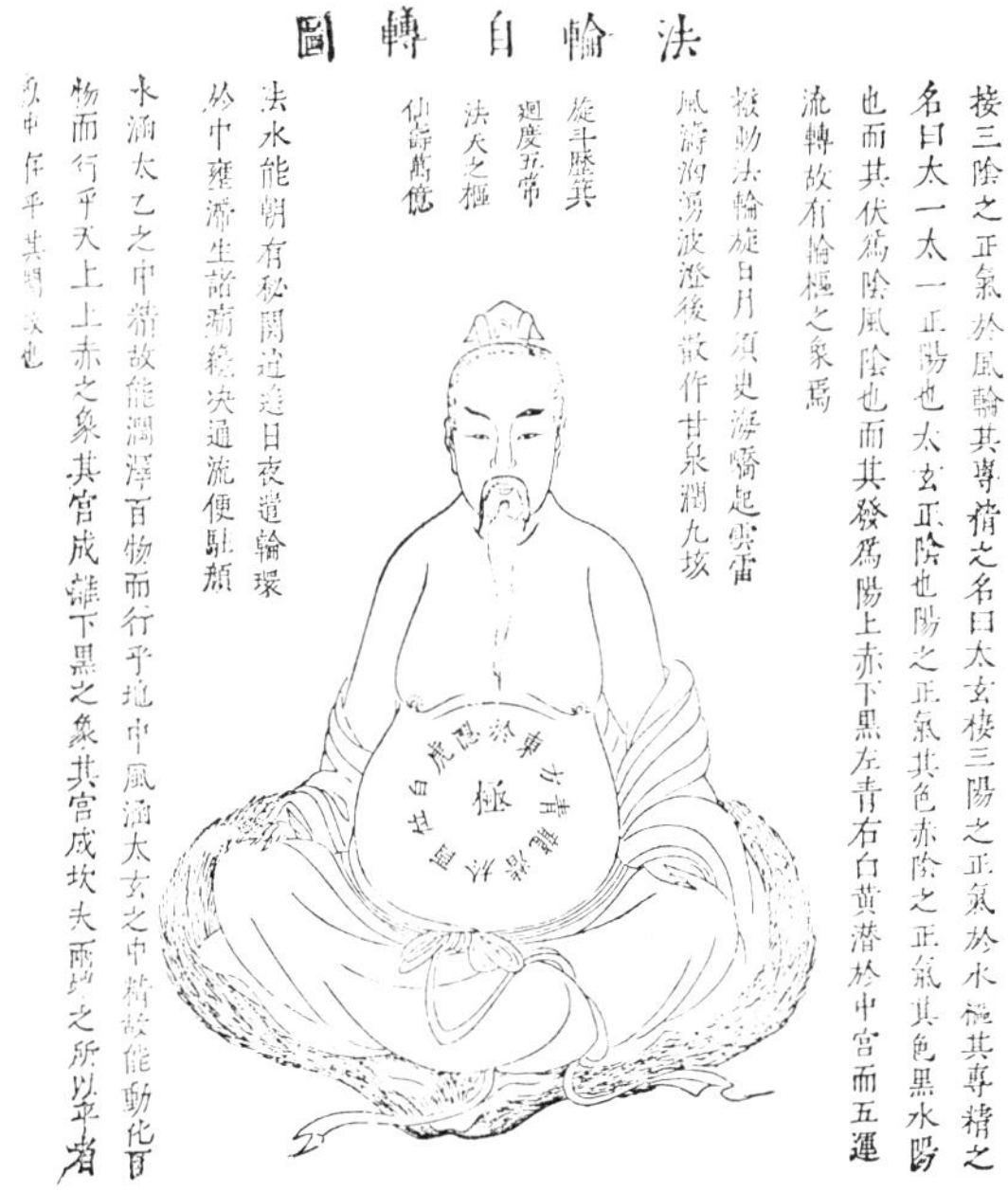
法輪自轉圖
接三陰之正氣於風輪其專精之名曰太玄接三陽之正氣於水輪其專精之
名曰太一太一正陽也太玄正陰也陽之正氣其色赤陰之正氣其色黑水陽
也而其伏為陰風陰也而其發為陽上赤下黑左青右白黃潛於中宮而五運
流轉故有輪樞之象焉
擬物法輪旋日月須史海嶠起雲雷
風濤洶湧波澄後散作甘泉潤九垓
旋斗歷箕
迴度五常
法天之極
仙壽萬億
法水能朝有秘關逆日夜還輪環
於中壅滯生諸病幾決通流便駐顏
極
水涵太乙之中精故能潤澤百物而行乎地中風涵太玄之中精故能動化百
物而行乎天上上赤之象其宮成離下黑之象其宮成坎夫兩物之所以平者
以中存乎其間故也

龍虎交媾圖

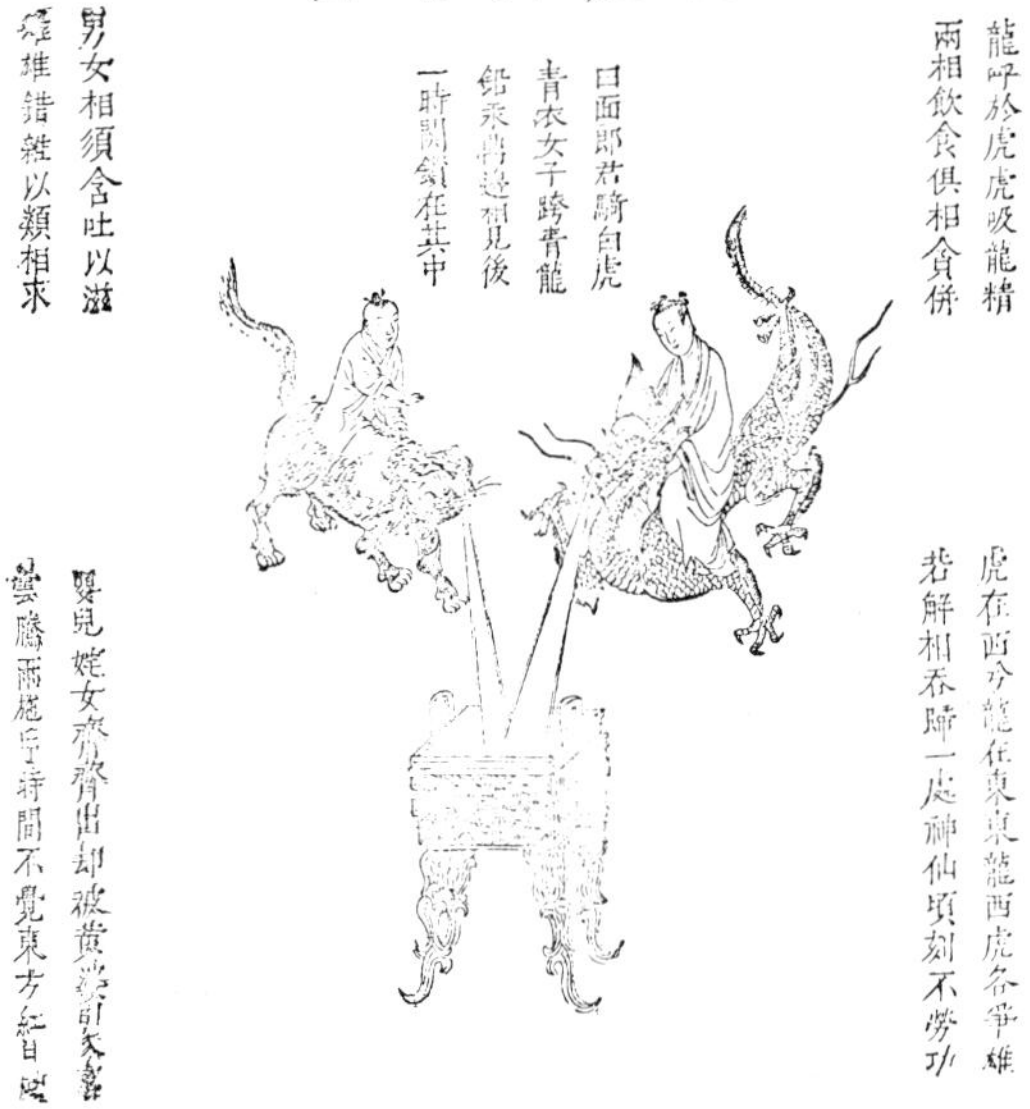
龍呼於虎虎吸龍精
兩相飲食俱相貪併
口面郎君騎白虎
青衣女子跨青龍
鉛汞鼎邊相見後
一時關鎖在其中
男女相須含吐以滋
雌雄錯雜以類相求
虎在西兮龍在東東龍西虎各爭雄
若解相呑歸一處神仙頃刻不勞功
嬰兒姹女齊齊出却被黃婆引入室
雲騰雨施須臾間不覺東方紅日

蟄藏氣穴圖

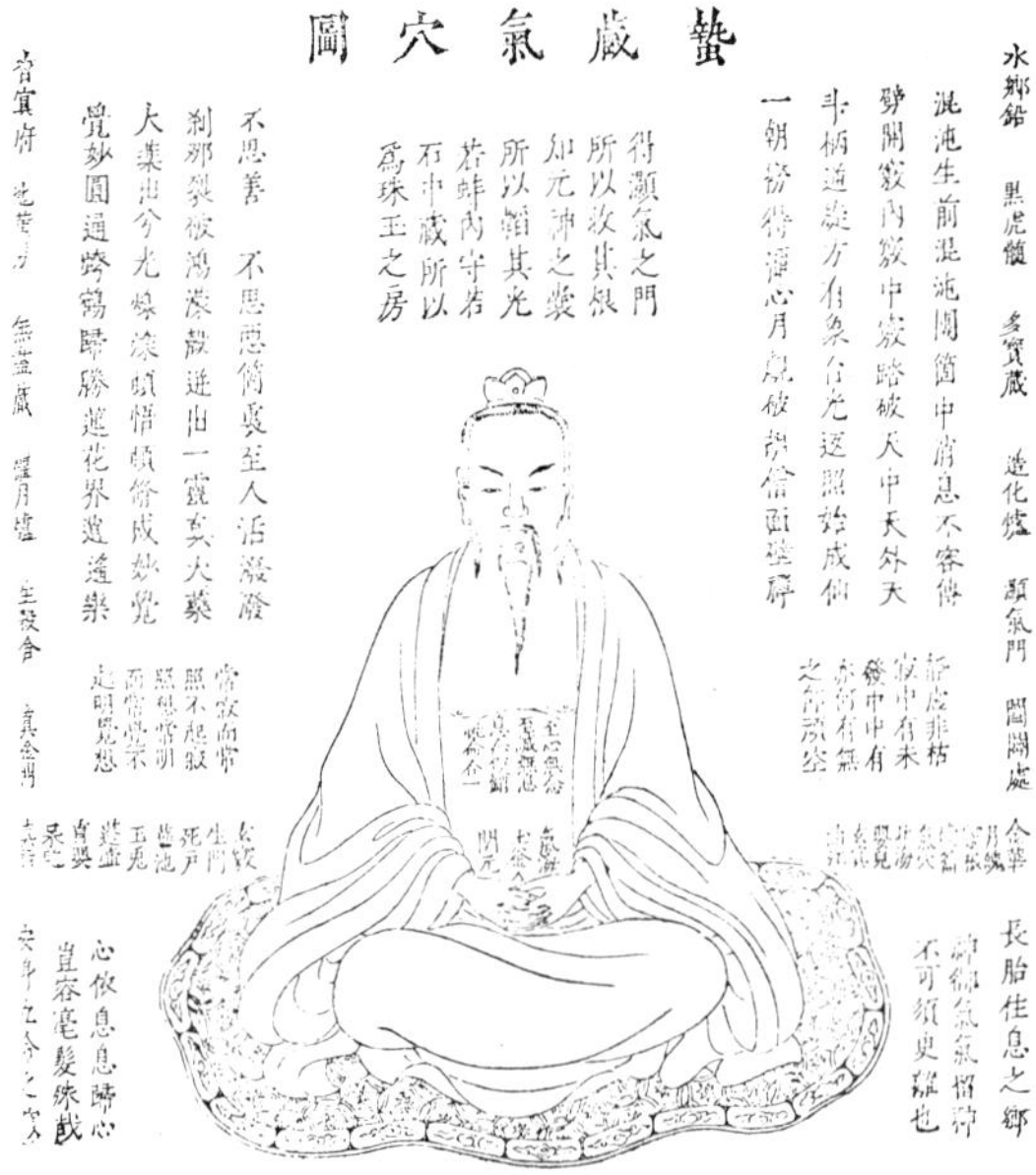
水鄉鉛
黒虎髓
多寶藏
造化爐
顛氣門
闔闢處
混沌生前混沌圓箇中消息不容傳
劈開竅内竅中竅踏破天中天外天
斗柄逆旋方有象台光返照始成仙
一朝撈得潭心月
得顛氣之門
所以收其根
知元神之襲
所以韜其光
若蚌内守若
石中藏所以
爲珠玉之房
不思善　不思惡倏爾至人活潑潑
刹那裂破鴻濛殼迸出一靈真大藥
大藥出兮光爍爍頓悟頓修成妙覺
覺妙圓通跨鶴歸勝蓮花界逍遥樂
長胎住息之鄉
神御氣氣留神
不可須臾離也
心依息息歸心
豈容毫髮殊哉

行亦能禪坐亦禪聖可如斯凡不然渝人歩履之間不可趨奔太急急則動息傷胎必須安詳緩慢而行乃得氣和心定或往或來時行時止眼視於下心藏於淵即王重陽所謂兩脚任從行處去一靈常與氣相隨有時四大醺醺醉借問青天我是誰

行禪圖

萬法歸一
一歸何處
有者箇在
又恁麼去

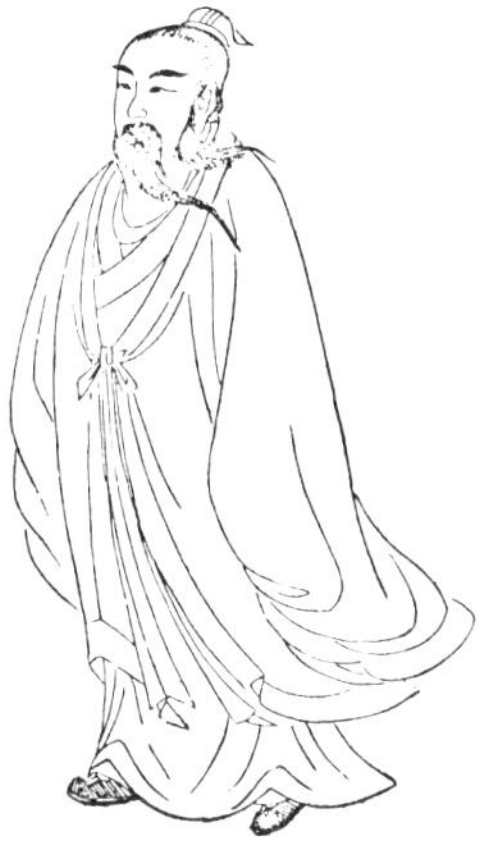

白樂天云心不擇時適足不擇地安窮通與遠近一貫無兩端

寶誌公云若能放下空無物便是如來藏裏行

維摩經云舉足下足皆從道場來

法藏集云盡心夜心常遊法苑去

隨時隨處逍遙於莊子無何有之鄉

不識不知遊戲於如來大寂滅之海

若天朗氣清之時當用立禪納氣法而接命其法曰脚跟着地身遠天兩手相懸在穴邊一氣引從天上降呑時汨汨到丹田

立禪圖

心無所住
湛然見性
澄用如如
廓然無聖

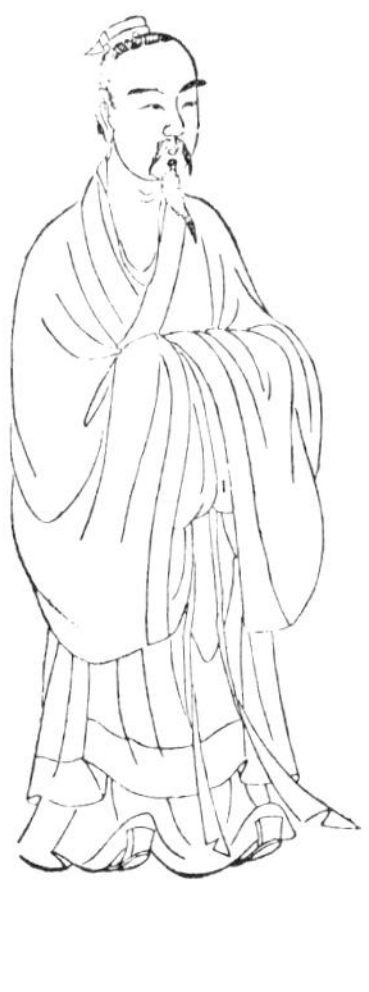

或住或立冥目冥心檢情攝念息業養神已往事勿追思未來事勿迎想現在事勿留念欲得保身道訣莫若閑靜介潔要求出世禪功無如照收凝融昔廣成子告黃帝曰目無所見耳無所聞心無所知神將守形形乃長生其意 八同允爲深切

坐禪圖

帝堯之安安
文王之翼翼
孔子之申申
莊周之止止

坐久忘所知忽覺月在地
冷冷天風來驀然到肝肺
俯視一泓水澄湛無物蔽
中有纖鱗遊默默自相契

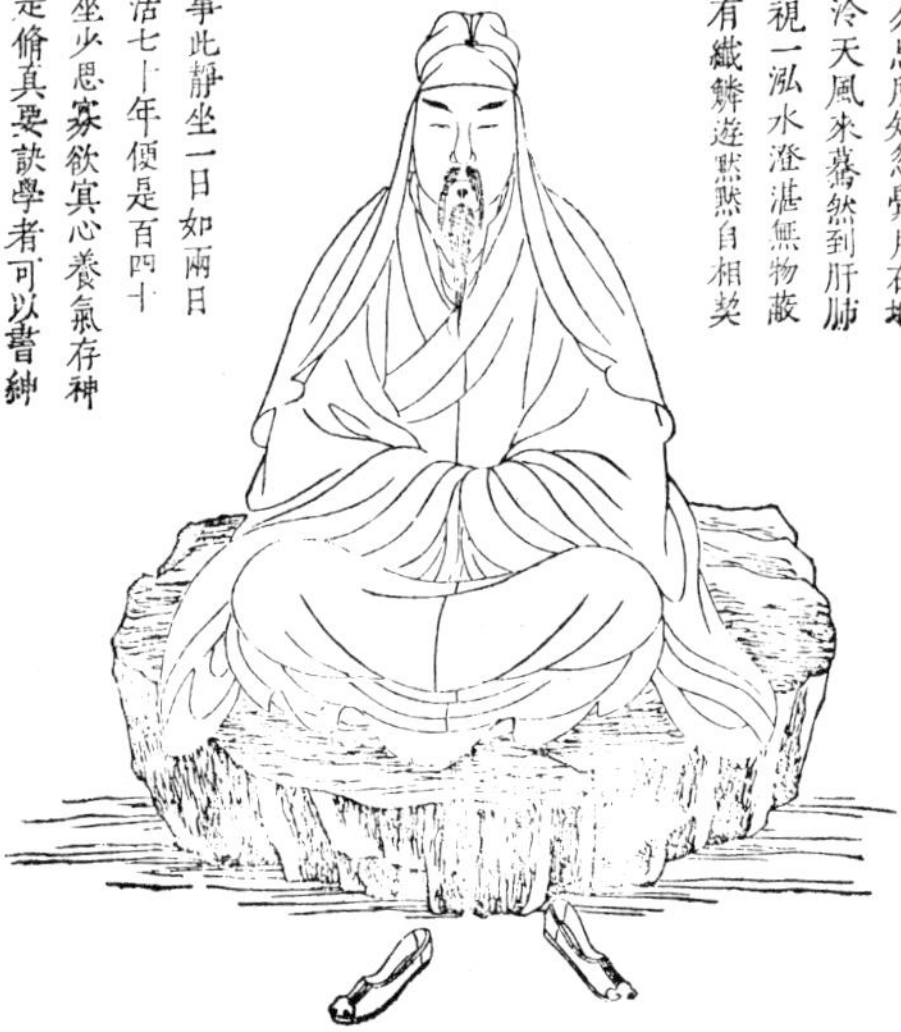

無事此靜坐一日如兩日
若活七十年便是百四十
靜坐少思寡欲冥心養氣存神
此是脩真要訣學者可以書紳

臥禪圖

覺寤時切不可妄想則心便虛明

掃石焚香任意眠醒來時有客談玄
松風不用蒲葵扇坐對清崖百丈泉

古洞幽深絕世人石床風細不生塵
日長一覺羲皇睡又見峰頭上月輪

開心宗之性
示不動之體
悟夢覺之真
入開思之寂

人間白日醒猶睡老子山中睡卻醒
醒睡兩非還兩是溪雲漠漠水冷冷

元神夜夜宿丹田雲滿黃庭月滿天
兩箇鴛鴦浮綠水水心一朵紫金蓮

紛擾中亦不[illegible]

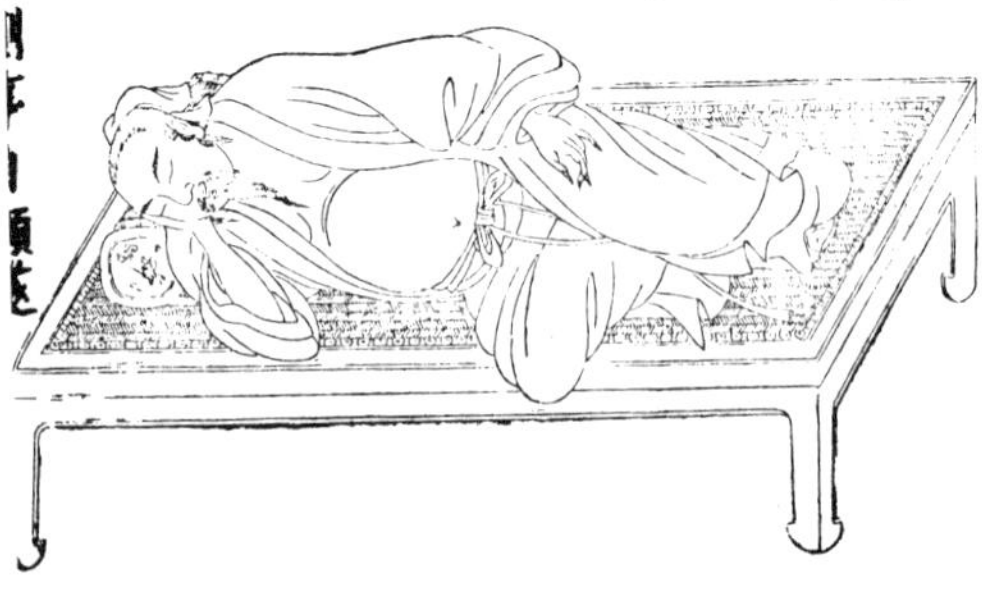

採藥歸壺圖

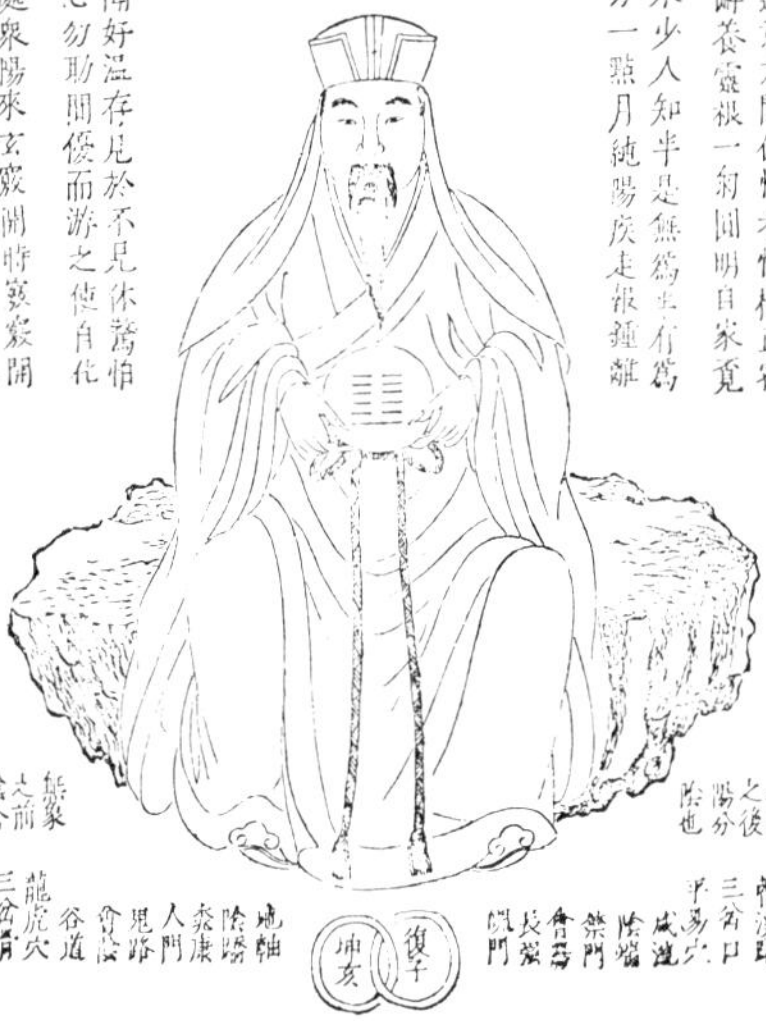
天人合發之机　子母分胎之路
欲達未達意方開似悟未悟機正啓
存存匪懈養靈根一洵圓明自家覓
真鉛出水少人知半是無爲半有爲
乍見西方一點月純陽疾走報鍾離
九靈鐵鼓　大玄關　尾閭穴
有象之後陽分陰也
朝天嶺　風雨門　曹溪路　三岔口　平易穴　咸池　陰蹻　禁門　會陰　長谿　關門
復子
坤亥
地軸　陰蹻　彖康　人門　鬼路　會陰　谷道　龍虎穴　三岔骨　虎危穴　河車路　上天梯
開於不聞好温存足於不見休驚怕
只在勿忘勿助間優而游之使自化
一陽動處衆陽來玄竅開時竅竅開
收拾蟾光歸月窟從茲有路到蓬萊
任督接交之處　陰陽變化之鄉　三足金蟾　歲金斗　生死穴
無象之前陰含陽也

聚火載金圖

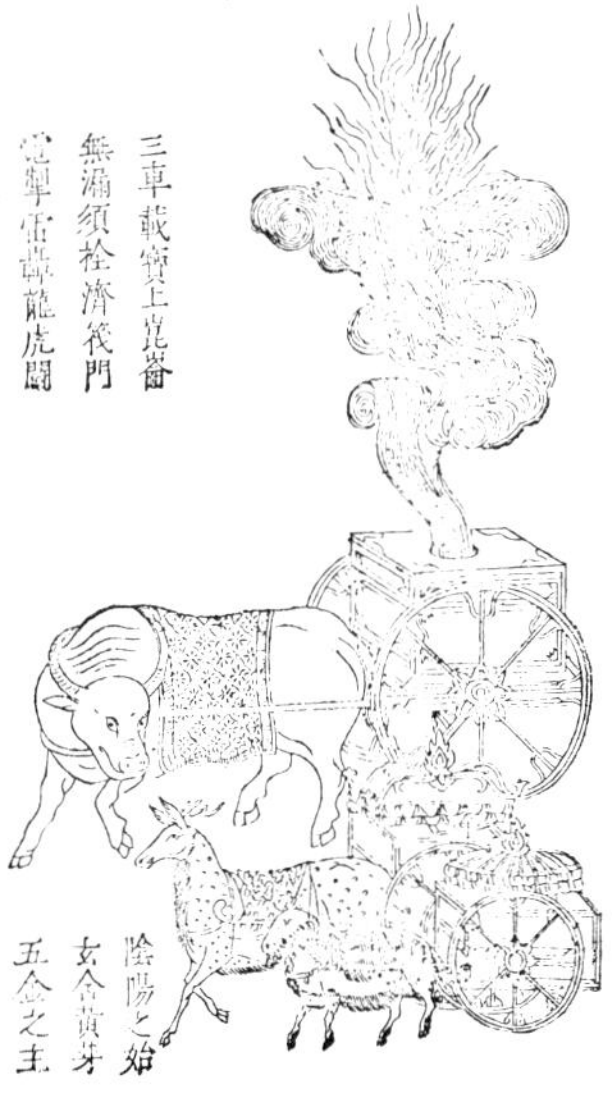
羊車鹿車牛車白牛車皆載金華而高升彼岸
金滿三車奪聖機
衍開九竅過曹溪
迢迢運入崑崙頂
萬道霞光射紫微
北方正炁
號曰河車
載金上升
度我還家
三車載寶上崑崙
無漏須拴濟衆門
霆掣雷轟龍虎鬪
急收甘雨潤乾坤
陰陽之始
玄含黄芽
五金之主
北方河車
下乘中乘上乘最上乘咸度法寶而直入涅槃

乾坤交媾圖

崑崙頂 翠微宮 圓覺海 中一宮 陀羅尼門 腦血之瓊房 魂精之玉室

清虚府 上天關 在威宮 三摩地 最高峰 崆峒山 玄宮 黄房 天官 真際 上島 天根 玄門 彼岸 瑤池 泥丸 天谷 天堂 內院 紫府 寥天 帝乙 崑山 天符 玄都 祝融峯 太微宮 摩尼珠 上丹田 紫金城 流珠宮 玉京山 紫清宮 太淵池

片餉工夫煉汞鉛
一爐猛火夜燒天
忽然神水落金井
打合靈砂月樣圓

坎離相交
水火既濟
鉛汞入鼎
迺生根蒂

地魄天魂日月精
奪來鼎內及時烹
秪行龜鬪蛇爭法
早是龍吟虎嘯聲
神水華池初匹配
黄芽白雪便分明
這些是飲刀圭處
漸漸抽添漸漸成

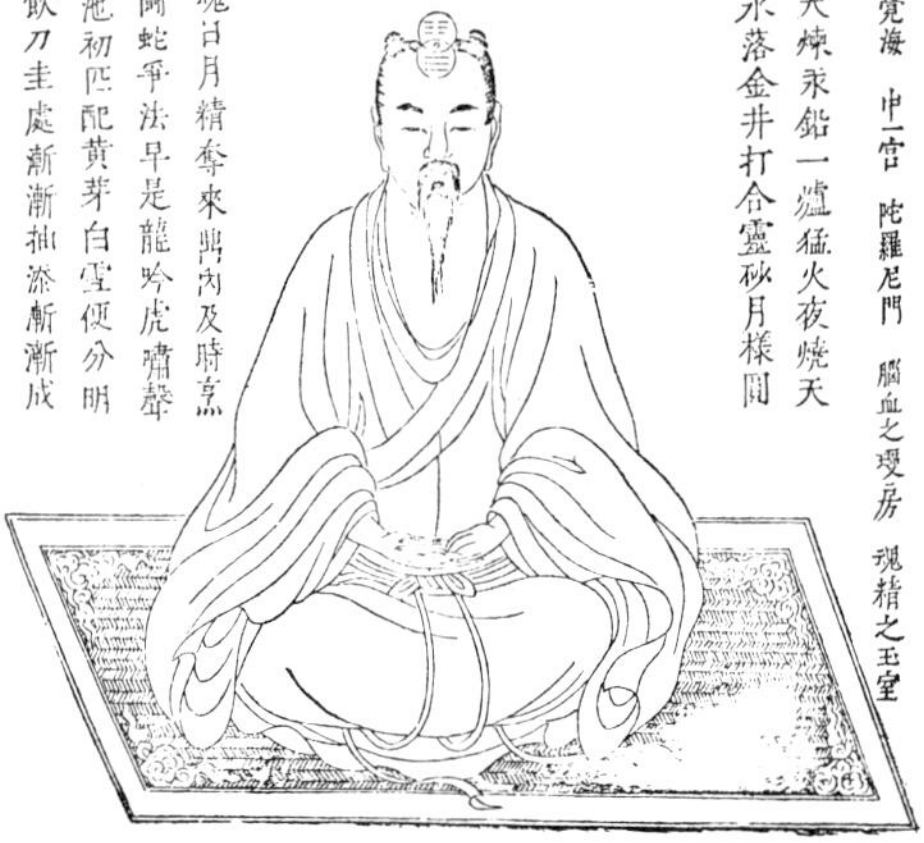

上土釜 威光門 般若岸 波羅蜜地 百靈之命宅 津液之山源

周天璇璣圖

復臨泰壯夬乾兮六陽從左而上下

虎西龍東建緯卯酉
刑德並會相見懽喜

大道分明見此圖
璇璣卯酉法天然
由中達外中全外
自後推前後即前
陽火進來從左轉
陰符退去往西旋
霎時火候周天畢
煉成明珠似月圓

河魁臨卯天罡擕酉
子南午北互爲綱紀

北斗南辰下眉毛眼睫邊
灰心行水火定意採真鉛

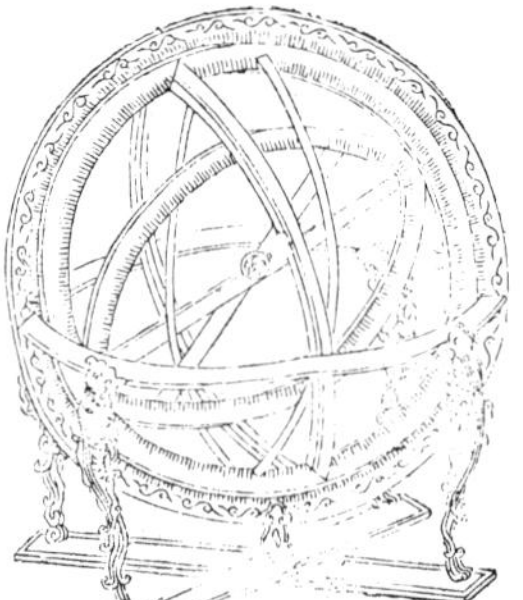

陰向鼻端滅陽從眼裏生
這般平易法因甚沒人行

姤遁否觀剝坤兮六陰往右而迴旋

靈丹入門圖

悠悠覺萬有之空似天雲變滅

攢簇乾坤造化來手搏日月煉成灰
金公無言姹女死黄婆不老猶懷胎

一顆金丹何赫赤
大似彈丸黄似橘
人人分上本圓明
夜夜靈光照神室

流珠燦燦照崑崙九轉丹成只自然
一粒自從吞入口始知世有活神仙

了了見一真之體如掌珠圓明

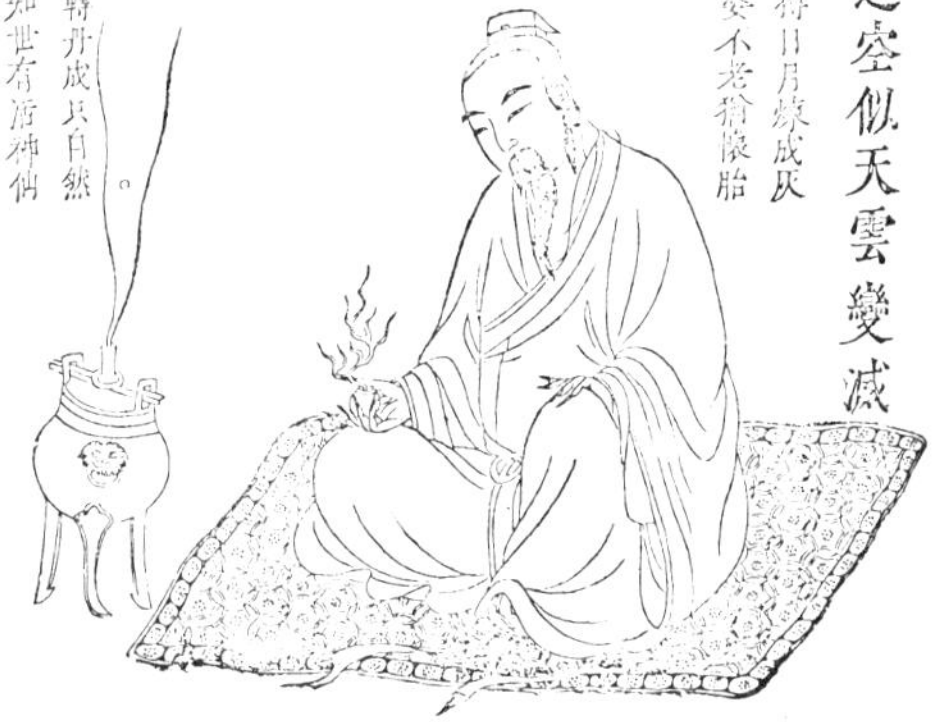

火候崇正圖

從來真火本天然
何事遂徒妄指傳
若將方木投圓竅
爭教孳得少年

玉爐常焰胸房氣
金鼎常蒙長紫芝
神水時時勤溉灌
崑崙母使火龍飛

契論經歌講至真
不將火候著於文
要知口訣通玄處
須共神仙仔細論

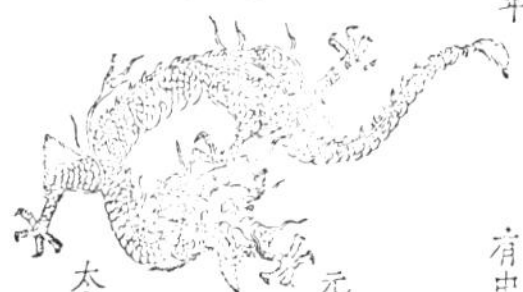

真殊篇
莫用燃
無中有
有中無

火候足
莫傷丹
天地靈
造化慳

太上老君樓

元始天尊宿

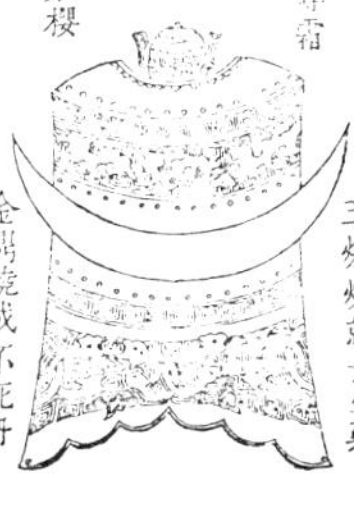

神仙不作參同契
火候工夫那得知
千載睢翁指一語
可憐無及魏君時

玉爐煉就長生藥

金鼎燒成不死丹

有象有爻皆是妄
無盈無昃亦成空
試且爲君通一線
看看日出嶺頭紅

長養聖胎圖

若要脩性命者必須重開混沌再立胞胎而自造化此法命也夫性命既造化矣則於父母性命中而自然養出一點性命如在母腹而爲我之性命也夫既爲我之性命矣則又自然於我之性命中而還我於無而爲我之太虛也夫既爲我之太虛矣則又自然於我之虛空中再造乾坤而爲我之眞性命也夫既爲我之眞性命矣則又自然於我眞性命中露出端倪而爲我本來之元神也

小小房兒藏舍利些些芥子納須弥迩來煉箇無生體後夫知来有所歸

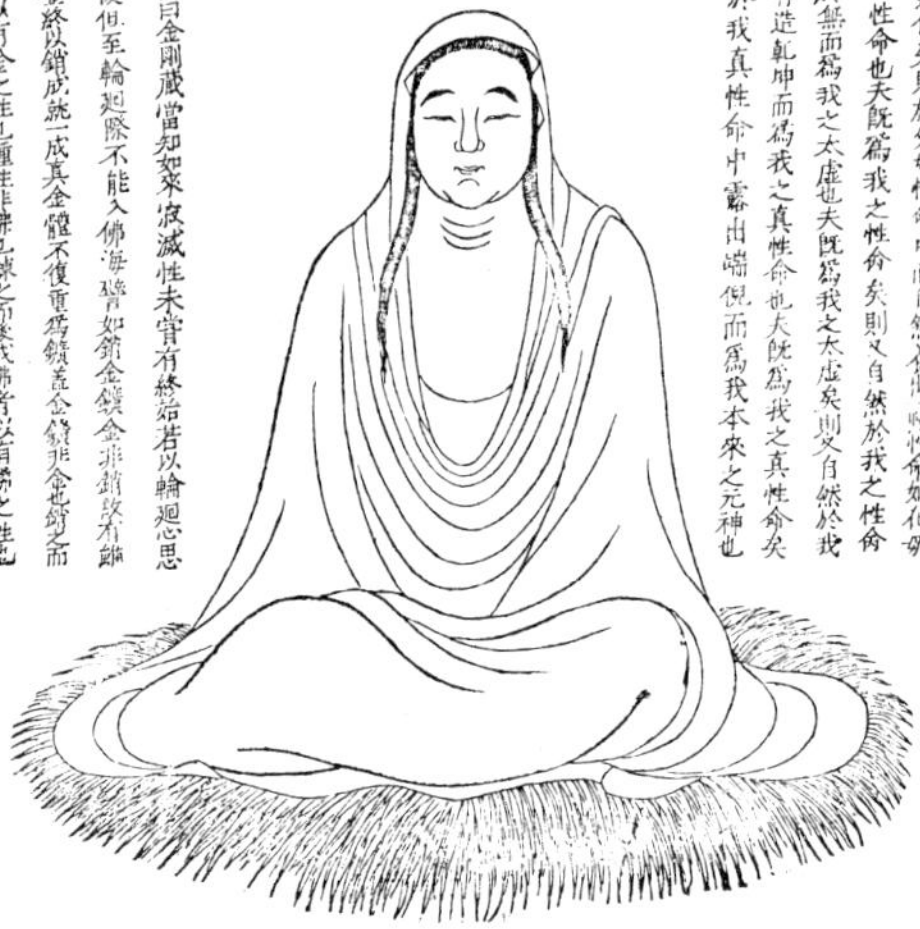

圓覺經偈曰金剛藏當知如來寂滅性未嘗有終始若以輪迴心思惟即旋復但至輪迴際不能入佛海譬如銷金鑛金非銷故有雖復本來金終以銷成就一成眞金體不復重爲鑛蓋金鑛非金也銷之而後成金者以有金之性也種性非佛也鍊之而後成佛者以有佛之性也

嬰兒現形圖

此時丹熟更須慈母惜嬰兒

氣穴法名無盡藏
藏包於竅竅包空
我問空中誰氏子
他云是你主人翁

夫蠮螉之由孕螟蛉之子傳其情交其精混其氣和其神隨物大小俱得其眞

行住坐卧
抱雄守雌
綿綿若存
念茲在茲

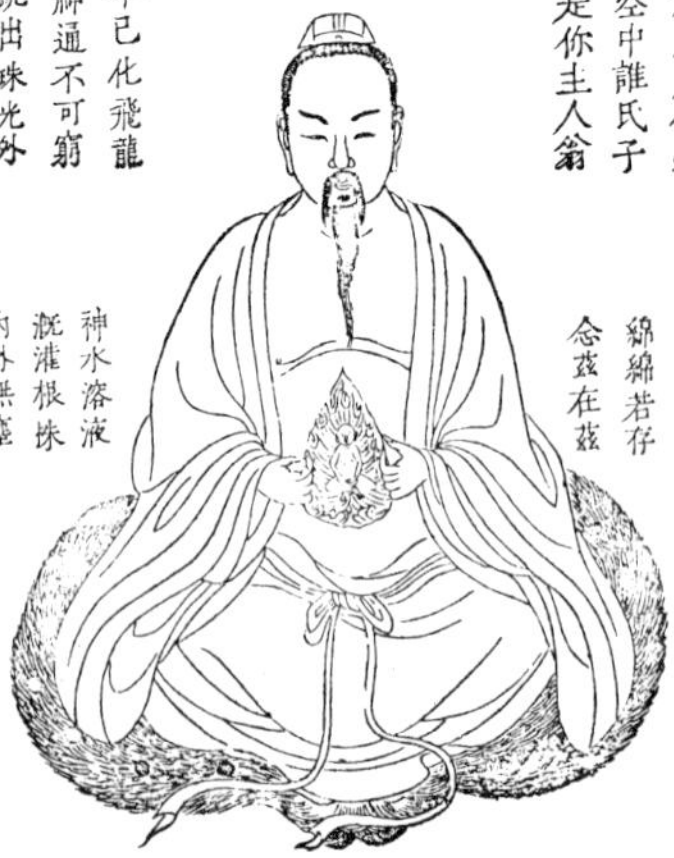

潛龍今已化飛龍
變現神通不可窮
一朝跳出珠光外
渾身直到紫微宮

神水溶液
溉灌根株
內外無塵
長養聖軀

他日雲飛方見眞人朝上帝

真空煉形圖

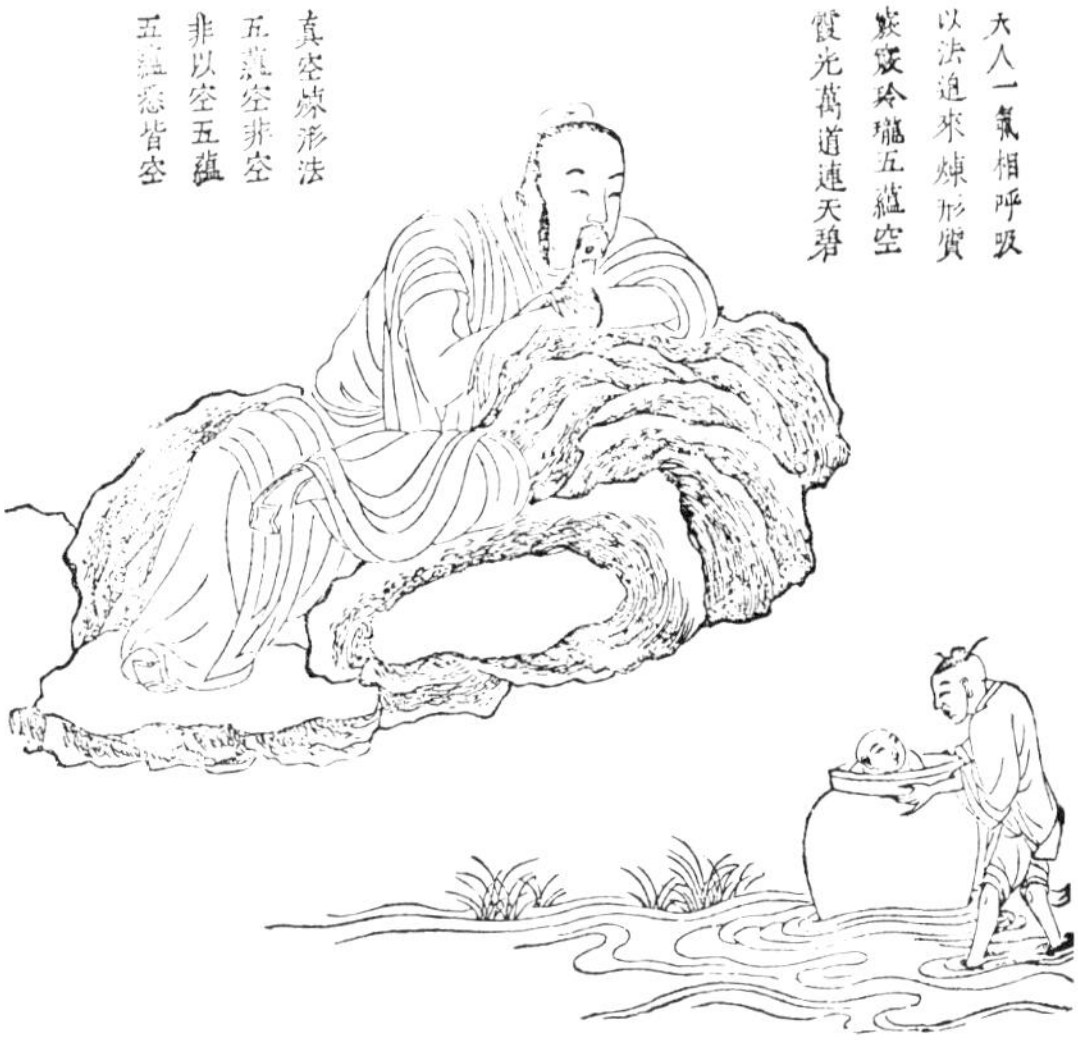
大人一氣相呼吸
以法追來煉形質
霞光萬道連天碧
真空煉形法
五蘊空非空
非以空五蘊
五蘊悉皆空

脫離苦海圖

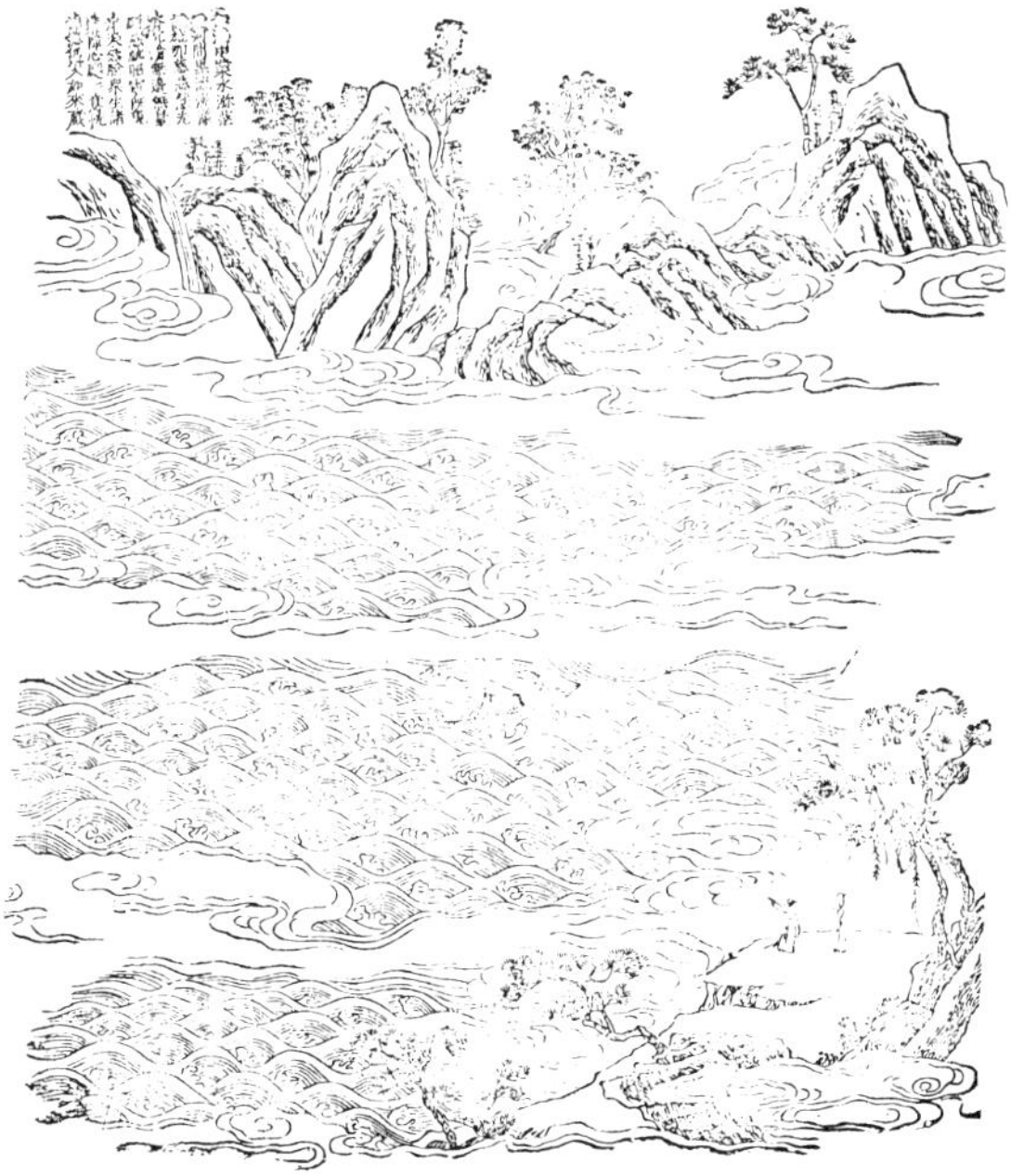

端拱賓心圖

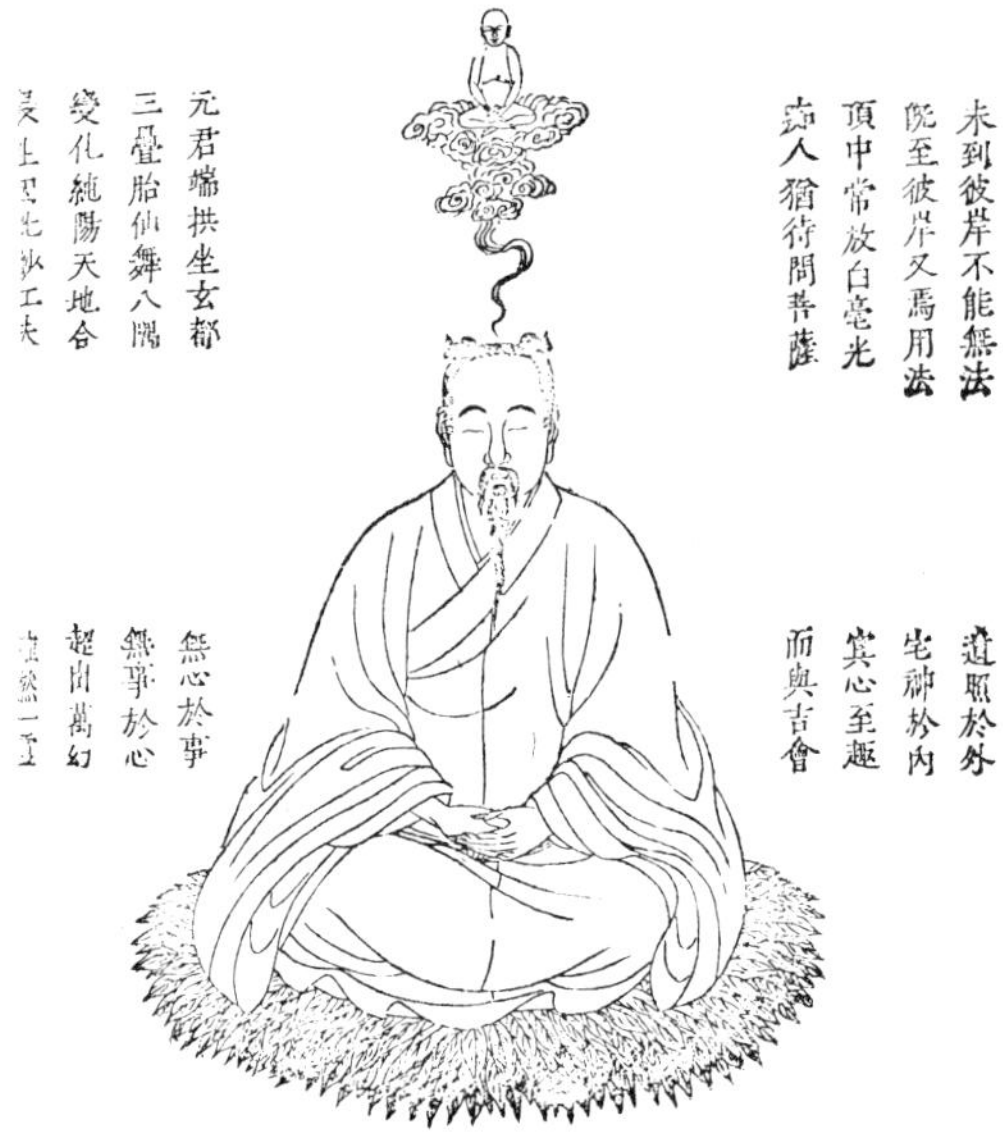

未到彼岸不能無法
既至彼岸又焉用法
頂中常放白毫光
有人猶待問菩薩

遣照於外
宅神於內
賓心至趣
而與吉會

元君端拱坐玄都
三疊胎仙舞八風
變化雜陽天地合
吳上是乙抄工夫

無心於事
無事於心
超出萬幻
只餘一工夫

化身五五圖

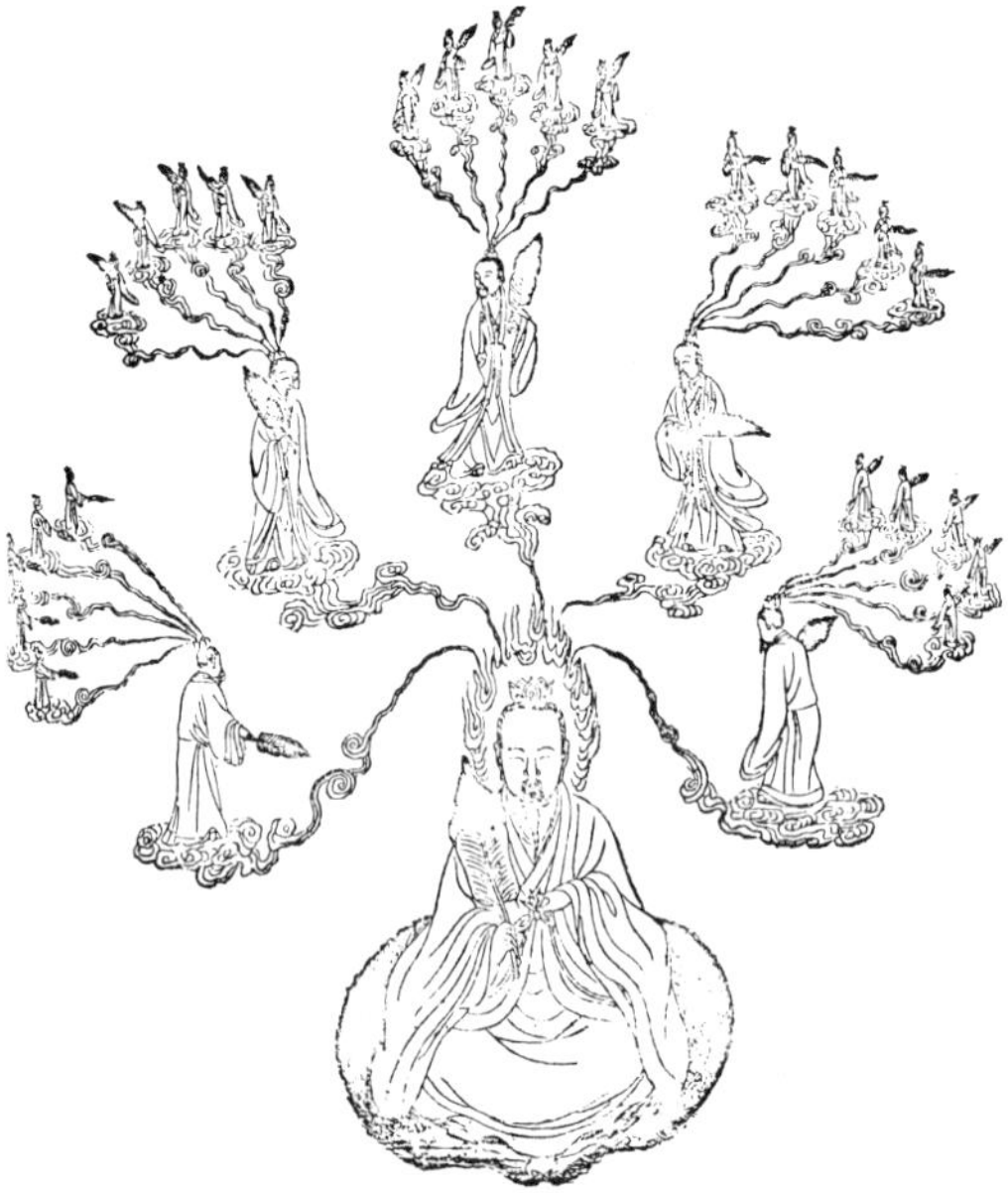

跨鳳凌霄圖

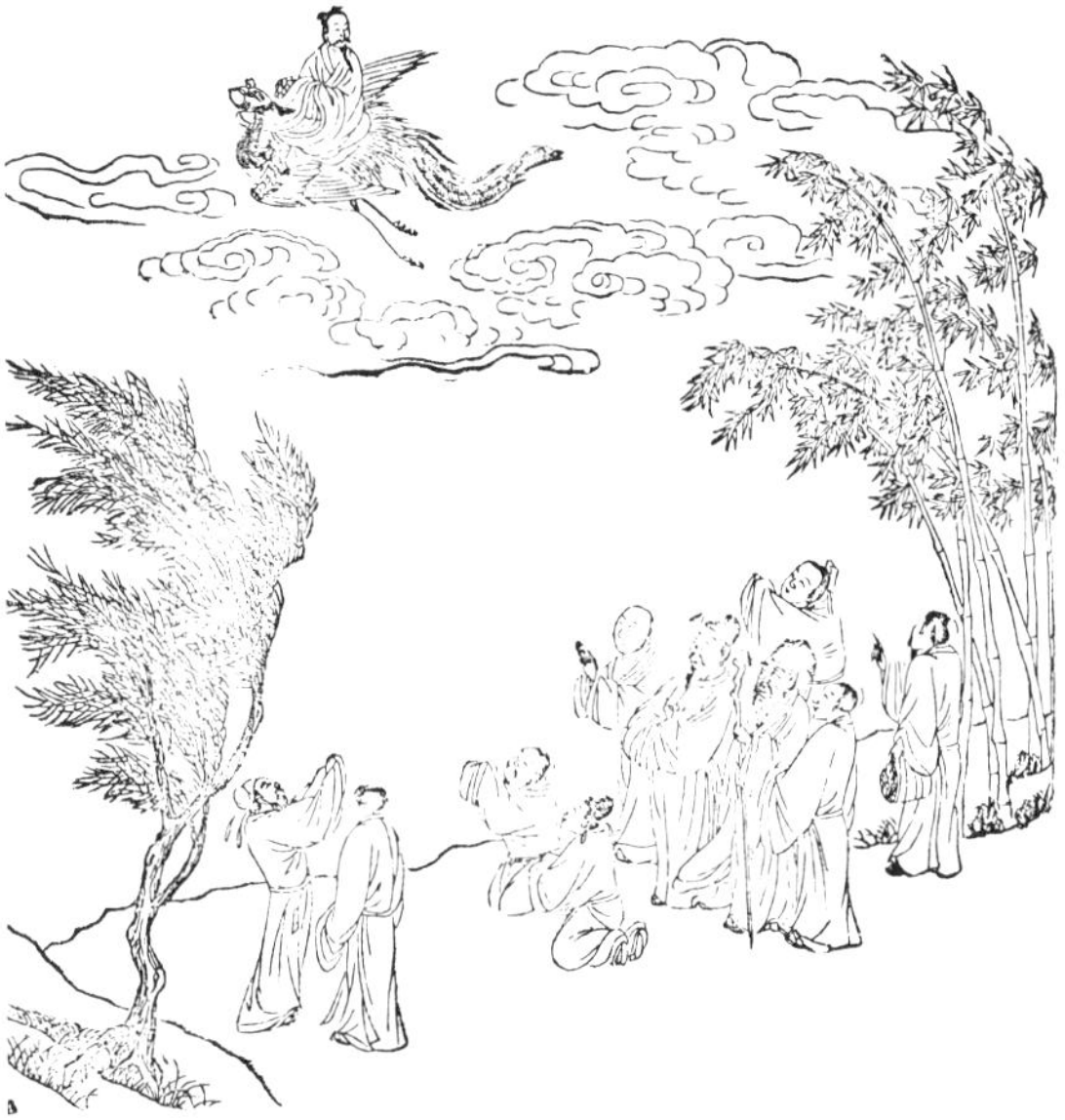

陽神出現圖

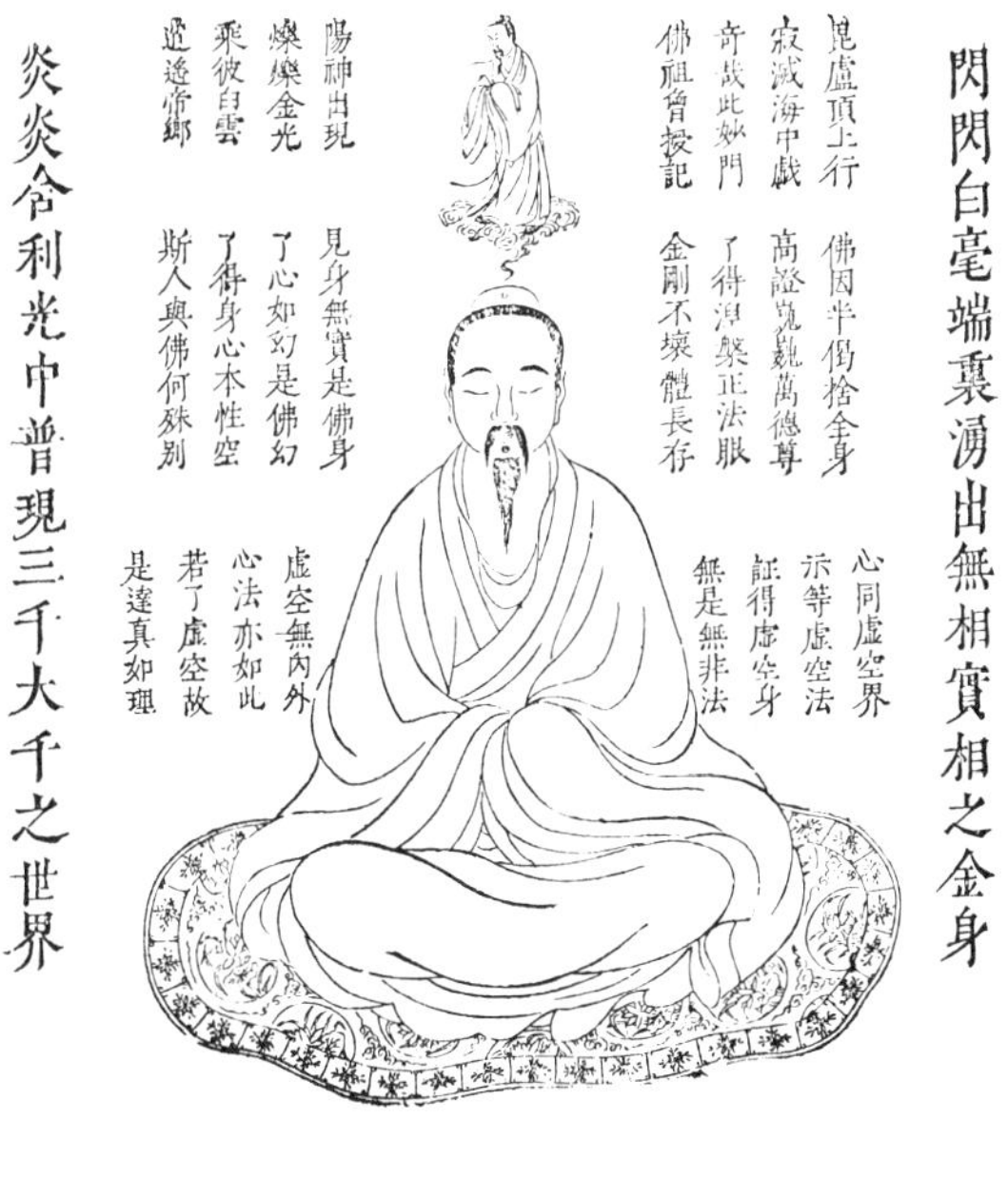
閃閃白毫端裏湧出無相實相之金身
毘盧頂上行
寂滅海中戲
奇哉此妙門
佛祖曾授記
佛因半偈捨全身
高證巍巍萬德尊
了得涅槃正法眼
金剛不壞體長存
心同虛空界
示等虛空法
証得虛空身
無是無非法
陽神出現
爍爍金光
乘彼白雲
逍遙帝鄉
見身無實是佛身
了心如幻是佛幻
了得身心本性空
斯人與佛何殊別
虛空無內外
心法亦如此
若了虛空故
是達真如理
炎炎舍利光中普現三千大千之世界

超出三界圖

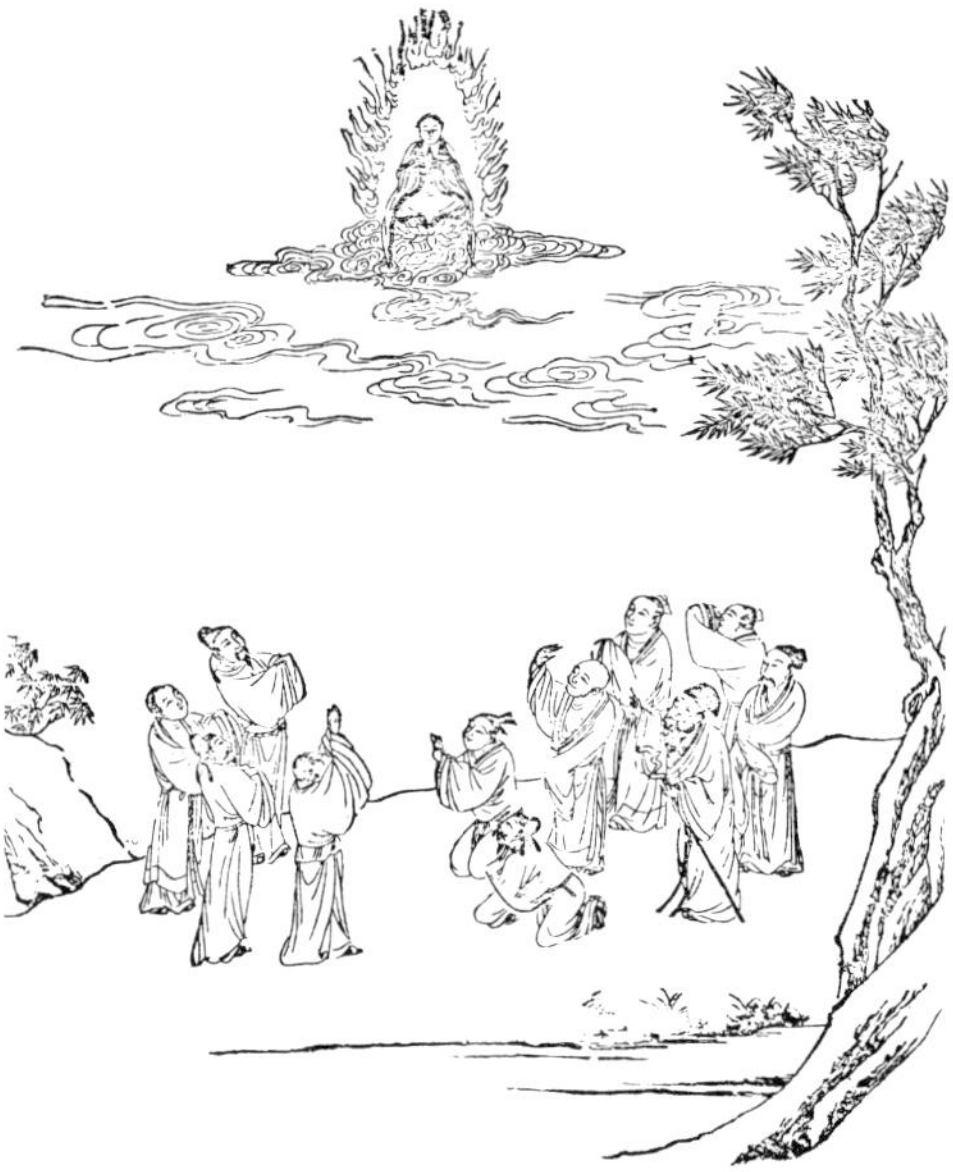

毘盧證果圖

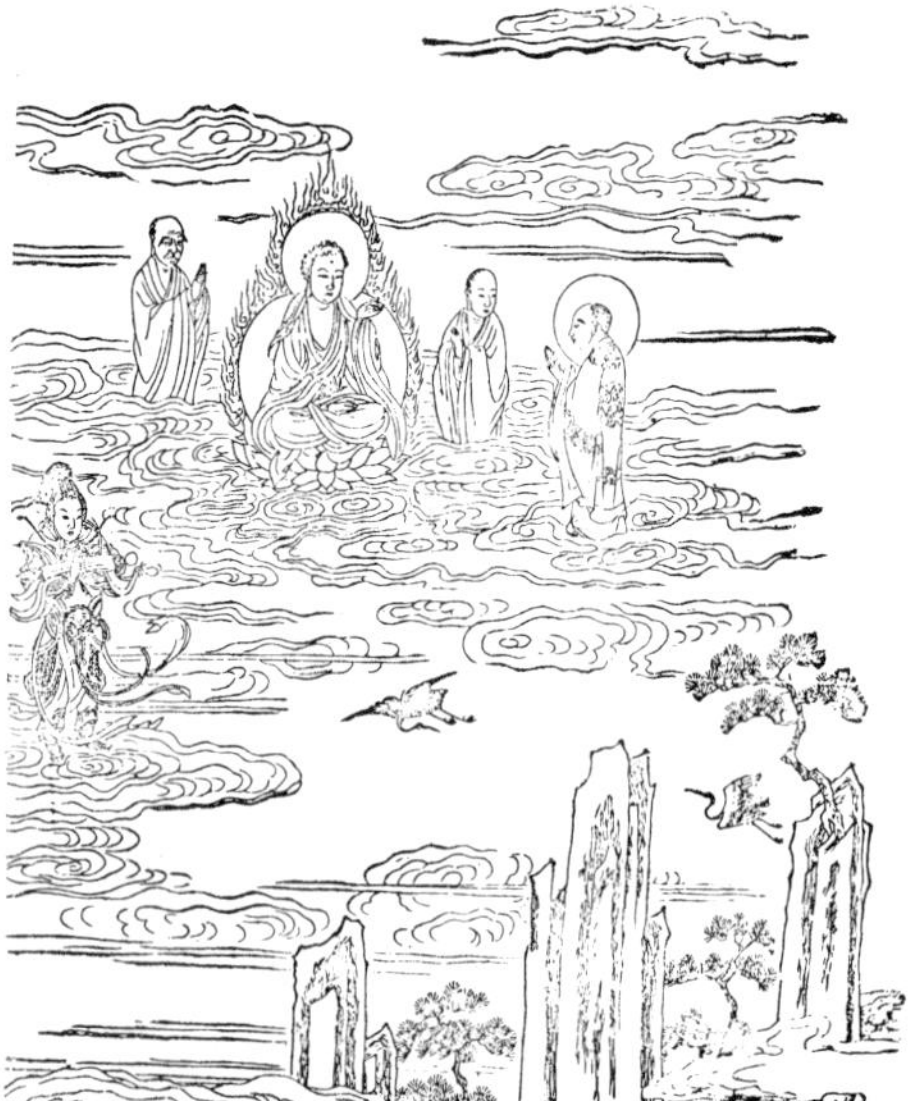

神仙養生法

平成二十一年二月二十四日　初版発行

定価：本体七、八〇〇円＋税

編・著　大宮司朗 ©

発行所　八幡書店
〒141-0021　東京都品川区上大崎二丁目十三番三十五号
ニューフジビル２Ｆ
振替　〇〇一八〇—一—九五一七四
電話　〇三（三四四二）八一二九

印刷／互恵印刷
製本・製函／難波製本

ISBN978-4-89350-663-4 C0014 ¥7800E